护理职业安全教育

蒋羽霏 主编

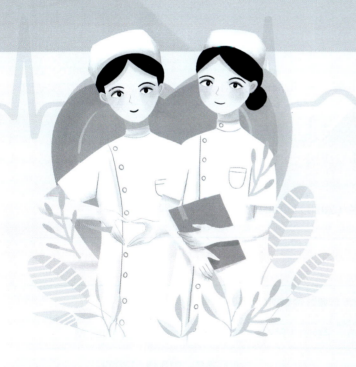

化学工业出版社

·北京·

内容简介

本书为集护理安全管理、护理职业风险防范、护理职业法律法规、临床护理制度、护理人员职责等内容为一体的教材。主要内容包括卫生法与护理立法、护理工作中的法律责任、护理职业安全管理、护理管理工作制度、护理人员职责、护理职业法律法规等内容，并附有30个护理职业安全典型案例及分析、三套复习题及参考答案。本书可作为中职护理专业教学用书，也可作为临床护士参考用书。

图书在版编目（CIP）数据

护理职业安全教育/蒋羽霏主编. —北京：化学工业出版社，2023.2
ISBN 978-7-122-42644-4

Ⅰ.①护… Ⅱ.①蒋… Ⅲ.①护理-安全管理-教材 Ⅳ.①R47

中国国家版本馆CIP数据核字（2023）第001017号

责任编辑：赵兰江　　　　　　　　　　　　装帧设计：张　辉
责任校对：张茜越

出版发行：化学工业出版社（北京市东城区青年湖南街13号　邮政编码100011）
印　　装：中煤（北京）印务有限公司
787mm×1092mm　1/16　印张15　字数310千字　2023年7月北京第1版第1次印刷

购书咨询：010-64518888　　　　　　　　　售后服务：010-64518899
网　　址：http://www.cip.com.cn
凡购买本书，如有缺损质量问题，本社销售中心负责调换。

定　　价：78.00元　　　　　　　　　　　　　　　　　　　版权所有　违者必究

编写人员名单

顾　问　岑中尧　李燕玲

主　编　蒋羽霏

副主编　周　燕　范明珍　谢连珍

编　者　蒋羽霏（桂林市卫生学校）
　　　　　卿　泉（桂林市卫生学校）
　　　　　范明珍（桂林市卫生学校）
　　　　　李燕玲（桂林市卫生学校）
　　　　　赵　航（桂林市卫生学校）
　　　　　李文利（桂林市卫生学校）
　　　　　陈小博（桂林市卫生学校）
　　　　　王　朴（桂林市卫生学校）
　　　　　文　晖（桂林市卫生学校）
　　　　　谢连珍（中南大学湘雅二医院桂林医院）
　　　　　张有艳（桂林市人民医院）
　　　　　周　燕（桂林市人民医院）

前言

安全是人的基本需要，也是护理工作的基本需要。护理职业安全教育在西方国家的研究较早。我国护理职业安全教育起步较晚，但发展较快。我国制定了《护士条例》《医疗卫生机构医疗废物管理办法》《医院感染管理办法》《消毒管理办法》《医疗事故处理条例》等法律规范，对护理职业安全的内容与细则提出了明确的要求。国家等级医院评审对护理职业安全内容也有相应的评分细则要求，体现了国家对护理职业安全的重视。

护理专业学生是临床护士的主要储备军，在实训、岗前训练、临床见习及实习过程中面临职业安全风险。经调查得知护理专业学生不同程度缺乏护理职业安全知识，安全意识差及防护技能较缺乏，发生职业损伤概率极高。为了弥补目前中职护理职业安全教育课程设置缺陷，提高护理专业学生职业安全意识及职业损伤防护技能水平，增强法律意识，为临床护理工作奠定安全基础，编者组织教学团队及临床护理专家共同编写了这本集护理安全管理、护理职业风险防范、护理职业法律法规、临床护理制度、护理人员职责等内容为一体的教材。

本书可作为中职护理专业教学用书，也可作为临床护士参考用书。鉴于编者水平有限，内容难免存在不妥和疏漏之处，恳请读者批评指正。

编 者

2023 年 01 月

目录

第一章 卫生法与护理立法

第一节 卫生法 ··001
    一、卫生法的概述 ··001
    二、卫生法的形式 ··002
    三、卫生法的体系 ··004
    四、卫生法的原则 ··004
    五、卫生法的作用 ··005

第二节 护理法 ··006
    一、护理法的概念 ··006
    二、护理法的分类 ··007
    三、护理立法的历史 ···007
    四、护理立法的意义 ···007
    五、护理立法的基本原则 ··008

第三节 护理工作中的守法与用法 ··009
    一、护理工作中的守法 ··009
    二、护理工作中的用法 ··010

第二章 护理工作中的法律问题

第一节 与护理工作相关的法律法规 ···011
    一、主要护理法律法规 ··011
    二、护士执业注册法律法规 ···012

第二节 护士的权利与义务 ·· 014
一、护士的权利 ·· 014
二、护士的义务 ·· 015

第三节 患者的权利与义务 ·· 016
一、患者的权利 ·· 016
二、患者的义务 ·· 017

第四节 护理工作中的法律责任 ·· 018
一、侵权行为与犯罪 ··· 018
二、失职行为与渎职罪 ··· 018
三、执行医嘱的法律责任 ·· 019
四、护理记录的法律责任 ·· 019
五、药品、物品使用与管理 ·· 020
六、消毒隔离与传染病防治的法律责任 ·· 021
七、护理对象口头遗嘱的处理 ··· 021
八、出院护理涉及的法律责任 ··· 021
九、护理专业学生的职责与法律责任 ··· 022

第三章 护理职业安全管理

第一节 护理职业概述 ··· 023
一、护理职业概念 ·· 023
二、护理职业特征 ·· 023
三、护理职业要求 ·· 024

第二节 护理职业安全管理 ·· 025
一、相关概念 ··· 025
二、护理职业安全的重要性 ·· 026
三、护理职业安全的影响因素 ··· 026
四、护理职业安全的防范措施 ··· 028

第三节 护理质量缺陷管理 ·· 029
一、护理质量缺陷概述 ··· 030

二、护理质量缺陷的防范与处理·····031

第四节　护理职业风险管理·····032
　　一、护理职业风险概述·····032
　　二、护理职业风险的危险因素·····033
　　三、护理职业风险的防范措施·····034

第五节　突发公共卫生事件的护理安全管理·····038
　　一、突发公共卫生事件的概述·····038
　　二、突发公共卫生事件的分类·····039
　　三、突发公共卫生事件的护理安全管理方法·····041
　　四、突发公共卫生事件的法律责任·····042

第四章　护理管理工作制度

第一节　护理核心制度·····044
　　一、护理质量管理制度·····044
　　二、病房管理制度·····045
　　三、抢救工作制度·····045
　　四、分级护理制度·····046
　　五、护理交接班制度·····047
　　六、查对制度·····048
　　七、安全给药管理制度·····052
　　八、护理查房制度·····054
　　九、患者健康教育制度·····055
　　十、护理会诊制度·····056
　　十一、消毒隔离制度·····057
　　十二、护理安全管理制度·····058
　　十三、护理安全（不良）事件报告与处理制度·····059
　　十四、患者身份识别制度·····060

第二节　护理安全管理制度·····061
　　一、护理人员职业防护制度·····061

二、护理新业务、新技术准入管理制度 …………………………………………064

三、急救药品、器材管理制度 ……………………………………………………064

四、护理文件书写规范管理制度 …………………………………………………065

五、护患沟通、告知制度 …………………………………………………………071

六、用药错误报告处理制度 ………………………………………………………072

七、坠床跌倒管理制度 ……………………………………………………………074

八、安全输血护理工作制度 ………………………………………………………075

九、高危药品安全管理制度 ………………………………………………………075

十、危重患者风险评估、安全护理制度 …………………………………………075

十一、压力性损伤风险评估与报告制度 …………………………………………076

十二、特殊重大事件报告制度 ……………………………………………………077

十三、临床护理教学管理制度 ……………………………………………………077

十四、输液输血反应报告处理制度 ………………………………………………078

十五、住院患者走失防范与处理制度 ……………………………………………078

十六、互联网+护理服务工作制度 ………………………………………………079

第三节 医院各部门护理工作制度 ……………………………………………080

一、护理部工作制度 ………………………………………………………………080

二、输液室、注射（抽血）室护理工作制度 ……………………………………080

三、急诊科护理工作制度 …………………………………………………………081

四、重症监护室护理工作制度 ……………………………………………………082

五、产房护理工作制度 ……………………………………………………………083

六、新生儿科护理工作制度 ………………………………………………………084

七、母婴同室护理工作制度 ………………………………………………………085

八、血液透析室护理工作制度 ……………………………………………………085

九、导管室护理工作制度 …………………………………………………………086

十、手术室护理工作制度 …………………………………………………………087

十一、消毒供应室护理工作制度 …………………………………………………088

十二、体检部护理工作制度 ………………………………………………………089

第五章　护理人员职责

第一节　护理管理人员职责 ···091
- 一、护理部主任职责 ···091
- 二、护理部干事职责 ···092
- 三、护理部专职质量控制管理员职责 ···092
- 四、科护士长职责 ··092
- 五、病房护士长职责 ···093
- 六、门诊部护士长职责 ··094
- 七、急诊科护士长职责 ··094
- 八、手术室护士长职责 ··095
- 九、消毒供应室护士长职责 ··096
- 十、重症监护室护士长职责 ··096
- 十一、产房护士长职责 ··097
- 十二、新生儿科护士长职责 ··097
- 十三、血液透析室护士长职责 ···098
- 十四、预防保健科护理人员岗位职责 ··099
- 十五、社区护理人员岗位职责 ···099
- 十六、科研护士岗位职责 ···100

第二节　护理技术人员职责 ···100
- 一、病区主任（副主任）护师职责 ··100
- 二、病区主管护师职责 ··101
- 三、病区护师职责 ··101
- 四、病区护士职责 ··102
- 五、急诊科主任（副主任）护师职责 ···102
- 六、急诊科主管护师职责 ···103
- 七、急诊科护师职责 ···104
- 八、急诊科护士职责 ···104
- 九、手术室主任（副主任）护师职责 ···104
- 十、手术室主管护师职责 ···105
- 十一、手术室护师职责 ··106
- 十二、手术室护士职责 ··106

十三、消毒供应中心（室）主任（副主任）护师职责 ··· 107
十四、消毒供应中心（室）主管护师职责 ··· 107
十五、消毒供应中心（室）护师职责 ··· 107
十六、消毒供应中心（室）护士职责 ··· 108
十七、消毒供应中心（室）技术工人职责 ··· 108
十八、门诊部主任（副主任）护师职责 ·· 108
十九、门诊部主管护师职责 ·· 109
二十、门诊部护师职责 ·· 110
二十一、门诊部护士职责 ··· 110
二十二、血液净化中心（血液透析室）主任（副主任）护师职责 ······················ 111
二十三、血液净化中心（血液透析室）主管护师职责 ····································· 111
二十四、血液净化中心（血液透析室）护师职责 ··· 112
二十五、血液净化中心（血液透析室）护士职责 ··· 112
二十六、产房主任（副主任）护师职责 ·· 113
二十七、产房主管护师职责 ·· 113
二十八、产房护师职责 ·· 114
二十九、产房助产士职责 ··· 115
三十、新生儿科（室）主任（副主任）护师职责 ·· 115
三十一、新生儿科（室）主管护师职责 ·· 116
三十二、新生儿科（室）护师职责 ·· 116
三十三、新生儿科（室）护士职责 ·· 117
三十四、重症医学科（重症监护室）主任（副主任）护师职责 ·························· 117
三十五、重症医学科（重症监护室）主管护师职责 ·· 118
三十六、重症医学科（重症监护室）护师职责 ·· 118
三十七、重症医学科（重症监护室）护士职责 ·· 119

第六章　护理职业法律法规

一、《护士条例》 ··· 120
二、《护士执业注册管理办法》 ··· 124

三、《护士守则》·······127
四、《医疗事故处理条例》·······128
五、《医疗卫生机构医疗废物管理办法》·······137
六、《医疗废物管理条例》（2011修订）·······144
七、《医院感染管理办法》·······151
八、《消毒管理办法》·······156
九、《病历书写基本规范》·······160
十、《电子病历应用管理规范》（试行）·······169

附一　护理职业安全案例分析

案例一　实习生配药险发严重护理差错·······173
案例二　西地兰取药量错误·······173
案例三　执行医嘱须谨慎严格把关防意外·······174
案例四　护士业务不熟险致患者空气栓塞·······175
案例五　护士粗心大意导致错误输液·······176
案例六　护士反复插胃管致患者死亡·······176
案例七　"张冠李戴"护士误注胰岛素·······177
案例八　抗生素引发过敏性休克致患者死亡·······178
案例九　护士采错血液标本导致错误输血·······179
案例十　错用阿托品的事故·······179
案例十一　莫把护士的工作交给家属做·······180
案例十二　转抄医嘱暗藏危机须谨慎·······181
案例十三　更换药瓶引发的护理纠纷·······182
案例十四　小儿身份识别出意外致错误输液·······182
案例十五　化疗药物配置须规范·······183
案例十六　口腔护理棉球遗留口腔内·······184
案例十七　留置尿管无尿即固定导致血尿·······184

案例十八　急诊救护氧气瓶内无氧气引发医疗纠纷 …………………………………185

案例十九　艾滋病区护士被针刺伤 …………………………………………………186

案例二十　输液后未解止血带致病人局部皮肤缺血坏死 ……………………………187

案例二十一　因捡呼叫器致老年病人坠床死亡 ………………………………………187

案例二十二　左臂石膏固定致缺血性挛缩 ……………………………………………188

案例二十三　新生儿热水袋烫伤 ………………………………………………………189

案例二十四　剖宫产术后留置尿管未及时开放 ………………………………………190

案例二十五　床档安装不妥致老年重症病人坠床骨折 ………………………………191

案例二十六　实习生协助心肌炎患者下床如厕致心力衰竭死亡 ……………………191

案例二十七　护士误将胃管与吸氧管连接致昏迷病人胃膨胀破裂 …………………192

案例二十八　护士违章接诊致患儿丧失救治时机 ……………………………………193

案例二十九　患者误开紫外线灯引发不良反应 ………………………………………194

案例三十　皮试阴性仍出现过敏性休克 ………………………………………………194

案例三十一　给同事进行静脉输液引发意外谁负责？ ………………………………195

案例三十二　凝血酶和血凝酶混淆致病人死亡 ………………………………………196

附二　配套复习题及参考答案

复习题（一）………………………………………………………………………………197

复习题（二）………………………………………………………………………………209

复习题（三）………………………………………………………………………………220

参考文献

第一章 卫生法与护理立法

法治是政治文明发展到一定历史阶段的标志,为各国人民所向往和追求。社会主义现代化建设,离不开法治的引领和规范;中华民族的伟大复兴,离不开法治的保障和支撑。党的十九届六中全会明确提出,全面推进依法治国总目标是建设中国特色社会主义法治体系、建设社会主义法治国家。随着我国社会主义法治化建设的不断推进和社会主义法律体系的不断完善,各领域人员的法律意识日益增强。护理人员担负着维护患者健康、保障生命安全、促进康复和减轻痛苦的重要责任,用法律规范职业行为,对提高护理质量、保障医疗安全,防范医疗事故、建立和谐护患关系有重要意义。因此,护理人员应学习与护理职业相关的卫生法律、法规,在执业行为中知法、守法和用法,掌握和运用各项医疗护理法规,正确履行岗位职责,保护护患双方的合法权益。

第一节 卫生法

一、卫生法的概述

（一）卫生法的概念

卫生法是指由国家制定或认可的,并由国家强制力作保证,用以调整人们在卫生活动中的各种社会关系的行为规范的总和。卫生法是根据宪法的原则制定,主要涉及卫生活动中的权利与义务、行政责任与行政处罚等,是卫生监督的主要依据。卫生立法旨在维护国家安全,维护卫生事业的公益性,及时有效地控制突发性公共卫生事件,保障卫生事业健康有序地发展。卫生法是行政法的组成部分,属于特殊行政法。

（二）卫生法形式上的特点

1. 卫生法没有统一的法典　卫生法调整的范围十分广泛、内容十分繁杂,卫生工作事项烦琐多变,与卫生有关的法律法规甚多而又修改频繁,这就决定了对卫生问题难以作出统一的规定、制定一部统一的卫生法。

2. 卫生法的法律形式表现出多样化特点　在形式上,卫生法由宪法、法律、行政性法规、规章等众多的法律文件所构成,是卫生法律规范的总和,表现为法、条例、规范、办法、规定、标准、通知等。另外,国家政策、党的政策,在一定条件下的一定范围内也适用，即起着卫生法的作用。

3. 卫生法是诸法合体、多种调节手段并用的特殊规范形态　我国的民法与民事诉讼法、刑法与刑事诉讼法，都是分别作为实体法和程序法分开制定的，而卫生法不同，往往是实体法与程序法交织在一起，同一个卫生法律规范性文件既有实体性法律规定，又有程序性规定。卫生法既表现为专门以医药卫生为主要内容的卫生法律规范文件，也表现为在其他法律文件中有关医药卫生的规范性条文。卫生法在卫生权益、健康权益的保护中，往往是同时运用行政法律、民事法律、刑事法律等多种手段进行调节管理。

（三）卫生法内容上的特点

1. 卫生法的规定具有广泛性和易变性　卫生法从卫生行政组织、卫生行政管理、卫生行政监督，到医疗机构管理、职业资格准入、医患纠纷解决，再到计划生育、母婴保健、疾病预防控制等卫生关系都作了规定，可称得上是涉及的内容纷繁复杂，调整的关系纵横交错。同时卫生法调整事项经常变化，并时有突发性公共卫生事件发生，因而卫生法调整的范围和事项具有不稳定性的特征。这就决定了卫生法的规定极其广泛，并且不得不随着卫生事业的发展和卫生事项的变更而变更的特点。

2. 卫生法律规范以保护公民生命健康权为根本标志　卫生法的表现形式纷繁多样，我国现行常用的卫生法律法规就有数百件之多，但他们都以保护公民生命健康权为根本宗旨，任何一个法律文件或法律规范，只要其立法目的和要求是出于保护公民生命健康权益，就属于卫生法的范畴。所以以保障公民生命健康权为宗旨是卫生法区别于其他法律的主要标志和基本特征。

3. 卫生法包含自然科学技术规范　医药卫生工作具有很强的技术规范性，必须适应现代科学技术发展，把科学技术的研究成果应用于医药卫生工作中。卫生法通过立法的形式强化医药卫生技术规范，形成操作规程、技术常规及医药卫生标准等法定性技术规范供人们遵照执行，因此，卫生法的具体内容与医学、药学、生物学等自然科学紧密关联，许多科技成就成为其立法的基础和依据。

4. 卫生法的规范内容具有人类性和社会共同性的特点　一方面卫生法作为调整人类健康社会关系的社会规范，以维护人类共同的尊严和人格特点，为人类共有"本质"提供保护；另一方面从医学科学及其发展角度讲，医学科学是没有国界的科学，是人类共有的财富，任何一个国家的卫生法学的发展离不开国际社会的交流和合作。所以说卫生法应当尊重和体现人类所特有的本质，具有人类性，任何国家在人类健康发展方面和人类社会的健康发展方面具有共同的目标和任务，国际社会在卫生法规范方面的趋同性也充分地表现出其人类性和社会共同性的特点。

二、卫生法的形式

卫生法的形式是卫生法的具体的外部表现形态。即卫生法是由何种国家机关，依照什么方式或程序创建出来的，并表现为何种形式、具有何种效力等级的法律文件。卫生法的形式主要是依据创制卫生法的国家机关、创制方式的不同而进行划分的。主要有以下几种形式：

（一）卫生法律

是由全国人民代表大会及其常务委员会制定颁布的有关卫生方面的法律。如为保证食品卫生、防止食品污染和有害因素对人体的危害，保障人民身体健康，2021年4月29日第十三届全国人民代表大会常务委员会第二十八次会议修正通过《中华人民共和国食品安全法》。有关医疗的卫生法律主要有《中华人民共和国医师法》《中华人民共和国母婴保健法》《中华人民共和国献血法》《中华人民共和国药品管理法》《中华人民共和国传染病防治法》等。

（二）卫生行政法规

是指由国务院根据宪法和法律制定和颁布的有关卫生方面的规范性文件，如2020年3月27日国务院令第726号《关于修改和废止部分行政法规的决定》修订了《护士条例》。《护士条例》从护士的执业资格、权利义务、医疗机构的相关职责等多方面对护理工作进行了规定。其他的卫生行政法规有《公共场所卫生管理条例》《医疗机构管理条例》《医疗事故处理条例》等。卫生法律的实施办法也属于卫生行政法规，如《传染病防治法实施办法》《母婴保健法实施办法》等。

（三）卫生行政规章

按卫生行政规章制定的主体来分，可分为国务院卫生行政部门制定发布的卫生行政规章；省、自治区、直辖市人民政府制定发布的卫生行政规章；省、自治区、直辖市人民政府所在地的市和经国务院批准的较大的市的人民政府发布的卫生行政规章。这三种类型的卫生行政规章的法律效力等级是不同的，国务院卫生行政部门制定发布的卫生行政规章的效力高于省、自治区、直辖市人民政府制定发布的卫生行政规章，在全国有效；省、自治区人民政府制定发布的卫生行政规章的效力高于其下级人民政府制定发布的卫生行政规章。如消毒管理办法、医疗机构管理条例实施细则、医疗机构病历管理规定等。

（四）地方性卫生法规

是指地方人民代表大会及其常务委员会，在法定权限内制定、颁布的有关卫生方面的规范性文件。

（五）国际卫生条约

是国家之间、国家与国际组织之间或国际组织之间缔结的为确定它们之间维护人体健康的权利义务关系而达成的协议，其名称各异，如条约、协定、公约、议定书。按缔结主体的个数不同，可分为双边条约和多边条约。如《国际卫生条例》《联合国禁止非法贩运麻醉药品和精神药物公约》等，表明参加条约的国家都直接受其约束。

(六)其他涉及卫生的法律

由于卫生法还没有一部统一完整的法典,所以许多内容存在于其他法律条款中,如第十三届全国人民代表大会第一次会议通过的《中华人民共和国宪法修正案》总纲第二十一条规定了国家发展医疗卫生事业,发展现代医药和我国传统医药,鼓励和支持农村集体经济组织、国家企业事业组织和街道组织举办各种医疗卫生设施,开展群众性的卫生活动,保护人民健康。《中华人民共和国民法典》规定"直系血亲或者三代以内旁系血亲禁止结婚"。1997年10月1日实施的《中华人民共和国刑法》中增加了"危害公共卫生罪",是卫生法律法规最为重要的补充。《中华人民共和国劳动法》规定"禁止安排女职工从事矿山井下、国家规定的第四级体力劳动强度的劳动和其他禁忌从事的劳动"。《刑事诉讼法》规定"对被判处有期徒刑或者拘役的罪犯,有下列情形之一的,可以暂予监外执行:(一)有严重疾病需要保外就医的;(二)怀孕或者正在哺乳自己婴儿的妇女"。

三、卫生法的体系

卫生法体系是法律体系的一个组成部分,本身又是由不同的卫生法律部门所组成的。卫生法律部门的划分一般与卫生专业领域的划分一致,如卫生保健法、公共卫生法、医疗法、医药法、卫生防疫(检疫法)、食品卫生法、精神卫生法、劳动卫生法、环境卫生法及卫生科技法等。在各卫生法律部门内部或几个卫生法律部门之间,又有各种卫生规范法律制度等。卫生法律体系中的部门与部门之间、制度与制度之间,既有联系又有区别,互相制约。

四、卫生法的原则

卫生法的基本原则,也即卫生行政法的基本原则和行政法治原则,是指贯穿于卫生行政法律规范和卫生行政关系当中,指导和制约卫生行政立法与实施的卫生法治的基本精神和准则。除以政治原则和宪法原则为卫生法的最高原则外,卫生法特有的原则主要包括如下几个原则。

(一)卫生保护原则

卫生保护是实现人的健康权利的保证,也是卫生保健制度的重要基础。卫生保护有两方面的内容,一是人人有获得卫生保护的权利,二是人人有获得有质量的卫生保护的权利。卫生法的制定和实施就是要保证卫生保护的实现。

(二)预防为主原则

我国卫生工作的目的、任务和我国经济发展水平决定了卫生工作的总要求是:无病防病,有病治病,防治结合。任何卫生工作都必须立足于预防,强调预防,并不是轻视医疗,预防和医疗都是保护人体健康的方法和手段。卫生法的制定和实施必须体现这一个要求。

（三）公平原则

所谓公平原则，就是以利益均衡作为价值判断标准来配置卫生资源，协调卫生保障行动，以便每个社会成员能普遍得到卫生保健的权利和机会。公平原则的基本要求是人人有医疗卫生保健的权利，根据这一要求，合理配置可使用的卫生资源。公平是卫生事业追求的一个目标，卫生法的制定和实施必须符合这个目标和要求。

（四）保护社会健康原则

其本质上是协调个人健康利益与他人健康利益、个人健康利益与社会健康利益的关系，它是世界各国卫生法公认的目标。人具有社会性，要参与社会的合作，所以，就要对社会承担一定的义务。这个义务就是个人在行使自己的权利时，不得损害整个社会的健康利益。卫生法的制定与实施，就是要平衡和协调好个人利益与社会健康利益的关系，保护社会公众总体健康权益。

（五）患者自主原则

保护患者权利的观念是卫生法的基础，而患者的自主原则是患者权利的核心。所谓患者自主原则，是指患者经过自我判断，就有关自身疾病的医疗问题做出合理的理智的并表示负责的自我决定权。它包括：

1.有权自主选择医疗机构、医生及其医疗服务的方式。
2.除法律、法规另有规定外，有权自主决定接受或者不接受某一项医疗服务。
3.有权拒绝非医疗性服务等。

我国目前还没有专门的患者权利保护法，但我国现行的卫生法律、法规都从不同角度对患者权利（如医疗权、知情权、同意权、选择权、参与权、隐私权、申诉权、赔偿请求权等）作了明确、具体的规定。

（六）"义务本位"原则

就是把"履行义务""为人民服务"作为自己所在岗位的第一位的、义不容辞的职责或责任。在卫生法律规范要求中，"义务"是根本性的，是本位。在一定意义上讲，卫生管理和卫生服务人员，依法行政或依法行使权利是为自己履行义务服务的，是保障自己"履行义务"的手段和工具。卫生行政管理和医疗卫生服务的各种机构与人员，在具体工作中应坚决落实，深入宣传"义务本位"原则和思想，在学校特别是医学类学校中广泛开展"义务本位"教育。

五、卫生法的作用

（一）卫生法的规范作用

1.指引作用　是指卫生法对个人行为所起的引导作用。卫生法律规范为卫生法律关系主体提供了某种行为模式，指引人们可以这样行为、必须这样行为或不可这样行为。

2. 预测作用　是指人们根据卫生法，可以预先估计相互间将怎样行为以及行为的后果等，从而对自己的行为做出合理的安排，适时调整自己的行为。

3. 评价作用　是指卫生法作为一种行为规则，具有判断和衡量人们行为合法或不合法的作用。法律通过评价作用来影响人们的价值观念和是非选择，从而达到指引人们行为的效果。

4. 教育作用　是卫生法通过其本身的存在以及实施产生广泛的社会影响，教育人们实施正当行为的作用。

5. 强制作用　是指卫生法通过强制方式惩戒不法行为，给不法行为人作出民事赔偿处理或予以行政、刑事处罚以维护卫生法律秩序的作用。

（二）卫生法的社会作用

1. 贯彻党的卫生政策　保证国家对卫生工作的领导，国家对社会的管理方式是多种多样的，首先是制定国家政策，其中包括制定卫生政策，用以规范各级政府的卫生工作和人们的卫生行为。通过卫生立法，使党和国家的卫生政策具体化、法治化，成为具有相对稳定性、明确规范性和国家强制性的法律条文，并通过其实施来保证国家卫生工作意志的实现。

2. 保障公民生命健康　卫生工作的目的是防病治病，保护人类健康。卫生法就是国家围绕并实现这一目的而制定的行为规范的总和。通过卫生法的实施，以国家强制力实现公民健康权益的保障。

3. 促进经济社会发展，推动医学科学的进步　卫生法保护公民的生命健康，也就是最终保护和发展社会生产力，为经济建设发挥重大的推动和促进作用。同时，通过卫生法的制定和实施，保护和保障医学研究工作的进行，推动医学科学不断发展。

4. 促进国际卫生交流和合作　随着世界经济发展全球化和对外开放扩大，我国与国外的友好往来日益增多，涉及的医疗护理卫生事务更加宽泛与复杂。为了维护国家主权，保障互相权利与义务，我国颁布了一系列涉外的卫生法律、法规和规章，从而更加有效地推动我国卫生事业的国际交流与合作。

第二节　护理法

一、护理法的概念

护理法是指由国家制定的，用以规范护理活动及调整这些活动而产生的各种法律法规的总称。

二、护理法的分类

我国现行的护理法律法规,主要可以分为以下三类。

第一类 国家主管部门通过卫生法制定的法律法令。可以是国家基本法的一个部分,也可以是根据国家卫生基本法制定的护理专业法。如《中华人民共和国刑法》《中华人民共和国消费者权益保护法》和《中华人民共和国传染病防治法》等有关法律条款。

第二类 根据卫生法,由政府或地方主管当局制定的卫生行政法规。如《医疗事故处理条例》《护士条例》《消毒管理办法》和《医疗废物管理条例》等。

第三类 政府授权各专业团体自行制定的有关会员资格的认可标准和护理实践的规定、章程、制度等,如《医院感染管理办法》《病历书写基本规范》《护理技术操作规程》和《专科疾病护理常规》等。

三、护理立法的历史

(一) 世界各国护理立法概况

护理立法始于20世纪初。1903年,美国首先颁布了《护士执业法》,是用以规范护士执业行为的地方性法律文件。英国于1919年颁布了《英国护理法》,是世界上第一部护理法。荷兰于1921年颁布了护理法,随后芬兰、意大利、波兰等国也相继颁布了本国的护理法。1947年国际护士委员会出版了一系列有关护理立法的专著。1953年,国际护士学会制定了《国际护士学会护士守则》。同年,世界卫生组织(WHO)发表了第一份有关护理立法的研究报告。1968年,国际护士委员会特别设立了一个专家委员会,制定了《系统制定护理法规的参考指导大纲》,该大纲的制定在护理立法史上具有划时代的意义,为各国护理立法必须涉及的内容提供了权威性的指导。

(二) 中国护理立法概况

我国自1985年开始护理法律法规的制定工作。1993年3月26日颁布了《中华人民共和国护士管理办法》,自1994年1月1日起正式施行。因为该办法的实施,在我国建立了护士执业注册制度,规范了护士资格考试制度和护士执业许可制度。2008年公布了《护士条例》,自2008年5月12日起实施。《护士条例》共分六章三十五条,即总则、执业注册、权利和义务、医疗卫生机构的职责、法律责任和附则。《护士条例》的实施有利于保护护士和患者的权益,也有利于促进护理事业的发展。

四、护理立法的意义

护理立法顺应了我国医疗卫生体制改革的要求,为规范医疗市场,保障护患双方权益起到了重要作用,具体表现为:

（一）促使护理管理科学化，保障护理安全

护理法为护理从业活动制定了一系列的法律法规，使护理管理有法可依，减少护理差错事故的发生，保障护理安全。

（二）最大限度保障护士的权益

通过护理立法，为界定护士地位、作用和职责范围提供了明确的法律依据，最大限度地保障了护士的权益，增强了护士崇高的护理职业使命感和安全感。

（三）有利于维护护理对象的合法权益

护理立法不仅保障了护士的权利，也以法律条文的形式向公众昭示了执业护士的资格、义务以及服务规范，保障了护理对象的合法权益。

（四）促进护理教育和护理学科的发展

护理法以法律的形式规范了护理教育体制与进程，促使护士不断学习和更新知识，有利于推动护理专业整体发展及护理学科向专业化、科学化、标准化发展。

五、护理立法的基本原则

（一）宪法是护理立法的最高准则

宪法是国家的根本大法，是制定其他一切法律的依据和立法基础，具有最高法律效力，任何法律都不能和宪法相抵触。护理法的制定，同样必须在国家宪法的总章程下进行。

（二）符合本国护理实际情况的原则

护理法的制定，一方面要借鉴和吸收发达国家护理立法的先进经验；另一方面也要从本国的文化背景、政治、经济情况出发，兼顾全国不同地区发展水平的实际护理活动状况，确立切实可行的条款。

（三）反映科学的现代护理观原则

近几十年来，随着社会的发展、医学的进步，护理学对人体健康的认识有了很大的发展和改变，护理工作的性质、范畴、内容和手段等也相应发生了巨大变化。护理立法体现了现代护理的思想和理念，并以法律的形式从各方面对护士提出了新的要求，对现代的护理教育、护理实践和护理管理具有现实的指导意义。

（四）体现法律特征的原则

法律是由国家制定、认可并由国家强制力保证实施的行为规范。护理法与其他法律一样，应具有权威性、强制性、公正性、稳定性的法律特征。

（五）国际化趋势的原则

一方面，当今世界科技、经济、文化大融合，我国在国际化的舞台上扮演着越来越重要的地位和作用；另一方面，健康问题没有地域、国界、人群的界限，是人类面临的共同问题。因此，制定护理法必须站在世界法治文明的高度，注意国际化趋势，尽量同国际要求相适应，加快我国护理专业发展与国际发展的接轨。

（六）维护社会护理活动的原则

通过立法或制定行政法规、规章和条例，创造一个适合护理活动发展的社会环境，促使护理事业更好地向前发展。同时，国家建立健全护理监督管理体系，依法打击和制裁违法护理活动，维护正常护理活动的秩序，保障人民生命健康的权利。

第三节 护理工作中的守法与用法

一、护理工作中的守法

护理工作中的守法是指护理人员以国家现行的法律、法规及规章制度作为护理行为的准则并依法开展护理工作。

（一）护理工作中守法的意义

护理人员自觉守法，无论对护理职业、护理对象还是本人，都有积极、良好的社会意义。首先可维护护理职业形象，保证护理工作良好的秩序，也可防止护理对象的权益受到侵犯，达到维护护理对象权益的目的。同时可规范护理人员的自身行为，防止犯罪。

（二）护理人员守法的要求

护理人员应该自觉守法。所谓自觉守法是指护理人员在护理活动中，自觉自愿地依法办事，根据法律的规定直接规范、指导行为。

1.正确认识守法的意义是自觉守法的前提　因为对守法的意义和作用缺乏必要的认识，或者是错误的认识，难以做到自觉守法。

2.知法懂法是自觉守法的重要条件　仅凭自己的主观想象，难免出现判断错误，导致违法犯罪。与护理职业相关的法律、法规，如《护士条例》《医疗事故处理条例》《中华人民共和国传染病防治法》等，对护理的具体事项、方法及标准等直接作出规定，护理人员必须熟知与护理行为有关的法律条文，依法规范其护理活动。

3.切实做到有法必依　根据法律的限制不做违法的护理行为，如根据《医疗事故处理条例》第九条规定，严禁涂改、伪造、隐匿、销毁或者抢夺病历资料。当法律规范与行为规范不一致时，应当首先服从法律规范的要求；当高级法规与低级法规相抵触时，服从高级法律的规定。

二、护理工作中的用法

（一）护理工作中用法的意义

护理工作中的用法是指护理人员主动寻求与应用法律，达到积极维护护理对象及自己的合法权益的目的。护理人员在自觉守法的同时积极用法，在法治观念上更上了一个台阶，在法律思想上进入了一个新的境界，其行为结果所产生的意义更深广。

（二）护理人员用法的要求

护理人员用法的要求是积极主动地应用法律，保护双方权益。护理人员是护理对象的代言人，当护理对象的权益受到侵犯时，应为护理对象寻求法律的支持。当自己的权益受侵犯或被动陷入护理法律纠纷时，也应以积极的态度寻求正当的法律途径，解决纷争。具体应做到：

1.守法用法并举，体现守法意识　护理人员用法首先应明确什么是可以做的，什么是禁止做的。也就是说，用法的一切行为是符合法律规定的。例如，根据《护士条例》第十九条规定，护士有义务参加公共卫生和疾病预防控制工作。发生自然灾害、公共卫生事件等严重威胁公众生命健康的突发事件，护士应当服从县级以上人民政府卫生主管部门或所在医疗卫生机构的安排，参加医疗救护。

2.透彻理解法律思想，灵活应用法律知识　护理人员必须在法律观念、法律知识、法律心理、法律思想等方面有更完整、系统的认识，这样才能灵活应用法律，解决护理活动中的法律问题。

3.树立强烈正义感，体现崇高护理责任感　守法是以不犯法、避免犯罪为最初目的，而用法是以保护护理对象或自己的权益为最初目的，护理人员必须以强烈的护理责任感和使命感支配用法的行为。当周围环境中存在不利于护理对象健康的违法行为与人，勇于监督检举，这是具有强烈护理责任感和使用感的体现。护理人员自己的权益受到侵犯，用法维权时，要认识到这不仅是关系到个人利益的行为问题，还是涉及维护护理职业尊严的重大问题，更是对维持良好的护理活动环境、秩序起到积极作用的关键问题。

第二章 护理工作中的法律问题

第一节 与护理工作相关的法律法规

一、主要护理法律法规

（一）《护士条例》

《护士条例》包括总则、执业注册、权利和义务、医疗卫生机构的职责、法律责任和附则，共六章三十五条。《护士条例》旨在维护护士的合法权益，规范护理行为，促进护理事业发展，保障医疗安全和人体健康，使护士在执业活动中有法可依，有章可循。

（二）《医疗机构管理条例》

《医疗机构管理条例》明确规定了我国医疗机构管理的基本内容，医疗机构必须遵守的规范以及违反有关规定的法律责任，旨在加强对医疗机构的管理，促进医疗卫生事业的发展，保障公民健康。

（三）《医疗事故处理条例》

《医疗事故处理条例》分总则、医疗事故的预防与处置、医疗事故的技术鉴定、医疗事故的行政处理与监督、医疗事故的赔偿、罚则和附则，共七章六十三条。旨在正确处理医疗事故，保护患者和医疗机构及其医务人员的合法权益，维护医疗秩序，保障医疗安全，促进医学科学的发展。

（四）《医疗废物管理条例》

《医疗废物管理条例》明确了医疗废物管理的一般规定、医疗卫生机构对医疗废物的管理规范、卫生行政部门的监督管理职责以及医疗卫生机构违反本条例的法律责任。

（五）《医院感染管理办法》

《医院感染管理办法》总则中明确规定：医院感染管理是各级卫生行政部门、医疗机构及医务人员针对诊疗活动中存在的医院感染、医源性感染及相关的危险因素进行的预防、诊断和控制活动；各级各类医疗机构应当严格按照本办法的规定实施医院感染管理工作。医务人员的职业卫生防护，按照《职业病防治法》及其配套规章和标准的有关规定执行。

二、护士执业注册法律法规

（一）护士注册管理机构与注册条件

1.护士注册管理机构　《护士执业注册管理办法》第三条规定：国家卫生健康委负责全国护士执业注册监督管理工作。县级以上地方卫生健康主管部门是护士执业注册的主管部门，负责本行政区域的护士执业注册监督管理工作。第四条规定：省、自治区、直辖市卫生健康主管部门结合本行政区域的实际情况，制定护士执业注册工作的具体实施办法，并报国家卫生健康委备案。第五条规定：国家建立护士管理信息系统，实行护士电子化注册管理。第八条规定：申请护士执业注册，应当向批准设立拟执业医疗机构或者为该医疗机构备案的卫生健康主管部门提出申请。

2.护士执业注册条件　《护士执业注册管理办法》明确规定，申请护士执业注册者，应当具备下列条件：

（1）具有完全民事行为能力。

（2）在中等职业学校、高等学校完成教育部和国家卫健委规定的普通全日制3年以上的护理、助产专业课程学习，包括在教学、综合医院完成8个月以上的护理临床实习，并取得相应学历证书。

（3）通过国家卫健委组织的护士执业资格考试。

（4）符合本办法第七条规定的健康标准。

护士执业注册申请，应当自通过护士执业资格考试之日起3年内提出；逾期提出申请的，除本办法第九条规定的材料外，还应当提交在省、自治区、直辖市卫生健康主管部门规定的教学、综合医院接受3个月临床护理培训并考核合格的证明。

护士执业资格考试办法由国家卫健委同国务院人社部门制定。

3.健康标准　《护士执业注册管理办法》第七条规定，申请护士执业注册，应当符合下列健康标准：

（1）无精神病史。

（2）无色盲、色弱、双耳听力障碍。

（3）无影响履行护理职责的疾病、残疾或者功能障碍。

（二）首次注册与延续注册

1.首次注册　《护士执业注册管理办法》规定，申请护士执业注册应当提交下列材料：

（1）护士执业注册申请审核表。

（2）申请人身份证明。

（3）申请人学历证书及专业学习中的临床实习证明。

（4）医疗卫生机构拟聘用的相关材料。

卫生健康主管部门应当自受理申请之日起20个工作日内，对申请人提交的材料进行审核、注册，发给国家卫生健康委统一印制的《护士执业证书》；对不符合规定条件的，不予注册，并书面说明理由。

2.延续注册　护士执业注册有效期为5年。护士执业注册有效期届满需要继续执业的，应当在有效期届满前30日，向批准设立执业医疗机构或者为该医疗机构备案的卫生健康主管部门申请延续注册。护士申请延续注册，应当提交护士执业注册申请审核表和申请人的《护士执业证书》。注册部门自受理延续注册申请之日起20个工作日内进行审核。审核合格的，予以延续注册；审核不合格的，不予延续注册，并书面说明理由。有下列情形之一的，不予延续注册：

（1）不符合本办法第七条规定的健康标准的；

（2）被处暂停执业活动处罚期限未满的。

医疗卫生机构可以为本机构聘用的护士集体办理护士执业注册和延续注册。

（三）重新申请注册

有下列情形之一的，拟在医疗卫生机构执业时，应当重新申请注册：

（1）注册有效期届满未延续注册的；

（2）受吊销《护士执业证书》处罚，自吊销之日起满2年的。

重新申请注册的，按照本办法第九条的规定提交材料；中断护理执业活动超过3年的，还应当提交在省、自治区、直辖市卫生健康主管部门规定的教学、综合医院接受3个月临床护理培训并考核合格的证明。

（四）变更注册与注销注册

1.变更注册　护士在其执业注册有效期内变更执业地点等注册项目，应当办理变更注册。护士承担经注册执业机构批准的卫生支援、进修、学术交流、政府交办事项等任务和参加卫生健康主管部门批准的义诊，在签订帮扶或者托管协议的医疗卫生机构内执业，以及从事执业机构派出的上门护理服务等，不需办理执业地点变更等手续。护士在其执业注册有效期内变更执业地点等注册项目的，应当向批准设立执业医疗机构或者为该医疗机构备案的卫生健康主管部门报告，并提交以下材料。

（1）护士变更注册申请审核表。

（2）申请人的《护士执业证书》。

注册部门应当自受理之日起7个工作日内为其办理变更手续。

护士跨省、自治区、直辖市变更执业地点的，收到报告的注册部门还应当向其原执业地注册部门通报。县级以上地方卫生健康主管部门应当通过护士管理信息系统，为护士变更注册提供便利。

2.注销注册　护士执业注册后有下列情形之一的，原注册部门应办理注销执业注册：

（1）注册有效期届满未延续注册的。

（2）受吊销《护士执业证书》处罚的。
（3）护士死亡或者丧失民事行为能力的。

第二节 护士的权利与义务

一、护士的权利

护士在医疗实践过程中依法享有相关权利。《护士条例》总则和细则中对护士的权利有明确的规定。

（一）享有人格尊严和人身安全不受侵犯的权利

《护士条例》总则中明确提出："护士人格尊严、人身安全不受侵犯。护士依法履行职责，受法律保护。全社会应当尊重护士。"

（二）享有受到表彰和奖励的权利

《护士条例》总则中明确提出："国务院有关部门对在护理工作中做出杰出贡献的护士，应当授予全国卫生系统先进工作者荣誉称号或者颁发白求恩奖章，受到表彰、奖励的护士享受省部级劳动模范、先进工作者待遇；对长期从事护理工作的护士应当颁发荣誉证书。"

（三）享有获得物质报酬的权利

护士执业，有按照国家有关规定获取工资报酬、享受福利待遇、参加社会保险的权利。任何单位和个人不得克扣护士工资，降低或者取消护士福利等待遇。

（四）享有安全执业的权利

护士有获得与其所从事的护理工作相适应的卫生防护、医疗保健服务的权利。从事直接接触有毒有害物质、有感染传染病危险工作的护士，有依照有关法律、行政法规的规定接受职业健康监护的权利；患职业病的，有依照有关法律、行政法规的规定获得赔偿的权利。

（五）享有学习、培训的权利

护士有按照国家有关规定获得与本人业务能力和学术水平相应的专业技术职务、职称的权利；有参加专业培训，从事学术研究和交流、参加行业协会和专业学术团体的权利。

（六）享有获得履行职责相关的权利

护士有获得疾病诊疗、护理相关信息的权利和其他与履行护理职责相关的权利，可以对医疗卫生机构和卫生主管部门的工作提出意见和建议。

二、护士的义务

护士在医疗实践过程中,依法享有权利的同时,必须承担一定的义务。条例明确规定了护士应当承担以下义务:

(一)依法进行临床护理义务

护士执业,应当遵守法律、法规、规章和诊疗技术规范的规定。这是护士执业的根本准则,即合法性原则。这一原则涵盖了护士执业的基本要求,包含了护士执业过程中应当遵守的大量具体规范和应当履行的大量义务。通过法律、法规、规章和诊疗技术规范的约束,护士履行对患者、患者家属以及社会的义务。如严格地按照规范进行护理操作;为患者提供良好的环境,确保其舒适和安全;主动征求患者及家属的意见,及时改进工作中的不足;认真执行医嘱,注重与医生之间相互沟通;积极开展健康教育,指导人们建立正确的卫生观念和培养健康行为,唤起民众对健康的重视,促进地区或国家健康保障机制的建立和完善。

医疗机构及其医务人员在严格遵守国家的宪法和法律的同时,还必须遵守有关的医疗卫生管理法律、法规和规章,遵守有关的诊疗护理规范、常规,这是医务人员的义务,对于保证医疗质量,保障医疗安全,防范医疗事故的发生都具有重要的意义。

护士依法执业的另一重要体现,就是医疗护理文件的正确书写问题。医疗机构应当按照国务院卫生行政部门规定的要求,书写并妥善保管病历资料。因抢救急危患者未能及时书写病历的,应当在抢救结束后6小时内据实补记,并加以说明。这是对医疗机构及医务人员书写和保管病历的规定要求。病历是指患者在医院中接受问诊、查体、诊断、治疗、检查、护理等医疗过程的所有医疗文书资料,包括医务人员对病情发生、发展、转归的分析、医疗资源使用和费用支付情况的原始记录,是经医务人员、医疗信息管理人员收集、整理、加工后形成的具有科学性、逻辑性、真实性的医疗档案。在现代医院管理中,病历作为医疗活动信息的主要载体,不仅是医疗、教学、科研的第一手资料,而且也是医疗质量、技术水平、管理水平综合评价的依据,必须保证医疗护理病历内容客观、真实、完整、一致,对病历要实施科学管理。

(二)紧急救治患者的义务

护士在执业活动中,发现患者病情危急,应当立即通知医师;在紧急情况下为抢救垂危患者生命,应当先行实施必要的紧急救护。

(三)正确查对、执行医嘱的义务

护士发现医嘱违反法律、法规、规章或者诊疗技术规范规定的,应当及时向开具医嘱的医师提出;必要时,应当向该医师所在科室的负责人或者医疗卫生机构负责医疗服务管理的人员报告。

（四）保护患者隐私的义务

卫生部制定的《医务人员医德规范及实施办法》中明确规定，为患者保密，不泄露患者隐私及秘密。所谓隐私是患者在就诊过程中向医护人员公开的、不愿让他人知道的个人信息、私人活动或私有领域，如可造成患者精神伤害的疾病、病理生理缺陷、有损个人名誉的疾病、患者不愿他人知道的隐情等。由于治疗护理的需要，护士在工作中可能会接触患者的一些隐私，如个人的不幸或挫折、婚姻恋爱及性生活的隐私等，护士应当尊重、关心、爱护患者，保护患者的隐私。以医院收治的传染病病人为例，他们共同的心理特点是焦虑、忧郁、恐惧，担心失去工作、受到歧视，此时护士应当给予充分的理解、细心的关怀，平等的对待，使患者安心接受并配合治疗护理。

在医疗活动中，医疗机构及其医务人员应当将患者的病情、医疗措施、医疗风险等如实告知患者，及时解答其咨询，但应当避免对患者产生不利后果。医疗机构及其医务人员向患者履行告知义务，从患者角度而言，则是享有知情权和隐私权。根据条例，护士对保护患者隐私负有义务和责任，这实质上是对患者人格和权利的尊重，有利于与患者建立相互信任、以诚相待的护患关系。这既是一种职业道德层面的要求，也是法定义务的要求。

（五）积极参加公共卫生应急事件救护的义务

护士有义务参与公共卫生和疾病预防控制工作。发生自然灾害、公共卫生事件等严重威胁公众生命健康的突发事件，护士应当服从县级以上人民政府卫生健康主管部门或者所在医疗卫生机构的安排，参加医疗救护。

第三节 患者的权利与义务

护理人员尊重患者的权利并督促患者履行相应的义务，是提供高护理服务品质的重要方面。

一、患者的权利

患者的权利包括患者作为一名公民所享有的基本权利以及患者在具体的医患关系中、在诊疗护理活动中应该享有的权利。

（一）生命健康权

《中华人民共和国民法典》规定："自然人享有生命权、身体权、健康权。"任何人不得以任何手段危及他人健康、伤害他人生命。保护公民的生命健康权不仅是护理工作的重要任务，也是护士重要的法律和道德责任。

（二）平等的医疗权

患者不分性别、国籍、民族、信仰、社会地位和病情轻重，都有权平等地享有医疗卫生资源。

（三）知情同意权

患者有权对疾病的诊断、治疗、风险益处、费用开支等真实情况有所了解，有权要求医务人员做出通俗易懂地解释，患者在完全知情的情况下有选择、接受和拒绝的权利。

（四）隐私权

患者在医疗过程中，对因医疗需要而提供的个人隐私，有权要求医方给予保密。《中华人民共和国民法典》规定："医疗机构及其医务人员应当对患者的隐私和个人信息保密。泄露患者隐私和个人信息，或者未经患者同意公开其病历资料，造成患者损害的，应当承担侵权责任。"

（五）索赔权

因医务人员的过失行为导致的医疗差错、事故，患者及家属有权获得补偿。

此外，患者还享有身体权、被尊重权、监督自己的医疗权利实现权、查阅及复印病历资料的权利等。

二、患者的义务

患者在享有各种权利的同时，也需要履行以下义务：

（一）遵守医院规章制度，维护医院秩序的义务

患者有义务遵守医院的规章制度，如作息制度、陪护制度、家属探视制度等，保障医院正常的医疗秩序。

（二）如实陈述病情的义务

患者就诊时应如实向医务人员告知病情和有关问题，不得隐瞒和欺骗，否则，造成的后果由患者承担。

（三）积极接受和配合治疗的义务

医疗过程不仅需要医务人员的正确诊治、护理，更需要患者及家属积极配合，才能保障治疗效果。

（四）尊重的义务

患者应尊重医务人员的人身、人格尊严及劳动成果，不得因任何原因打骂医务人员，甚至侵犯医务人员的人身安全。

（五）自觉缴纳医疗费用的义务

医务人员为患者提供医疗服务，患者必须按时按数缴纳医疗费、住院费及其他相关合理费用。

此外，患者还有病愈后及时出院、支持医学学科发展的义务等。

第四节 护理工作中的法律责任

护理工作是以保护生命、减轻病痛、促进健康、提高生命质量为目的的工作，但是护理职业是具有特殊风险的职业，因此，在护理工作中，必须重视许多潜在的法律问题。

一、侵权行为与犯罪

护理人员在执业活动中，必须非常清楚护理对象在法律上拥有哪些权益，怎样的护理行为是侵权、犯罪，侵权、犯罪会承担什么法律责任。

（一）护理对象的权益

护理对象在接受护理的过程中，应该享有不容侵犯的权益，其权益包括：人身自由权、生命健康权、名誉权、知情权、自主权、隐私权、监督批评权、依法求偿权等。因此，护理人员在执业时，必须重视护理对象的权益。如操作前，要向护理对象说明操作的目的、意义，操作过程以及护理对象如何配合等，以减少操作带来的不适感。操作中注意保护护理对象的隐秘部位，尊重护理对象的人格尊严。操作后严密观察疗效与反应，注意病情的变化，维护护理对象的生命健康权等。还应注意让护理对象积极参与护理活动，共同协商促进健康的措施，根据护理对象的个体差异及机体接受能力，制定合理、切实可行的护理措施，满足护理对象的自主权。

（二）侵权、犯罪

护理人员如果没有尊重、维护护理对象权益的意识而导致违法行为，轻者侵权，重者构成犯罪。侵权一般是指对某人或许多人的人身权利不应有的侵犯。犯罪是指一切触犯国家刑法的行为。侵权与犯罪可同时发生于同一护理活动中，有时侵权并不构成犯罪，而犯罪一定包含侵权。

二、失职行为与渎职罪

（一）基本概念

护士失职行为是指由于护士主观上的不良行为或明显的疏忽大意，损害护理对象的权益或影响护理对象健康恢复进程的行为。护士渎职罪是指护士在执业时，严重不负责任，违反各项规章制度和护理常规，造成患者死亡或严重伤害的违法行为。护士失职行为或护士渎职罪是由其医疗护理行为对患者形成的后果决定的。

（二）常见的失职行为或渎职行为

常见的护士临床工作中的失职行为或渎职行为主要有以下几种情况：

（1）对危、急、重症患者不采取任何急救措施或转院治疗，以致贻误治疗或丧失抢救时机的行为。

（2）擅离职守，不履行职责，以致贻误治疗或丧失抢救时机的行为。

（3）由于查对不严格或查对错误，不遵守操作规程，以致打错针、发错药的行为。

（4）不认真执行消毒隔离制度和无菌操作规程，使患者发生交叉感染的行为。

（5）不认真履行护理基本职责，护理文书书写不合格的行为。

（6）未及时执行医嘱，导致患者用药不及时、手术延误等的行为。

（7）为戒酒、戒毒者提供酒或毒品是严重渎职行为；窃取病区麻醉限制药品，如哌替啶、吗啡等或自己使用成瘾，视为吸毒罪，贩卖捞取钱财构成贩毒罪，均应受到法律严惩。

三、执行医嘱的法律责任

医嘱通常是护理人员对患者施行诊断和治疗措施的依据。一般情况下，护理人员应一丝不苟地执行医嘱，随意篡改或无故不执行医嘱都属于违法行为。但是护士有报告存在问题医嘱的义务，不能机械地执行。如果护士发现医嘱违反法律法规、规章或诊疗技术规范规定，应当及时向开具医嘱的医师提出。必要时，应当向该医师所在科室的负责人或者医疗服务管理人员报告。只有在紧急情况下，护士才执行口头医嘱，执行时护士应复述一遍，确认无误后方可执行，执行时双人核查，执行后及时记录。

四、护理记录的法律责任

护理人员执业时必须有护理记录的法律意识，并按法律、法规办事。

（一）有关护理记录的法律规定

医疗纠纷时，《医疗事故处理条例》第二十八条第二款、第三款规定，作为书证送有关部门的护理文件有：体温单、护理记录。

《医疗事故处理条例》第八条规定：因抢救急、危患者，未能及时书写病历的，有关医务人员应当在抢救结束后6小时内据实补写，并加以注明。《医疗事故处理条例》第九条规定：严禁涂改、伪造、隐匿、销毁或者抢夺病历资料。

（二）护理记录中的法律问题

1. 护理活动中要及时、准确地做好各项护理记录　特别是急诊护理对象，从就诊到手术或抢救的时间段内，更是要注意观察、检查、处理及记录上的衔接。对抢救过程，做好详尽记录，不漏记、错记。因为，对患者突发的病变，医护人员竭尽全力抢救后，有时抢救没有成功，个别患者家属一时无法接受失去亲人的现实，转向追究抢救措施上的法律责任。详尽正确的记录，是对当时护理对象情况的原始记录，是护理人员行为选择及其结果的原始凭证，在医疗纠纷发生时，常是支持医院医生、护理人员的关键证词和有力的法律证据。

2. 护理病历与医疗病历的记录一致　随着系统化整体护理的开展，护理人员书写的护理病历所涉及的内容越来越广，有些内容与医生病历相同，如护理体检的某些项目，还有病程记录。因医护收集资料过程中，信息来源不一，尤其是当护理对象为危重患者时，医护沟通少，有可能发生护理病历与医疗病历不一致，这种不一致性，使护理对象及其家属对病历记录的真实性表示怀疑。因此，护理人员应多与医生沟通，当发现有不一致时及时商讨予以核实。

3. 慎重考虑护理诊断中的相关因素　护理诊断相关因素是护理诊断成立的依据，是指导制定有效护理措施的关键因素，作为护理记录的一部分，护理诊断也成为权威性的书证材料。以其书面记录的内容和含义证明医疗、护理过程或事故发生的事实，也是医疗纠纷诉讼的原始依据。如果护理诊断知识不扎实，又未认真仔细观察病情，仅阅读医疗病历，照抄教科书描写的导致一个症状或并发症发生的所有可能因素，有些相关因素的叙述不切实际，使护理对象或家属错认为护理人员、医师工作不到位，或没有严格遵守操作规程。因此，护理人员首先要有护理诊断的法律意识，还要有扎实的护理诊断知识，要正确收集资料忠于护理对象的实际情况，做出正确的护理诊断。

五、药品、物品使用与管理

（一）依法使用与管理药品

药品的使用，按《中华人民共和国药品管理法》的要求正确认识合格产品，识别假冒药物。产品应有批准文号及质量合格的标志，标签及说明书上的内容齐全，有通用名称、成分、规格、生产企业、批准文号、生产日期、有效期、适应证或者功能主治、用法、用量、禁忌、不良反应和注意事项。麻醉药、精神药品、医疗用毒性药品、放射性药、外用药和非处方药品应有规定的标志，严格管理。对麻醉药的管理，做到领取凭处方，执行据医嘱，使用有记录，并掌握使用范围，据医嘱给予晚期癌症患者、术后镇痛患者、危重患者对症处理。不能滥用职权将这些药物提供给不法分子倒卖或吸毒者自用，违法者根据《中华人民共和国刑法》第三百五十五条规定，处3年以下有期徒刑或拘役，并处罚金；情节严重的处3～7年有期徒刑。护理人员还要防范不法者的偷窃行为。通过护理人员把关，避免不良后果的发生，减少医疗法律纠纷。

（二）按规章使用和管理物品

抢救物品的使用及管理：必须熟知抢救物品的性能、掌握正确的使用方法，防止因技术失误触犯法律。一切抢救物品的管理必须做到"五定"，100%的准确到位；使用完毕，及时补充、维修。

其他医疗、办公用品使用及管理：护理人员不得以职务之便将医疗、办公用品占为己有。违者如情节严重，可被起诉犯有盗窃公共财产罪。

六、消毒隔离与传染病防治的法律责任

护士执业时，巩固和加强消毒隔离的观念，牢固掌握消毒、灭菌、隔离的知识，严格遵守消毒隔离的规范，正确执行消毒、灭菌、隔离的操作规程。凡一次性使用的医疗卫生用品，用后必须及时收回销毁。空气、物体表面和医疗用品，消毒必须达到卫生标准。患者的污物、运送患者的车辆、工具，必须消毒处理。

《中华人民共和国传染病防治法》第五十二条规定："医疗机构应当对传染病病人或者疑似传染病病人提供医疗救护、现场救援和接诊治疗，书写病历记录以及其他有关资料，并妥善保管。"

七、护理对象口头遗嘱的处理

口头遗嘱是护理对象在意识到自己即将离开人世时立的临终嘱咐。护理对象出于对护理人员的信任，需护理人员作为见证人时，此时护士已进入了涉及法律关系范围内的角色，护士应明确完成此项工作的程序，即见证人必须两人及两人以上共同目睹或聆听并记录护理对象的遗嘱；见证人当场签名，并证明遗嘱是该护理对象的；护理人员必须对遗嘱人当时的精神和身体状况做及时、准确的记录，以便日后对遗嘱有争议时，对其实际价值做出公正的鉴定和证明；若护理人员本人是受惠人，应婉言拒绝，否则应当回避。

八、出院护理涉及的法律责任

护理对象在出院情况上存在着两种问题，一是护理对象或家属不顾疾病的恢复程度，强烈要求出院。二是护理对象不辞而别。出现以上两个问题时，对前者，应采取说服教育，解释康复后出院的重要性。如护理对象一意孤行，医院不得强行阻止，尊重护理对象的人身自由权、就医自主权。请其在自动出院栏内签名并让护理对象或家属立下责任自负的字据，护理人员如实做好记录。对后者，护理对象因未付清医疗费用想出院，可暂时限制患者出走，但必须同时向行政、司法部门报告，尽量缩短扣留时间，防止侵犯公民人身自由权。

九、护理专业学生的职责与法律责任

《护士条例》第二十一条规定，医疗卫生机构不得允许下列人员在本机构从事诊疗技术规范规定的护理活动：（一）未取得护士执业证书的人员；（二）未依照本条例第九条的规定办理执业地点变更手续的护士；（三）护士执业注册有效期届满未延续执业注册的护士。

在教学、综合医院进行护理临床实习的人员（护生）应当在护士指导下开展有关工作，即护生没有独立开展护理工作的权利。因为实习期的护生还处于临床学习的阶段，还不是合格的执业护士，也不符合有关的要求。这是爱护护生、保护护生、对护生负责。

如给护理对象所做的检查、给药、输液等护理行为，实施正确，则可促进护理对象的健康，但违反操作规程，则会给护理对象带来危害。从维护护理对象的生命健康权出发，让护生在执业护士的指导下完成护理工作，是对护理对象负责的表现。

因此，护生在实习过程中，应始终明确自己的法律身份。实施护理，先征得护理对象的同意并做好各项解释工作，然后在带教老师的督促与指导下，严格按照规程进行，防止侵权、犯罪的发生。如果护生在执业护士指导下发生了差错或事故，除本人负责外，带教老师也要承担法律责任。如果护生未经执业护士的监督与指导，擅自操作，对护理对象造成损害，护生应负法律责任。所以，带教老师必须认真带教，护生必须明确自己的法定职责范围。

第三章 护理职业安全管理

第一节 护理职业概述

一、护理职业概念

职业是人们在社会中所从事的作为谋生手段的工作;从社会角度看职业是劳动者获得的社会角色,劳动者为社会承担一定的义务和责任,并获得相应的报酬;从国民经济活动所需要的人力资源角度来看,职业是指不同性质、不同内容、不同形式、不同操作的专门劳动岗位。护理职业即护理工作,是以维护和促进健康、减轻痛苦、提高生命质量为目的,运用专业知识和技术为人民群众健康提供服务的工作。

二、护理职业特征

从20世纪50年代开始,国外护理界在完善护理教育体制,提高护理科研水平,开展护理理论研究、完善专业团体功能等方面对护理向专业化的方向发展起到很大推动作用,使护理学逐渐由一门技术性的职业转化为一门专业,具有下列特征:

(一)以为人类服务为目的,不断发展以满足社会需要

护理专业的从业人员应用自己的专业知识及技能,为服务对象提供各种护理服务,其目的是保障服务对象的健康与安全,最大程度地满足服务对象的健康需求。

(二)有完善的教育体系

护理教育已形成了多种渠道、多层次的教育体系。目前,西方有护理博士、硕士、学士等不同的教育体系,我国也有中等专业、大学专科、大学本科、硕士及博士教育体系,并在逐步探索博士后教育。

(三)有系统完善的理论基础

护理学以社会科学、自然科学及医药学作为理论基础,并不断地探讨其独特的理论体系,以指导护理教育、科研及实践。

（四）有良好的科研体系

国外护理科研体系正在逐步实施及完善，我国的护理科研也已具雏形，并随着硕士及博士教育的不断开展而逐渐发展和完善。

（五）有专业自主性

护理专业有自己的专业组织，有自己的护理质量标准，并有执业资格考试及定职考核制度，有护理伦理及法律方面的要求。

三、护理职业要求

国际护士委员会认为，护士是指完成了基本的护理教育课程并经考试或考核合格，有相关的护理工作执业证书，在其工作的护理领域具有一定的权威性的护理人员。具体看来，从事护理职业的人员必须具备以下要求。

（一）有端庄的仪表及表率作用

要求仪表整洁端庄，表情自然，面带笑容，和蔼可亲。

（二）有专业责任心

做事认真负责，一丝不苟，敢于承担责任。

（三）有解决问题的能力

面对服务对象的具体问题，能当机立断，果断地作出决策，采取适当的措施加以解决。

（四）有敏锐的洞察能力

能主动观察服务对象的病情变化，了解服务对象的各种问题，能明确判断服务对象问题的轻重缓急并及时处理。

（五）有同情心及能设身处地为服务对象着想

体贴同情服务对象，理解服务对象，并根据服务对象的具体情况实施适当的科学的心理护理。在服务对象有需求时，能及时提供护理。尊重服务对象的人格、尊严及权利。

（六）有扎实的理论知识及实际技能

有足够的能力及知识去实施各种护理措施。

（七）有良好的沟通、咨询及教育能力

能随时将服务对象的病情进展及治疗情况与有关人员沟通。对服务对象的问题耐心倾听，给予适当的答复，并能在各种适当的场合实施正式或非正式的教育。

（八）有主动性及进取心

能不断地学习及进取，有志在护理专业领域中不断地创新及开拓，随时以最好的方式护理服务对象。

（九）有独立学习能力

在遇到具体的护理疑难问题时，能主动查阅有关资料或请教有关专家以解决问题。

（十）有自我反省及完善能力

随时了解自己的优势及缺点，不断完善自己的知识及技能。

（十一）有科研能力

实施护理科研，解决临床问题，为护理专业的发展贡献力量。

第二节 护理职业安全管理

一、相关概念

（一）护理职业安全

是指在实施护理服务全过程中，患者不发生法律和法定的规章制度所允许范围以外的心理、人体结构或功能上的损害、障碍、缺陷或死亡，也包括在护理活动中护理人员自身的安全保障措施。

（二）护理缺陷

是指护理人员在护理活动中，未达到医疗卫生管理的法律、法规以及规章制度规定的服务标准或职业道德要求的行为规范，未尽到作为特殊职业所要求的特别义务，违反操作规程或技术处置不符合护理技术准则，以及管理制度不健全、制度实施和监督不力造成护理服务质量的低下，给患者造成身心损害的其他后果。

（三）护理事故

是指在护理工作中，由于护理人员的过失，直接造成患者死亡、残疾、组织细胞损伤，导致功能障碍或明显人身损害的其他后果。

二、护理职业安全的重要性

（一）有利于提高护理质量

护理质量直接影响到医疗质量、患者的安危、医院的声誉。临床护理工作中的不安全因素不仅会使患者的病情加重，推迟患者恢复健康的进程，甚至还有可能会给患者造成器官功能的障碍而导致残疾或死亡。由此可见，护理职业安全与护理质量密切相关，护理职业安全措施的落实有利于提高护理质量。

（二）有利于创造和谐的医疗环境，提高社会效益和经济效益

护理安全是衡量医院管理水平高低的重要标志，护理安全措施是否有效，直接反映医院护理管理水平，影响护士的社会形象。护理不安全因素引发的后果会造成医疗护理纠纷，引发护患之间的矛盾，甚至诉诸法律程序。因此，重视护理职业安全行为教育，监督各种护理安全措施，控制护理差错事故发生概率，保障护理安全制度有效落实，不仅可以减少差错事故，为患者提供安全可靠的护理服务，得到患者的认可，还可创造和谐的医疗环境，树立护理职业的良好社会形象，有利于提高医院的经济效益和社会效益。

（三）有利于保护护理人员的自身安全

护理安全措施的有效实施，不仅可以为患者提供高质量的护理服务，保护患者的合法权益不受侵害，同时也保护了护理人员的自身安全。护士不断加强安全意识，对职业行为中的有害因素进行科学性的有效防护，可以减少职业暴露机会，并可避免职业伤害，保护自身安全。

三、护理职业安全的影响因素

（一）人员因素

护理人员是护理措施的实施者，因而护理人员素质或数量是影响护理职业安全的主要原因。当前，护理专业人员素质和数量仍不能满足社会的需求，如果不能及时根据护理专业发展的情况进行调整，通过有效途径和方法提高护理人员素质和护理人员的数量，这两个因素对护理职业安全的影响将越来越显著。当护士素质达不到护理职业要求时，就有可能造成言语、行为不当或过失，给患者身心造成不良后果。因此，护理人员素质的高低、人员配备情况是关系到护理职业安全的首要因素。护理人员素质包括政治思想素质、职业道德素质、业务素质等。当今社会对护理人员的素质和数量的需求都有较大的提高，因此，必须通过多种有效途径提高护理人员素质，增加护理人员的数量，以确保护理安全。此外，护理人员法律意识淡薄，不认真执行操作规程，忽视患者的权益，在治疗和护理过程中不经意地泄露患者的隐私，对"举证倒置"认识不足，缺乏自我保护意识等也是护理职业安全的

隐患。

（二）技术因素

主要指由于护理人员技术水平低或不够熟练，特别是低年资护士，由于临床经验不足，技术操作不娴熟，操作时发生失误或错误，专业知识相对贫乏，对患者的病情变化也无法及时发现并准确作出判断，缺乏预见性和主动性，对病情变化不能及时处理，延误抢救或者失去治疗的良好时机，缺乏应激处理的经验等可对患者的安全造成威胁。特别是当今医学科学技术迅猛发展，新技术、新项目大量引进，护理工作中复杂程度高、技术要求高的内容日益增多，不仅增加了护理工作的压力，而且导致护理工作中技术方面风险加大，严重影响护理职业安全。

（三）管理因素

护理管理制度不健全，管理措施乏力，对护理人员缺乏有效地职业道德教育，医院人力资源配置不当，管理者无预见性和洞察力，在管理中缺乏公平公正的管理模式，是影响护理安全的主要因素。不重视护理业务技术培训，业务技术水平差，不强化相关法律知识，法律意识淡薄，对工作中存在的不安全环节缺乏预见性，未采取相应措施或采取措施不及时，护理人员排班不合理，护士超负荷工作，护理工作责任界定不清晰，团队缺乏凝聚力等都会构成护理职业安全隐患。

（四）环境因素

医院中不安全的环境因素如下。

1.医院的基础设施、病区物品配置存在不安全的因素　如药品及用品质量是否合格，有无失效、变质；护理物品数量是否充足，质量有无瑕疵；设备性能是否完善、配套，能否达到规范标准等。此外，地面过滑可导致患者跌伤，甚至骨折；床档缺失或损坏可造成患者坠床；热水瓶放置不当可导致烫伤，应用冰袋时间过长可导致冻伤等。

2.环境污染所致的隐性不安全因素　如消毒隔离不严格所致的院内交叉感染、昆虫叮咬导致的过敏性皮炎以及引发的传染性疾病等。

3.医用危险品使用不当也是潜在的不安全因素　如氧气、酒精、汽油、毒性药品等可导致烧伤、中毒；各种电器如红外线烤灯、高频电刀等可导致灼伤；高压氧舱治疗不当导致气压伤，放射性治疗导致放射性皮炎、皮肤溃疡坏死，甚至导致死亡。

4.病区治安管理不严　如盗窃等治安管理事件，给患者造成经济上的损失和由此产生的不安全感、不信任感，进而影响治疗和护理及医患、护患和谐关系。

（五）患者因素

护理是一项护患双方共同参与的活动，护理活动的正常开展有赖于患者的密切配合及支持。患者的心理素质、对疾病的认识程度与承受能力、家庭经济状况等都将影响患者的情绪，进而影响患者的行为及对医嘱的依从性，成为护理职业安全隐患。如擅自改变输液速度、不按照医嘱服药、不遵从医嘱控制饮食、不定期复查、不配合治疗和护理操作、擅自离院外出发生病情变化导致抢救不及时等。一旦发生因家属、患者的不合作引发的纠纷，也将会增添诸多的护理安全隐患，因此，护士必须加强护理职业安全防范，尽最大可能避免不安全事件的发生。

四、护理职业安全的防范措施

（一）加强护理职业安全教育，提高安全意识

从上至下，集体重视护理职业安全教育，提高全体护理人员的安全意识，是保证护理安全的重要基础。通过定期地、不定期地开展护理职业安全知识教育和实操演练，牢固树立职业活动"安全第一"的观念，有效提高护理人员风险意识，增强护理安全工作自觉性，使护理人员有明确而良好的职业道德，严格执行各项规章制度，及时发现护理职业安全隐患并及时处理和干预，方可为护理职业安全提供有力保障。

（二）加强法治教育，增强法律意识

护理职业安全和法律有着密切的关系，护理人员要加强法律知识的学习，增强法律意识、强化法治观念，自觉遵守法律法规，以防范由于法治观念不强所造成的护理事故。护理不安全因素引发的后果，常依据法律手段给予解决，学会运用法律武器维护自身合法权益，强化依法施护的观念和自我法律保护意识，避免护理职业安全事故发生。

（三）加强专业理论和技术培训，提高护士整体素质

临床发生护理事故的原因大多是由护理人员的理论知识不够扎实全面、技能操作违反常规或失误甚至错误、临床经验不足、责任心不强引起的。因此，提高护理人员的业务素质，提高护理行为的可靠性，是护理安全的重要环节和手段。及时对各级护理人员进行有目的、有计划、系统性的业务培训与考核，强化"三基"（基础知识、基本理论、基本技能）训练，常规安排护理人员参加各种护理培训学习班，使之学习新知识、新理论、新技能，更新服务理念，拓宽知识面，提高护理技能水平，才能从根本上防止技能差错事故发生。

（四）建立健全规章制度，提高系统安全性及有效性

提高护理职业安全防范，预防护理差错事故发生，从而保障整体护理系统安全运行。完善护理安全管理制度是减少护理差错或纠纷的良好保障，为此，护理部要依据上级管理要求，根据医院实际情况制定一套科学、安全、规范的护理管理制度及工作职责，制定工作流程、应急预案，并组织护理人员学习，不定期考核，在实践中修订完善，从而保证护理工作安全、有序开展。

（五）注重关键环节管理，提高管理水平

1.医院应实行"护理部—科护士长—病区护士长"三级目标管理责任制，护理

部设立安全领导小组,科室成立安全监控小组,各司其职。对于新护士和在职护理人员加强教育和培训,开展"传、帮、带""一对一"形式的带教,以点带面,全方位、全过程地持续安全教育学习与培训。

2.监督检查护理物品的质量、性能是否符合安全要求,是否对患者、操作人员、社会环境构成潜在危险,检查物品有无商标、厂址、合格证书等,防止假冒伪劣医疗护理物品应用于临床,引发安全事故。

3.对于有可能影响全局或易出问题的工作环节及地点,要加强重点监控。如手术室、急诊科、重症监护室、供应室、新生儿科、老年病区应当给予足够的重视并加强监督。

（六）合理配置人力资源,维护护士身心健康

护理人员配置不足,护士长期超负荷工作,是导致护理安全隐患的重要因素。因此,合理配置护理人力资源,构建护理人才梯队,科学合理、弹性排班,做到最大限度地发挥各级护理人员的专长,提高工作主观能动性,促使护理工作正常有序开展,保证护理职业安全。

（七）加强责任感,提高服务意识

护理工作的性质决定了每一项护理活动不是一个简单的过程,而是包含着许多复杂环节,每一环节都有着科学、严谨的规则和规程。护理人员只有严格按照护理操作规程执行各项护理工作,熟悉各类医疗护理仪器的性能和操作要求,明确注意事项,学习职业法律知识,加强工作责任心,时刻提高安全意识,保持警惕,才能确保护理职业安全。

（八）加强医院后勤支持服务,完善支持系统

本着"以患者为中心"的服务原则,强化医院后勤工作人员的服务意识,主动为临床工作服务,保证临床护理工作的需求;设备、仪器、设施有专人维护、定期检修,保持良好的工作状态或时刻备用状态。医院环境清洁、空气质量良好、医院布局、工作流程符合医院感染控制规范要求。

（九）充分利用大数据管理平台,提高信息化管理能力

当今社会发展日新月异,互联网时代席卷全球。医疗护理行业是一个信息高度密集的行业,也是一个高度依赖信息处理的行业,借助信息化管理手段,利用大数据平台分析统计,可有效促进医疗体制的健全,提高护理职业的信息化管理能力。

第三节 护理质量缺陷管理

护理质量缺陷管理的最终目的是确保护理安全。在护理管理中,护理安全管理

是重点，是护理质量的保证，是优质服务的关键，也是防范和减少医疗事故及纠纷的重要环节。

一、护理质量缺陷概述

护理质量缺陷是指在护理工作中，由于各种原因导致的一切不符合护理质量标准的现象和结果。护理质量缺陷表现为以下几个方面。

（一）患者对护理工作不满意

是指患者感知服务结果小于期望的恰当服务，且超出容忍区所形成的一种心理状态。

（二）护理纠纷

是指患者或家属对护理过程、内容、结果、收费、服务态度等不满意而发生的争执，或护患双方对同一护理事件的原因、结果、处理方式或严重程度产生分歧，发生的争议。

（三）医疗事故

医疗事故需要医疗事故鉴定委员会鉴定才能认定为医疗事故。

1.医疗事故的概念　医疗事故是指医疗机构及其医务人员在医疗活动中，违反医疗卫生管理法律、行政法规、部门规章和诊疗规范、常规，过失造成患者人身损害的事故。

2.医疗事故的分级　根据对患者人身造成的损害程度，医疗事故分为四级：一级医疗事故是指造成患者死亡、重度残疾的；二级医疗事故是指造成患者中度残疾、器官组织损伤导致严重功能障碍的；三级医疗事故是指造成患者轻度残疾、器官组织损伤导致一般功能障碍的；四级医疗事故是指造成患者明显人身损害的其他后果的。

3.医疗事故的构成要素
（1）医疗事故的主体是合法的医疗机构及其医务人员。
（2）医疗机构及其医务人员违反了医疗卫生管理法律法规和诊疗护理规范、常规。
（3）医疗事故的直接行为人在诊疗护理中存在主观过失。
（4）患者存在人身损害后果。
（5）医疗行为与损害后果之间存在因果关系。
（6）必须在医疗活动中发生。

4.有下列情形之一的，不属于医疗事故：
（1）在紧急情况下，为抢救垂危患者生命而采取紧急医学措施造成不良后果的。
（2）在医疗活动中，由于患者病情异常或者患者体质特殊而发生医疗意外的。
（3）在现有医学科学技术条件下，发生无法预料或者不能防范的不良后果的。
（4）无过错输血感染造成不良后果的。

(5) 因患方原因延误诊疗导致不良后果的。

(6) 因不可抗力造成不良后果的。

5.医疗事故的预防及处理　医疗机构及其医务人员在医疗活动中，必须严格遵守医疗卫生管理法律、行政法规、部门规章和诊疗护理规范、常规，恪守医疗服务职业道德；因抢救急危患者，未能及时书写病历的，有关医务人员应当在抢救结束后6小时内据实补记，并加以注明；严禁涂改、伪造、隐匿、销毁或者抢夺病历资料；发生或发现医疗过失行为，医疗机构及其医务人员应当立即采取有效措施，避免或者减轻对患者身体健康的损害；对疑似输液、输血、注射、药物等引起不良后果的，医患双方应当共同对现场实物进行封存和启封，封存的现场实物由医疗机构保管；需要检验的，应当由双方共同指定的、依法具有检验资格的检验机构进行检验；双方无法共同指定时，由卫生行政部门指定；疑似输血引起不良后果，需要对血液进行封存保留的，医疗机构应当通知提供该血液的采供血机构派员到场；患者死亡，医患双方当事人不能确定死因或者对死因有异议的，应当在患者死亡后48小时内进行尸检；具备尸体冻存条件的，可以延长至7日。尸检应当经死者近亲属同意并签字；尸检应当由按照国家有关规定取得相应资格的机构和病理解剖专业技术人员进行。

二、护理质量缺陷的防范与处理

（一）护理质量缺陷的防范措施

1.合理调配人力资源　医院应重视护理人员的身心健康，合理配备人员，避免护理人员劳动负荷过重，使其在工作中保持良好的状态，构建融洽的工作环境。

2.加强法治教育　医院要有计划地对在职护士进行法律知识的培训，引导护士学法、懂法、用法，规范自身行为，依法维护患者和自身的权益。

3.加强业务培训，增强服务意识　护士只有具备扎实的理论基础及实践能力，才能在临床繁忙与紧张的护理工作中，忙而不乱。因此只有医院加强护士"三基"培训，并使其熟练掌握基本护理技能，提高护士的执业能力，才能从根本上防范护理缺陷的发生。与此同时，护理人员也要加强服务意识，培养良好的职业操守，真正做到"以患者为中心"，体察患者，构建和谐的护患关系。

4.严格执行各项规章制度　护士应当明确岗位职责，熟练掌握护理核心制度及护理常规，严格遵守各项规章制度，保证护理行为合法、规范。

（二）护理质量缺陷的处理程序及上报制度

护理质量缺陷一旦发生，不管最终的表现形式是患者不满意还是护理纠纷，甚至是医疗事故的发生，医务人员都应该立即采取措施，将危害降至最低。

1.护理质量缺陷的处理程序　积极抢救，保护患者；详细记录，封存病历资料及相关用物，以备查验；稳定患者及家属情绪，及时做好医患沟通；填写"不良事件上报表",在24小时内逐级上报;分析讨论事件发生的原因、提出改进措施并制定预防措施。

2.护理质量缺陷的上报制度　发生一般护理质量缺陷后,当事人应立即口头向科主任和护士长报告,科室24小时内上报护理部;若为严重护理质量缺陷,当事人除积极向护士长和科主任报告外,6小时内必须书面向医院主管部门报告;有关部门接到护理质量缺陷上报后,立即根据事件的严重程度及时调查处理,并进行成因分析讨论,制定整改方案,组织学习,避免类似事件的再次发生。

《三级综合医院评审标准》(2020年版)明确规定以减少诊疗活动对患者的伤害为目标,建立医疗质量(安全)不良事件信息采集、记录和报告相关制度和激励机制。有对本院医疗质量(安全)不良事件及管理缺陷的统计分析、信息共享和持续改进机制。

2020年9月2日,《国家卫生健康委办公厅关于进一步加强医疗机构护理工作的通知》(国卫办医发〔2020〕11号)中明确要求健全护理不良事件报告制度。医疗机构要采取有效措施鼓励护士按照"自愿性、保密性、非处罚性"的原则,主动并逐级报告护理不良事件。鼓励医疗机构对主动及时报告、有效避免或减少不良事件可能引起危害后果的护士给予适当奖励。属于医疗质量安全事件的应当按照有关法律法规、管理规定等进行报告处理。

发生重大医疗过失按《医疗质量安全事件报告暂行规定》卫医管发〔2011〕4号文件规定执行。

第四节　护理职业风险管理

护士在护理活动中存在潜在性的职业危害。护士的工作环境及服务对象决定了护士职业的特殊性,她们在给人们带来健康的同时,自身也暴露于各种危险之中。虽然这种职业损伤不可完全避免,但许多职业损伤是可以预防的。因此,为了避免护士职业损伤与职业危害的发生,需要增强护士的全面防护意识,强化护士对职业危害因素的认识、辨别和处理的基本知识和能力,提高护士的职业损伤防范技能,自觉做好职业风险防范。同时要呼吁全社会共同关心和支持医护人员,为其创造一个安全健康的工作环境,要求医疗管理部门、医疗器械生产部门和护理人员共同努力,维护护理人员的身心健康。

一、护理职业风险概述

(一)概念

1.护理风险　是指在护理活动中可能会发生的护理危险,是一种职业风险。

2.护理职业防护　是指在护理工作中采取多种有效措施,保护护士免受职业损伤因素的侵袭,或将其所受的伤害降到最低程度。

3.护理职业暴露　是指护理人员工作在医院特定的环境中,在为患者提供服务过程中,经常暴露于感染患者的血液、体液及排泄物污染的环境中,如接触污染的注射器、针头、各种导管等,还有各种理化损伤因子如光、热、电磁辐射等及工作压力的影响,有感染或发生某种疾病的危险,即称为护理职业暴露。

4.标准预防的三个基本概念

(1) 隔离对象:将所有患者的血液、体液、分泌物均视为有传染性,需要隔离。

(2) 防护:实行双向防护,防止疾病双向传播。

(3) 隔离措施:根据传播途径,采取接触隔离、空气隔离和飞沫隔离等,重点要注意洗手和洗手时机。

(二) 护理职业风险防范的意义

1.保障职业安全,维护护士健康　护理职业防护措施的有效实施,不仅可以避免职业卫生和职业安全因素对护士造成的机体损害,而且还可以控制环境和行为引发的不安全因素。通过职业防护可以维护护士的身体健康,减轻工作过程中的心理压力,增强社会适应能力,提高护士职业生命质量。

2.规避职业风险,有效控制危险　护士通过对职业防护知识的学习和技能的强化,可以提高自身执业防护的安全意识,严格遵守护理操作规程,自觉履行职业规范要求,有效控制职业危险因素,科学规避护理职业风险,减少护理差错、事故的发生,增加护理工作的安全感和成就感。

3.减少职业损伤,增加经济效益　在进行护理活动时,护士未能按要求做好个人防护,造成自身伤害并需休养治疗时,不但影响工作,同时还需支付医疗费用等,进而影响个人和医院的经济收入。反之,护士在进行护理活动时,严格执行个人防护,避免了伤害,以健康、饱满的状态投入工作,既能提高工作效率,又能增加经济效益。

4.营造轻松和谐的环境,焕发工作热情　良好安全的职业环境不仅可以使劳动者产生愉悦的身心效应,而且还可以增加护士执业满意度,促进健康的人际交流,使之获得对职业选择的积极认同。同时轻松愉快的工作氛围,可以减少护士工作的压力,改善护士的精神卫生状况,焕发工作的激情,提高护士的职业能力。

二、护理职业风险的危险因素

护理人员在职业工作环境中经常会暴露在各种职业危害中,直接威胁着护士的安全,这些危害因素主要包括生物因素、化学因素、物理因素和心理-社会因素。

(一) 生物因素

生物危险因素是指在护理活动中,由于细菌、病毒等病原微生物侵袭,对护士身体造成危害的因素。护士工作在医院的特殊环境中,每天与患者密切接触,因而容易受到各种生物性有害因素的侵害。

常见的有细菌和病毒。细菌有金黄色葡萄球菌、链球菌、肺炎球菌、大肠埃希杆菌等，它们通过呼吸道、消化道、血液、皮肤等途径感染人体，导致疾病的发生。病毒有肝炎病毒、人类免疫缺陷病毒（艾滋病病毒）、冠状病毒等，传播途径以呼吸道及血液较多，对护理人员来说，最危险、最常见的是艾滋病病毒、肝炎病毒。

（二）化学因素

在护理活动中，由于工作的需要，护士可通过各种途径接触到多种化学消毒剂或化疗药物，而导致护士受到不同程度的损伤。常用的消毒剂有甲醛、过氧乙酸、戊二醛、含氯消毒剂等。常用的化疗药物有环磷酰胺、氮芥、丝裂霉素、氟尿嘧啶、铂类等。

（三）物理因素

1. 机械性损伤　常见的机械性损伤有跌伤、扭伤等。临床护理人员在工作中，体力劳动较多，并且劳动强度较大，负重过度，特别是在ICU、骨科、神经科、急诊科等，需要搬运患者的机会较多，用力不当、不正确的弯腰等容易扭伤腰部，引发腰椎间盘脱出，这是护士常见的运动性功能损伤。

2. 温度性损伤　常见的温度性损伤有热水瓶、热水袋烫伤；易燃易爆物品，如氧气、乙醇等所致的各种烧伤；各种电器使用，如烤灯、高频电刀所致的灼伤等。

3. 放射性损伤　在为患者进行放射性诊断和治疗的过程中，如果护理人员自我保护不当，可导致放射性皮炎、皮肤溃疡坏死，甚至会引起皮肤癌。尤其是护理人员在日常工作中，常需定期消毒病室，不可避免会接触到紫外线，造成不同程度的皮肤红斑、紫外线性眼炎等。

（四）心理-社会因素

随着社会经济迅速发展和我国卫生保健体制的改革，人们对健康的标准有了新的要求，对护理人员工作水平及服务质量也有了更高更新的要求。但由于护理人员的不足，护士工作压力大，频繁倒夜班，紧张的工作环境与护患关系，工作与家庭难以兼顾等，均给护理人员造成很大的心理社会压力。同时受职业环境的风险预见性不足等因素影响，加剧了护理人员心理-社会压力，甚至产生长期的心理问题，严重影响身心健康。

三、护理职业风险的防范措施

（一）病原微生物侵袭的职业风险防范

护士在各种护理操作中，应当严格遵守消毒、隔离制度及技术操作规程，视所有患者的血液、体液、排泄物均具有传染性，按传染性物品对待及处理。预防污染其他物品以及感染医务人员；处理污染器械时，先消毒后刷洗，一次性器械先放入双层医用防渗漏垃圾袋单独处置，针头、刀片等锐器物品入利器盒。护理人员务必加强个人防护，操作时着装整齐、戴手套，必要时戴防护面罩、眼罩，操作完毕立即洗手。

（二）化学性损害的职业风险防范

1. 化学消毒剂损伤的职业风险防范

（1）严格遵守使用原则：熟练掌握化学消毒剂的性能、功效、浓度、剂量及使用规程，保证安全。

（2）避免直接接触：在使用和配置化学消毒剂时，要戴口罩、帽子和手套，化学消毒剂不慎溅到皮肤上或眼睛内时，要立刻用清水反复冲洗，防止造成损伤。

（3）防止环境污染：对易挥发的消毒剂，要阴凉通风，密封保存。防止挥发渗漏，造成环境污染。

（4）注意细节：如消毒剂浸泡的物品使用前需用无菌生理盐水冲净；环氧乙烷消毒的物品必须待气体散尽后方能使用，甲醛熏蒸空气消毒后，通风2小时后人员才能进去。

2. 化疗药物损害的职业风险防范

（1）提供安全的配药环境：条件允许应设专门化疗配药间，配有空气净化装置，在专用层流柜内配药。为保持洁净的配置环境，操作台面应覆以一次性防渗透防护垫或吸水纸，以吸附溅出的药液，以免蒸发造成空气污染。

（2）配置药物前准备充分：操作前用流动水洗手，戴一次性防护口罩、帽子、面罩，穿工作服外套、一次性防渗透隔离衣。操作过程中从呼吸道吸入化疗药物的风险性较大，因此必须戴有效的一次性防护口罩。有些化疗药物对皮肤有刺激作用，接触后可直接被吸收，因此操作时必须选择合适的手套。如需要戴双层手套时，应在其外面再戴一副乳胶手套。

（3）严格遵守配药时、执行时的操作要求

① 割锯安瓿前应轻弹其顶部，使附着的药粉降落至瓶底。掰开安瓿时应垫纱布，避免药粉、药液、玻璃碎片四处飞溅，并防止划破手套。

② 掰开粉剂安瓿溶解药物时，溶酶应沿瓶壁缓慢注入瓶底，待药粉浸透后再搅拌，防止粉末溢出。

③ 瓶装药液稀释后立即抽出瓶内气体，以防瓶内压力过高，药液从针眼处溢出。

④ 从药瓶内吸取药液后，先用无菌纱布或棉球裹住瓶塞，再撤针头，防止拔出针头的瞬间药液外溢。

⑤ 抽取药液是以不超过注射器容量的3/4为宜，防止针栓从针筒中意外滑落。

⑥ 操作完毕，脱去手套后用流动水和洗手液彻底洗手并沐浴，减轻药物毒性作用。

（4）医疗垃圾的处理

① 凡与化疗药物接触过的针头、注射器、输液管、棉球、棉签等，必须收集在

专用的密封垃圾桶内，标注警示标志统一处理，不能当作普通垃圾处理。

②处理污物时，护士必须戴帽子、口罩及手套，处理完毕后应彻底洗手。

（三）锐器损伤的职业风险防范

1.增强自我保护意识　护士进行有可能接触患者的血液、体液的治疗和护理操作时，必须戴手套。操作完毕，脱去手套后应立即洗手，必要时进行手的消毒。如手部皮肤发生破损时，必须戴双层手套。在进行侵入性诊疗、护理操作过程中，要保证充足的光线，器械传递要求娴熟规范，注意防止被针头、刀片等锐器刺伤。

2.注意使用中的防护　抽吸药液时必须使用无菌针头，抽吸后立即单手操作套上针帽。静脉加药时须去除针头经三通管给予。使用安瓿制剂时，先用砂轮划痕再掰安瓿，必要时可垫棉花或纱布以免割伤皮肤。

3.严格管理医疗废物　使用后的锐器应直接放入防刺、防渗漏的利器盒中，以防止刺伤。护理工作中应使用便捷的符合国际标准的锐器回收器，严格执行医疗垃圾分类标准。锐器不应与其他医疗垃圾混放，须放置在特定的场所。封好的锐物容器在搬离病房前应有明确的标志，便于监督执行。

4.纠正可能造成损伤的危险行为　禁止双手回套针头帽。禁止直接传递锐器。禁止用手折弯或弄直针头。禁止徒手携带裸露针头等锐器物。禁止用双手直接接触使用后的针头、刀片等锐器。禁止用双手分离污染的针头和注射器。禁止消毒液浸泡针头。禁止直接接触医疗垃圾。

5.加强护士健康管理　建立护士健康档案，定期为护士进行体检，并接种相应的疫苗；建立损伤后登记上报制度；建立医疗锐器伤紧急处理流程；建立防止锐器伤预案；建立受伤人员监控体系，追踪受伤人员健康状况。

6.和谐沟通相互合作　为不合作或有昏迷躁动不安患者治疗时，极易发生锐器伤，因此，必要时请他人协助配合，尽量减少锐器伤发生。

7.合理安排工作时间　根据护理人员工作性质，弹性排班，灵活安排休息时间，使护士心身得以放松，压力得以释放，提高工作效率，保证工作质量，降低发生锐器伤的概率。

8.锐器伤的紧急处理方法　一旦发生锐器伤，可以按以下五步法流程处理。

（1）立即用健侧手从近心端向远心端挤压，以尽可能排出伤口部位血液，切忌在伤口局部来回挤压。

（2）用肥皂水彻底清洗伤口，并用流动干净水冲洗伤口，时间达5分钟以上。

（3）用2%碘酊溶液、75%乙醇溶液、0.5%聚维酮碘溶液消毒伤口。

（4）及时向主管部门汇报，并填写锐器伤登记表逐级上报。

（5）请有关专家评估锐器伤并指导处理，根据患者血液中含病毒的多少和伤口的深度、暴露时间、范围进行评估，做相应的处理。

（四）运动性功能损伤的职业风险防范

常见的运动性功能损伤有腰椎间盘突出、腰肌劳损和下肢静脉曲张。预防措施

如下:

1. 正确运用人体力学原理 在护理活动中,正确运用人体力学原理,可指导护士操作中省力,避免肌肉紧张,提高工作效率。

2. 避免重复或静态的不良姿势 护士在工作中应该有意识变换自己的姿态和体态,以缓解肌肉、关节疲劳,减轻脊柱负荷。

3. 科学使用保护用具 护士在工作中可以佩戴腰围等保护用具以加强腰部的稳定性,保护腰肌和椎间盘不受损伤。但腰围仅在劳动时使用,否则可导致腰肌萎缩,产生腰背痛。对于已经患腰椎间盘突出症的护士,在佩戴腰围时应注意遵循以下规则:在急性期疼痛加重时,坚持佩戴,于卧床休息时解下。

4. 促进下肢血液循环 护士由于工作性质的缘故,经常需长时间静立,导致下肢静脉血液回流受阻,静脉持久扩张,发生下肢静脉曲张,甚至引发严重后果。为了预防下肢静脉曲张的发生,护士应避免长时间保持同一姿势,适当、轻微地活动,有助于促进下肢血液循环,减轻下肢静脉瓣膜承受的压力,防止静脉曲张。

5. 加强锻炼、合理营养、增强体质。

(五)心理-社会性损伤的职业风险防范

1. 积极参加各种学习,提高自身综合素质 护士应积极参加继续教育和学术会议以及其他形式的学习,增加对学科发展前沿和国内外专业情况的了解,扩展专业领域的视野,提高职业竞争力,避免职业风险,增强应对工作压力的能力。护理人员应与时俱进,正视挑战,提升自身综合素质,适应时代的需求,克服职业疲惫感。

2. 提高社会地位,重视自身价值感 随着时代的发展,护士被赋予多元化的角色,成为"维护和促进人类健康"的重要生力军,社会对护理工作的评价也需相应得到改善。提高护士的社会地位,创造一个尊重护士的社会环境,这些均有助于提高护士自我工作价值感,增强应对工作疲倦的能力。

3. 创建和谐的工作环境,培养乐观向上的精神 一个良好的职业环境可以在一定程度上缓解工作和思想上的压力。护士应培养自己的团队合作精神,友好沟通,宽容理解,发挥各自的特长和优势,在满足自己实现自身价值的需要的同时,营造出积极向上、和谐温馨、愉快健康的职业环境。积极乐观的精神、愉快的情绪是战胜疲劳的基础和关键。面对困难和挫折调整心态,以开朗豁达的态度对待,可以缓解压力引起的身心反应,并可将压力转换成积极工作的动力,创造个人发展的机遇。

4. 进行生理、心理减压,疏导不良情绪影响 合理运用应对压力的技巧,积极疏导负面的躯体和心理反应,可以降低紧张感。同时培养轻松的业余爱好,养成锻炼身体的习惯等,都有助于摆脱焦虑、烦恼,焕发出充沛的活力。

第五节 突发公共卫生事件的护理安全管理

与国防安全、金融安全、信息安全一样，公共卫生安全是国家安全的重要组成部分，对突发事件的应急处理，需要政府和全社会的有效行动，需要医护人员积极参与救治及处理，才能将危害与损失降低到最小。为了有效预防、及时控制和消除突发公共卫生事件的危害，保障人民健康与生命安全，维护正常的社会秩序，我国于2003年颁布了《突发公共卫生事件应急条例》，并于2011年1月8日国务院第588号《关于废止和修改部分行政法规的决定》修订。此条例为我国公共卫生突发事件的应急处理提供了明确的法律指导。

一、突发公共卫生事件的概述

（一）突发公共卫生事件的定义

突发公共卫生事件是指突然发生，造成或者可能造成社会公众健康严重损害的重大传染病疫情、群体性不明原因疾病、重大食物和职业中毒以及其他严重影响公众健康的事件。

（二）突发公共卫生事件的特征

1.突发性　突发公共卫生事件虽然可能存在着发生的征兆，可以预警，但往往很难对其做出准确的预告和及时识别。首先，由于其真实发生的时间、地点具有一定的不可预见性，如各种恐怖事件、自然灾害引起的重大疫情、重大食物中毒等，很难预测其发生的时间和地点，常使人措手不及，难以防范；其次，突发公共卫生事件的形成常需要一个过程，开始可能其危害程度和范围很小，其蔓延范围、发展速度、趋势和结局很难预测。

2.公共性　突发公共卫生事件影响的并不是某一个人，往往是整个的社会群体。小到某一局部或社区人群，大到一个国家甚至全世界范围，人们的生活、工作均受到影响。

3.危害性　突发公共卫生事件涉及范围广，影响范围大，进展迅速，往往在做出迅速的有效反应前已经对社会秩序和人民的生命财产造成了危害。一方面，突发公共卫生事件对人们身心健康产生危害，引起疾病暴发甚至人员死亡，从而在很长一段时间内对人们的心灵产生不可逆的创伤以及巨大的心理阴影；另一方面，突发公共卫生事件涉及社会不同利益群体，敏感性、连带性很强，处理不好就会造成社会混乱，影响社会稳定及经济发展。如传染病暴发时，可能长期得不到科学的认识，使其对人类的威胁无法得到有效控制，影响长远。总之，突发公共卫生事件危害的范围可涉及局部地区或较大范围的经济、政治、文化、心理等多个领域。

4.跨领域性　许多突发性公共卫生事件不仅仅是一个公共卫生问题，而是一个社会问题，涉及交通运输、教育教学秩序、物品流通、商品销售、旅游餐饮、文化传播等各个领域。

5.处理的综合性与系统性　突发公共卫生事件的处理，需要多个部门共同努力，甚至全社会都要动员起来参与这项工作。如新冠肺炎疫情防控，就是与全员、全社会息息相关的公共突发卫生事件，全社会的每个公民都有自觉加强疾病防控的责任与义务。故突发公共卫生事件的处理涉及多系统、多部门，政策性很强，必须在政府的领导下统筹兼顾，科学决策，全民遵守，才能最终战胜突发事件，将其危害降低到最小。我国对新冠肺炎疫情实行的防控措施，就取得了很好的效果，这是国家正确决策，地方严格执行，全民积极配合、共同参与的共同结果。

6.国际性　伴随着全球经济贸易的发展，商业活动频繁，各国之间的交流活动日益增多，突发公共卫生事件国际化发展成了必然。首先，一些重大传染病可以通过交通、旅游、运输等各种渠道向全球进行远距离传播；其次，由于突发公共卫生事件影响的主要是社会公众，政府应对突发公共卫生事件的能力、时效、策略就反映了该国家对民众的关心程度。因此，事件处理是否得当，直接关系到广大人民群众的身体健康与生命安全，直接关系到社会稳定与国家发展，直接关系到国家利益与国际形象。

二、突发公共卫生事件的分类

（一）根据突发公共卫生事件表现形式分类

可分为飓风型、蓄积型、辐射型和迁延型等。飓风型，如多数食物中毒事件等，表现为来得快去得也快，呈一过性。蓄积型，表现为酝酿时间较长，然后突然暴发。辐射型，如切尔诺贝利核电站的核泄漏事件等，表现为突然暴发但影响时间很长。迁延型，如日本的水俣病等环境污染事件，表现为来得慢去得也慢。

（二）根据事件造成或可能造成的社会危害大小分类

可分为四级：一般突发公共卫生事件、较大突发公共卫生事件、重大突发公共卫生事件、特大突发公共卫生事件。

1.一级　即一般突发公共卫生事件，是指发生在局部地区、尚未发生大范围扩散或传播，或者不可能发生大范围扩散或传播，原因清楚且未发生死亡的突发公共卫生事件。

2.二级　即较大突发公共卫生事件，是指发生在较大区域内、已经发生较大范围扩散或传播，或者有可能发生较大范围扩散或传播，原因不清或原因虽然清楚但影响人数较多，甚至发生少数人员死亡的突发公共卫生事件。

3. 三级　即重大突发公共卫生事件，是指发生在较大区域内，已经发生大范围扩散或传播，或者可能发生大范围扩散或传播，原因不清或原因清楚但影响人数很多，甚至发生较多人员死亡的突发公共卫生事件。

4. 四级　即特大突发公共卫生事件，是指发生在很大的区域内，已经发生很大范围的扩散或传播，或者可能发生大范围扩散或传播，原因不清或原因清楚，但影响人数巨大且造成社会混乱，影响社会稳定，甚至发生大量人员死亡的突发公共卫生事件。

（三）根据突发公共卫生事件的原因分类

1. 重大传染病疫情　人类同传染病斗争的历史由来已久，已经取得了很大的胜利，但传染病对人类的威胁依然存在。虽然有的传染病已消灭（如天花），但部分老的传染病又死灰复燃，且新的传染病不断出现。根据《突发公共卫生事件应急条例》及我国的传染病现状，通常发生下列传染病疫情之一的可视为突发公共卫生事件：

① 发生鼠疫、肺炭疽和霍乱暴发；
② 动物间鼠疫、布氏菌病或炭疽等流行；
③ 乙类、丙类传染病暴发或多例死亡；
④ 出现罕见或已消灭的传染病；
⑤ 发生新发传染病的疑似病例；
⑥ 可能严重影响公众健康和社会稳定的传染病疫情，以及卫生行政部门临时规定的疫情。

2. 重大食物中毒事件　食物中毒是指摄入了含有生物性、化学性有毒有害物质后所出现的急性或亚急性非传染性疾病。在我国，中毒人数超过30人或出现死亡1例以上的饮用水、食物中毒事件须按突发事件处理。

3. 职业中毒　是指从事有毒有害作业而危及许多人健康的职业性中毒，如短期内发生人数达3人以上或出现死亡1例以上的职业中毒事件。

4. 自然灾难　自然灾难（如地震、火山爆发、泥石流、台风、洪涝灾害、海啸等）会在短时间内造成人员伤亡、大量生命财产损失、生产停顿、物资短缺，灾民无家可归，几代人创造的和谐生存环境毁于一旦，几十年辛勤劳动成果付之东流，由此产生种种社会问题，并且还会带来严重的、包括社会心理因素在内的诸多公共卫生问题，从而引发多种疾病，特别是传染性疾病的发生和流行。由自然灾难引起的公共卫生问题是多方面的，如洪水淹没、房屋倒塌所致外伤，生态环境破坏等影响了生态平衡，疫源地扩散、环境条件恶化，尤其是饮用水严重污染引起肠道传染病暴发流行，食物匮乏导致营养缺乏症及食物中毒，夏秋季节高温易引发中暑等。

5. 其他严重影响公众健康的事件　包括有毒有害化学品、生物毒素等引起的集体性急性中毒事件；医源性感染暴发；药品引起的群体性反应或死亡事件；预防接种引起的群体性反应或死亡事件；严重威胁或危害公众健康的水、环境、食品污染和放射性、有毒有害化学物质丢失、泄漏等事件;群体性不明原因疾病;生物、化学、核辐射等恐怖袭击事件;学生因意外事故、自杀或他杀出现死亡1例以上的事件;卫生行政部门临时规定的其他重大公共卫生事件等。

三、突发公共卫生事件的护理安全管理方法

(一)建设一支高素质的护理应急人才队伍

突发公共卫生事件发生后,各级医院应急救治伤病员是工作的重中之重,培养一支适应应急救治的高素质医院公共卫生技术人才队伍成为核心问题,所以,要努力培养一支思想过硬、技术精良、吃苦耐劳的突发公共卫生事件应急医疗队。应急医疗队应该以医院急诊科为龙头,多学科共同构建。护理人员是突发公共卫生事件应急医疗队的重要成员之一,各级医院应在全院范围内选拔业务技术扎实,身体、心理素质过硬且能吃苦耐劳的护理人员作为应急医疗队成员,且经过突发公共卫生事件应急处理的培训,包括专业知识、应急技术、组织协调能力等。一旦发生突发公共卫生事件,能够立即统一抽调到一线进行紧急救护工作。

(二)建立突发公共卫生事件护理应急预案

建立和实施突发公共卫生事件护理应急预案是对突发公共卫生事件进行有序管理,保证伤员得到有效救治的重要保证。护理应急预案包括护理人员梯队的安排、各级人员的职责、急救程序、绿色通道的开放、急救措施的落实、伤员的转运、信息的报告等。应急护理队伍成员及急诊科护理人员必须经过应急预案的培训,以预防为主。应急预案不是万能的,但没有预案是万万不能的。只有建立与完善突发公共卫生事件护理应急预案体系,才能做到有备无患,为应对各类突发事件做好充足的知识与技术储备。

(三)建立健全的护理管理应急指挥体系

健全的应急组织体系是护理部有效应对突发事件的必要前提。科学、合理的应急运行机制是有效应对突发事件的重要环节。护理应急领导小组应在医院突发公共卫生事件领导小组下工作,以护理部主任为核心,动用全院护理力量参与公共卫生突发事件的应急处理。建立护理统一协调机制,由护理部统一指挥、统一部署、统一行动。一旦发生突发公共卫生事件,可能需要调配护理人力资源到一线参与应急工作,同时需要调配抢救仪器、设备设施、各类消毒隔离用品、防护设备等;此外由于大批伤员涌入医院,需要进行床位的协调,以保证伤员的救治。

(四)提供充足的应急保障

由于应急保障涉及面广,需要多部门参与,能否提供充足的应急保障关乎整个救援工作的成败。护理部定期组织各临床科室护士长对科室床位数以及呼吸机、抢救车、基数药品等应急药品、设备、设施等进行核查,为应对突发公共事件做好物

质保障。另外，护理部还应将供应室、营养室纳入应急保障的特殊科室进行管理，以确保应急状态下的后勤补给充足、及时。在应对突发公共卫生事件过程中，护理部还应加强与后勤保障部门的沟通协调，为一线护理人员提供足够的物质保障，如生活物资、防护设备等，以解决护理人员的后顾之忧，确保全心全意投入到突发公共卫生事件的抢救当中。

（五）加强应急护理队伍的思想建设

长期以来，医院和医务人员对突发公共卫生事件的认识不足，以致当SARS等疫情流行初期，没有引起应有的重视，认识不足、反应不够极时、心理适应缓慢，传统的思维定式使得一系列应急措施无法及时有效跟进，一度造成被动局面。因此，应加强对全院医务人员和应急护理队伍突发公共卫生事件的宣传和教育，同时，还应普及传染病防治、中毒防治和职业暴露有关知识的宣传和教育，增强传染病、急性中毒和职业暴露的防范意识。不断倡导团结互助的协作精神，培养严谨扎实的工作作风，树立战胜疫情的坚定信心，这是医院在应急状态下形成凝聚力，使应急体系真正发挥持久有效作用的重要基础。只有在思想上打牢根基，才能做到当突发公共卫生事件来临时，及时发现、迅速反应、科学应对、快速处理，收效明显。

（六）加强对突发公共卫生事件的监督管理

为切实提高护理人员对突发公共卫生事件的应对能力，护理部不仅要定期组织护理应急领导小组成员对国内外最新发生的突发事件进行原因分析，并及时对医院护理应急预案进行修订和完善，而且还要通过考试、考勤管理等形式对参加业务学习和技术培训的全院护理人员进行监督管理。对突发公共卫生事件处理过程中暴露出来的问题与不足进行汇总、归纳，并提出整改措施，做好持续改进。

四、突发公共卫生事件的法律责任

为了有效预防、及时控制和消除突发公共卫生事件的危害，保障公众身体健康与生命安全，维护正常的社会秩序，依据《中华人民共和国传染病防治法》和其他相关法律法规，国务院制定了《突发公共卫生事件应急条例》（以下简称《条例》）。

2003年5月7日，国务院第7次常务会议通过了该《条例》，2011年1月8日国务院令第588号《关于废止和修改部分行政法规的决定》修订。《条例》的颁布实施，标志着我国突发公共卫生事件应急处理工作走向了法治化管理的轨道，也标志着突发公共卫生事件应急处理机制的建立和进一步完善。

（一）县级以上地方人民政府及其卫生行政主管部门、有关部门违反规定的法律责任

1.未履行报告职责　县级以上地方人民政府及其卫生行政主管部门未依照本条例的规定履行报告职责，对突发事件隐瞒、缓报、谎报或者授意他人隐瞒、缓报、

谎报的，对政府主要领导人及其卫生行政主管部门主要负责人，依法给予降级或者撤职的行政处分；造成传染病传播、流行或者对社会公众健康造成其他严重危害后果的，依法给予开除的行政处分；构成犯罪的，依法追究刑事责任。

2.未履行调查、控制、医疗救治职责　县级以上各级人民政府卫生行政主管部门和其他有关部门在突发事件调查、控制、医疗救治工作中玩忽职守、失职、渎职的，由本级人民政府或者上级人民政府有关部门责令改正、通报批评、给予警告；对主要负责人、负有责任的主管人员和其他责任人员依法给予降级、撤职的行政处分；造成传染病传播、流行或者对社会公众健康造成其他严重危害后果的，依法给予开除的行政处分；构成犯罪的，依法追究刑事责任。

3.拒不履行应急处理职责　县级以上各级人民政府有关部门拒不履行应急处理职责的，由同级人民政府或者上级人民政府有关部门责令改正、通报批评、给予警告；对主要负责人、负有责任的主管人员和其他责任人员依法给予降级、撤职的行政处分；造成传染病传播、流行或者对社会公众健康造成其他严重危害后果的，依法给予开除的行政处分；构成犯罪的，依法追究刑事责任。

4.未履行物资的生产、供应、运输和储备职责　国务院有关部门、县级以上地方人民政府及其有关部门未依照本条例的规定，完成突发事件应急处理所需要的设施、设备、药品和医疗器械等物资的生产、供应、运输和储备的，对政府主要领导人和政府部门主要负责人依法给予降级或者撤职的行政处分；造成传染病传播、流行或者对社会公众健康造成其他严重危害后果的，依法给予开除的行政处分；构成犯罪的，依法追究刑事责任。

（二）医疗机构违反规定的法律责任

医疗卫生机构有下列行为之一的：
① 未依照本《条例》的规定履行报告职责，隐瞒、缓报或者谎报的；
② 未依照本《条例》的规定及时采取控制措施的；
③ 未依照本《条例》的规定履行突发事件监测职责的；
④ 拒绝接诊病人的；
⑤ 拒不服从突发事件应急处理指挥部调度的。

由卫生行政主管部门责令改正、通报批评、给予警告；情节严重的，吊销《医疗机构执业许可证》；对主要负责人、负有责任的主管人员和其他直接责任人员依法给予降级或撤职的纪律处分；造成传染病传播、流行或者对社会公众健康造成其他严重危害后果，构成犯罪的，依法追究刑事责任。

第四章 护理管理工作制度

为了保证医院工作的正常运行，不断提高工作效率，保证医疗、护理质量稳步提升，各项工作安全管理落实到位，扩大医院的经济效益与社会服务效益，必须建立和健全各项规章制度，使各部门、各科室、各级各类人员在工作中有章可循、循章必严、违章必究。

第一节 护理核心制度

为使医院护理工作有目的、有计划地执行，使各种生活护理、疾病护理常规有效落实并保证质量，各级各类医院均极为重视护理核心制度的建设和执行，定期对全体护理人员进行培训与考核，要求达到人人熟悉、人人掌握、人人遵守的目的。

一、护理质量管理制度

1.护理部设专人负责质量管理，建立健全质量管理体系，形成三级护理质控网络。三级护理质量管理组织如下：

（1）三级为护理部、科护士长及部分病区护士长组成的全院护理质量管理小组，对普通病区进行质量控制；特殊区域由护理部、科护士长及专科护士长组成的质量管理小组进行质量控制。

（2）二级为科护士长及科内各病区护士长组成的护理质量管理小组，对大科内各病区进行质量控制。

（3）一级为病区护士长及科室有经验的护师及以上人员组成的病区护理质量管理小组。

2.定期检查及随机抽查相结合。护理部每月不定期抽查护理质量，每季度对护理质量进行全面检查，检查结果及时以书面形式向病区反馈，要求各病区针对检查存在的问题进行原因分析，有整改措施、评价及质量追踪记录。护理部每月将检查结果在全院护士长会议上反馈，并呈报医院相关部门；大科每月进行质量检查一次；病区每上半月、下半月各质量检查一次，有检查存在问题、原因分析、整改措施、效果追踪记录，每月在病区护士会议上将三级、二级、一级质量检查结果进行反馈。

3.每年进行护理质量管理培训,强化全院护理人员质量管理意识及全员参与质量管理的意识。

4.每年召开全院护理质量管理委员会会议2次以上,针对护理过程中的难点问题、反复出现的问题等按照PDCA循环进行质量控制。

二、病房管理制度

1.在科主任和护士长领导下,由护士长负责病房管理工作,医护人员积极协助。

2.建立健全各项护理制度、岗位职责、疾病护理常规、技术操作规程并认真遵照执行。

3.护士长全面负责病房财物管理,并分别指定专人保管,建立账目,定期清点,如有遗失,应及时查明原因,按规定处理。管理人员变动时,应做好交接班手续。

4.保持病房整洁、舒适、安全、安静、美观,避免噪音,注意通风。工作人员遵守"四轻""十不""十不交接";节约水电,按时熄灯;病区内禁止吸烟。

5.室内物品和床单元摆放整齐,固定位置,未经护士长同意,不得随意搬动,贵重仪器有使用要求并专人保管。

6.按照医院的要求统一着装,穿工作服,佩戴胸牌,戴工作帽,穿工作鞋,保持仪表整洁、仪容端庄、举止大方、谈吐文雅。

7.医护人员当班期间不得在办公室聊天、会友等。

8.对患者进行健康教育,做好患者心理护理、生活护理,指导患者及家属遵守住院制度。

9.每月召开工休座谈会,征求意见,改进病房管理工作。

10.各项护理工作以患者为中心,调整、简化工作流程,方便患者。

11.为患者提供力所能及的便民措施。

12.做好探视、陪护人员的管理工作,严格控制陪护人数。

13.病区内有消防疏散图及标识,紧急通道及公共阳台上不堆放杂物,保证通道通畅。

三、抢救工作制度

定义:指为控制病情、挽救生命,对急危重症患者进行抢救并对抢救流程进行规范的制度。

1.医院应建立绿色通道机制,确保急危重症患者优先救治。参加抢救人员必须全力以赴,明确分工,紧密配合,听从指挥,坚守岗位。

2.各护理单元应备有抢救车,抢救车内抢救物品、器械、药品应按医院统一规定放置,标识清楚,班班交接。定位、定量放置、定人保管、定期检查。

3.护理人员必须掌握各种抢救器械、仪器的性能及使用方法。

4.抢救患者的医生未到达以前,护理人员按照各种疾病的抢救程序进行工作,立即监测生命体征，严密观察病情。根据病情及时给氧、吸痰，建立静脉通路，必要时立即进行心肺复苏、止血等，并为进一步抢救做准备。

5.护士长及时掌握患者病情及抢救情况，根据需要及时安排护理工作。

6.严格执行各项规章制度。对病情变化、抢救经过、抢救用药等，要及时、详细记录，严格执行交接班制度。

7.执行口头医嘱时应复述一遍，经双人核对（医师确认）准确无误后执行，并保留使用过的空安瓿，医生补开医嘱后，方可弃去。

8.抢救结束后及时做好药品补充及器械、用物的消毒工作。抢救完成后6小时内应当将抢救记录记入病历，记录时间具体到分钟，主持抢救的人员审核并签字。

四、分级护理制度

分级护理制度指医护人员根据住院患者病情和（或）自理能力对患者进行分级别护理的制度。原则上分为特级护理、一级护理、二级护理和三级护理4个级别。医护人员应当根据患者病情和（或）自理能力变化动态调整护理级别。在住院患者一览表上采用不同颜色进行标识，其中特级和一级用红色标识，二级用黄色标识，三级护理可不做标识，在患者床头卡标注相应的护理级别。

（一）分级护理依据

确定患者的护理级别，应当以患者病情和（或）自理能力为依据，并根据患者的情况变化进行动态调整。

1.符合以下情况之一的患者，可确定为特级护理。
（1）维持生命，实施抢救性治疗的重症监护患者；
（2）病情危重，随时可能发生病情变化需要进行监护、抢救的患者；
（3）各种复杂或者大手术后、严重创伤或大面积烧伤的患者。

2.符合以下情况之一的患者，可确定为一级护理。
（1）病情趋向稳定的重症患者；
（2）病情不稳定或随时可能发生变化的患者；
（3）手术后或者治疗期间需要严格卧床的患者；
（4）自理能力重度依赖的患者。

3.符合以下情况之一的患者，可确定为二级护理。
（1）病情趋于稳定或未明确诊断前，仍需观察且自理能力轻度依赖的患者；
（2）病情稳定，仍需卧床，且自理能力轻度依赖的患者；
（3）病情稳定或处于康复期，且自理能力中度依赖的患者。

4.符合以下情况的患者，可确定为三级护理。
病情稳定或处于康复期，且自理能力轻度依赖或无须依赖的患者。

（二）分级护理工作规范和标准

护士应当遵守临床护理技术规范和疾病护理常规，并根据患者的护理级别和医师制订的诊疗计划，按照护理程序开展护理工作。护士在工作中应当关心和爱护患者，发现患者病情变化，应及时与医师沟通。

1. 护士实施的护理工作

（1）密切观察患者的生命体征和病情变化；

（2）正确实施治疗、给药及护理措施，并观察、了解患者的反应；

（3）根据患者病情和生活自理能力提供照顾和帮助；

（4）提供护理相关的健康指导。

2. 特级护理患者护理要点

（1）严密观察患者病情变化，监测生命体征；

（2）根据医嘱，正确实施治疗、给药措施；

（3）根据医嘱，准确测量并记录出入量；

（4）根据患者病情，正确实施基础护理和专科护理，如口腔护理、压力性损伤护理、气道护理及管路护理等，实施安全措施；

（5）保持患者的舒适和功能体位；

（6）实施床旁交接班。

3. 一级护理患者护理要点

（1）每小时巡视患者，观察患者病情变化；

（2）根据患者病情，测量生命体征；

（3）根据医嘱，正确实施治疗、给药措施；

（4）根据患者病情，正确实施基础护理和专科护理，如口腔护理、压力性损伤护理、气道护理及管路护理等，实施安全措施；

（5）提供护理相关的健康指导。

4. 二级护理患者护理要点

（1）每2小时巡视患者，观察患者病情变化；

（2）根据患者病情，测量生命体征；

（3）根据医嘱，正确实施治疗、给药措施；

（4）根据患者病情，正确实施护理措施和安全措施；

（5）提供护理相关的健康指导。

5. 三级护理患者护理要点

（1）每3小时巡视患者，观察患者病情变化；

（2）根据患者病情，测量生命体征；

（3）根据医嘱，正确实施治疗、给药措施；

（4）提供护理相关的健康指导。

五、护理交接班制度

定义：指医疗机构及其医务人员通过值班和交接班机制，保障患者诊疗过程连续性的制度。

1. 值班护士应符合相关资质要求，值班期间必须坚守工作岗位，履行职责，巡视病房，了解病情，保证各项治疗护理工作准确及时完成。

2. 每班必须按时交接班，接班者未按时到岗，交班者不得离岗，直到接班者到岗完成交接班后方可离开。接班者应提前到病房，清点器械物品、毒麻药品等，并做好登记。阅读有关护理记录单，清点住院人数，在交接班中如发现病情、治疗、护理、器械、物品等不符，应立即查问。需要交班的患者包括但不限于：新入院患者，诊断未明或评估后病情不稳定患者，急危重症患者，当日接受手术及侵入性操作患者，有当日检查、检验回报危急值的患者及其他需特别注意的患者。另外，可根据本科室患者特点增列其他交班内容。接班时间发现问题应由交班者负责；接班后发现问题，则由接班者负责。

3. 值班护士必须在交班前完成本班各项工作，遇有特殊情况必须做详细交班。

4. 白班应为夜班做好物品准备，以便夜班工作。

5. 交接班者要共同巡视病房，做好床边交班，检查昏迷、瘫痪等危重患者基础护理情况，有无压力性损伤发生，各种导管有无脱落，引流是否通畅等。

6. 新生儿、危重、急诊、手术、ICU等患者的转科交接要规范，填写交接护理记录，交接双方同时签名。

7. 护理交接班记录可以包括但不限于交班或接班日期、患者姓名、性别、年龄；新入院患者应包括入院时间、主诉、入院情况、入院诊断、以往简要诊疗经过；非当日入院需要交班的患者应包括目前病情变化、目前诊断及交班注意事项或接班诊疗计划，必要时包括饮食、睡眠、情绪、并发症、术前准备、检查准备、护理措施落实等内容。

8. 病区定期进行医护联合交班，实现患者信息的沟通与交流。

六、查对制度

定义：指为防止医疗差错，保障医疗安全，医务人员对医疗行为和医疗器械、设施、药品等进行复核查对的制度。

（一）医嘱查对制度

1. 护士转抄医嘱时应做到及时、准确，需双人核对，同时做到每天查对医嘱两次，并记录。

2. 对有疑问的医嘱，澄清后方可执行。

3. 抢救患者时，医师下达口头医嘱，执行者需重复一遍，经双人核对准确无误后方执行，并保留使用过的空安瓿，医师补开医嘱后方可弃去。

4. 护士长每周组织总查对医嘱一次并记录。

（二）服药、注射、输液、处置查对制度

1. 严格执行护理操作查对制度 "三查"：摆药后查，服药、注射、处置前查，服药、注射、处置后查;"八对":对床号、姓名、药名、剂量、浓度、时间、用法、药品有效期。

2.备药时要查药品的质量、标签、批号、有效期、药瓶有无裂缝、瓶口有无松动以及瓶中有无杂质。如不符合要求,不得使用。

3.摆药后需经另一人核对无误后方可执行。

4.易致敏的药物给药前应询问患者有无过敏史。需做皮试的药物,皮试阴性者方可使用。

5.高警示药物(如高危药品等)及毒、麻、限、剧药品使用前实行双人核对。毒、麻、限制药品使用后保留空安瓿,以便核对和记录。

6.使用多种药物时,应注意配伍禁忌。

7.给药或治疗时,认真查对无误后方可执行。

(1)身份查对包括患者姓名、住院号(门急诊号/ID)、身份证号(或护照号或其他身份ID)、出生年月日以及电子设备身份认证(包括腕带或其他可穿戴设备上的二维码、条形码)等,至少使用两种身份查对方式确认患者的身份。

(2)查对姓名时,运用反问方式请患者或陪护人员主动陈述患者床号、姓名等,严禁将床号作为身份查对的唯一标识。

(3)对昏迷、意识不清等患者进行身份查对时,可由其陪同人员陈述患者姓名,使用两种以上身份查对方式。

(4)无法陈述姓名且无人陪伴的患者可临时采用其他方式标记其身份,如"无名氏+年份(后两位数)+两位数序号"等,例如2018年第3号无名氏病人编为"无名氏1803"并佩戴腕带,并通过两种以上方式由双人进行查对确认。为无名患者进行诊疗活动时,须双人核对。

8.用电子设备辨别患者身份时,仍需口语化查对。

9.如患者提出疑问,应及时核查,确认无误后方可执行。

(三)输血查对制度

1.采血时的查对　双人核对患者床号、姓名、采血标签及真空管,如同时采集两名及以上患者血样时,必须严格遵守"一人一次一管"的原则,逐一核对分别采集。

2.取血时的查对　取血与发血双方共同查对提血单与输血科报告单和血袋信息是否一致,持提血单与输血科报告单共同查对科室、床号、住院号(门急诊号/ID)、姓名、性别、血型、配血试验结果(包括ABO及RhD血型、抗体筛选试验、交叉配血试验)、血液类型、成分码、血袋号、血量及保存血的外观、血液有效期、血液质量、血袋有无破损、渗漏,热合处是否严密,标签内容填写是否齐全,字迹是否清楚,有无褪色或破损等,准确无误后,双方共同签名后方可发血和取血。

3.输血前的查对　输血前由医师与护士共同查对:

(1)输血科报告单、检验科血型报告单与医嘱三者共同查对(门诊患者与门诊病历查对)科室、床号、姓名、性别、年龄、住院号(门急诊号/ID)、血型、血液品种及用血量等。

（2）查输血科报告单中血液相容性检测结果（包括ABO及RhD血型、抗体筛选试验、交叉配血试验）各项内容与血袋标签的内容，如血液类型、成分码、血袋号、血型、血量、单位等。

（3）查血袋有无破损渗漏，血液品种颜色是否正常，有无凝块或溶血、血液的有效期等。

（4）确认以上无误后，在输血科报告单上签全名，并将详细内容记录在输血核对本上。

4.输血时的查对　由两名医务人员携带输血科报告单、医嘱单（门诊患者持门诊病历）共同到患者床边核对，查对内容包括"三查十二对"。三查：查血液有效期、查血液质量（有无溶血或血凝块）、查输血装置是否完好；十二对：科别、床号、姓名、性别、年龄、住院号（门急诊号/ID）、血型、血液类型、成分码、血袋号、血量、"腕带"上的信息，再次核对血液质量后输血。

5.输血完毕，填写输血反应回报单，返回输血科保存。将输血报告单贴在病历中，并将血袋在科室至少保存一天。

（四）饮食查对制度

1.护士每天查对患者饮食种类的医嘱并告知患者或家属。

2.送餐员分发饮食时，护士应查对特殊患者饮食种类、数量是否与医嘱相符。

3.特殊患者的家属送来的饮食须经医师同意后方可给患者食用，护士应给予监督。

4.禁食或治疗饮食的患者，护士要做好交班，并告诉患者及家属禁食或治疗饮食的目的和时间，配挂禁食或治疗饮食标记。禁食后恢复饮食的患者，护士应及时告知患者或家属，做好饮食种类及饮食注意事项的指导，解除禁食标记。

5.护士应根据医嘱及病情对患者的饮食给予指导。

（五）手术安全核查制度

定义：指在麻醉实施前、手术开始前和患者离开手术室前对患者身份、手术部位、手术方式等进行多方参与的核查，以保障患者安全的制度。

1.接手术患者时，运用反问式查对方式请患者或陪护人员主动陈述患者床号、姓名等，查对患者的科别、床号、姓名、性别、年龄、住院号（门急诊号/ID）、诊断、手术名称、术前用药、病历、手术用药、带入器械及影像学检查结果等，同时核查患者腕带信息，并在交接单上签名记录。

2.术前严格核对患者床号、姓名、性别、年龄、住院号（门急诊号/ID）、诊断、手术名称、手术部位及标识、麻醉方式及术前用药、病历、患者禁食、皮肤是否完整、术野皮肤准备、静脉通道建立情况、患者过敏史、抗菌药物皮试结果、术前备血情况、假体、体内植入物、影像学资料等情况。手术切皮前由手术室护士、麻醉医生、手术医生再次核对以上有关内容，无误后开始手术。

3.检查无菌手术包名称、灭菌日期、化学指示胶带及包内无菌指示剂是否符合要求，手术器械是否齐全完好，评价灭菌效果，达到标准后方可使用。

4.进行体腔或深部组织手术时，要在术前、缝合前、缝合后经两人核对所使用的敷料和器械数，做好记录并签名，防止异物遗留在体内。

5.手术中的各项治疗、护理应严格执行相关的查对制度。

6.手术取下的标本，经两人核对无误后方能送检。

7.患者离开手术室前 手术护士、麻醉医生、手术医生共同核查姓名、性别、年龄、实际手术方式、术中用药、输血、皮肤完整性、动静脉通路、引流管，确认患者的去向。

8.严格实行手术安全核查制度。

（六）消毒供应中心查对制度

1.清点器械、物品时 查对物品名称、数量、型号与物品交换单或器械常规是否相符、功能是否完好。

2.清洗消毒时 使用化学消毒剂消毒时，查对消毒液的有效浓度、浸泡时间。使用物理方法消毒时，查对温度、时间或A0值。

3.包装器械时 查对包内物品的名称、规格、数量、功能、清洁度和包装材料的质量，包外标签的名称、灭菌日期、失效日期是否完整、正确，双人核对无误后方可封包包装并签名。

4.灭菌前 查对灭菌器的水、电、压缩空气、蒸汽等是否正常；查对所有待灭菌包的完整性、大小、重量、标签是否合格；检查待灭菌包的种类，装载方法是否正确；灭菌方法和程序选择是否准确。

5.灭菌后 双人查对灭菌物理参数、化学指示胶带变色情况以及监测包内化学指示卡变色是否达标；卸载时检查灭菌包有无湿包、破包。

6.发放无菌包时 查对物品名称、灭菌日期、有效日期、包装完好性，外包装的洁净度以及化学指示胶带变色情况。发放一次性无菌物品时，查对名称、生产批号、有效期、包装完好性，不符合要求不能发放。

（七）急诊输液室查对制度

1.护士接收处方后须与急诊针剂药房核对治疗药物名称、剂量、浓度、用法、药物有效期、本次治疗的天数、药物总量，并根据病历、注射单、处方与患者或家属一起核实患者姓名及治疗用药。

2.护士配药前，认真查对药名、剂量、注射药物质量，有无药物配伍禁忌。

3.护士配药后与注射单内容再次查对，确认无误后在输液瓶及注射单上签全名。

4.护士注射前查对药液及患者身份无误后方可注射。

5.连续静脉输入液体，护士要告知患者输入瓶数。

6.对输液患者进行用药指导

① 告知患者用药的目的及注意事项。

② 告知患者用药时间，尤其是需做过敏试验的用药间隔时间，避免延误后续

治疗。

③告知患者来院治疗时需带病历本、医嘱治疗单。

7.拔针前护士必须查对输液瓶上标注的液体瓶数，确认无液体后方可拔针。拔针后教会患者正确按压穿刺点。

8.凡是属于必须做皮试的抗生素类药，每次使用前查对过敏试验结果，在液体瓶签上有醒目标志。

9.严格执行医嘱查对制度及注射、输液、输血、处置等相关查对制度。

（八）产房查对制度

1.产妇分娩后，助产士立即将新生儿给母亲辨认性别。

2.助产士写好新生儿手腕带，包括科别、床号、产妇姓名、新生儿性别、出生时间，与接生者、产妇三方核对无误后系在新生儿手腕上。

3.助产士在新生儿记录单上印上新生儿脚印和母亲手拇指印，在婴儿包被外写上胸牌信息，包括科别、床号、产妇姓名、新生儿性别、出生时间、身长、体重、分娩方式。

4.助产士与病房护士做好床边交接，包括产妇分娩情况、新生儿出生情况，并共同查看新生儿胸牌、手腕带、性别及一般情况。

（九）新生儿查对制度

1.产妇分娩后母婴同步回房时，病房护士与助产士或手术室护士做好交接班，共同查对新生儿胸牌（母亲床号、姓名、新生儿性别、出生日期、时间、出生体重、身长、分娩方式）、手腕带信息（母亲姓名、床号、新生儿性别）是否正确，核对无误方可双方交接签字。

2.给新生儿注射、用药、检查、治疗时除严格执行护理操作查对制度外，还必须查对新生儿胸牌（母亲床号、姓名、新生儿性别）、手腕标识（母亲姓名、床号、新生儿性别），两处查对与治疗卡的相应信息相符无误后方可实施操作。

3.母婴同室者在母婴分离时，建议家属陪同（分离时间不超过1小时）。新生儿沐浴、抚触、检查、治疗后，须核对产妇床头卡，新生儿胸牌、手腕标识上的床号、母亲姓名，与产妇或家属核对无误后母婴同室。

4.出院时须完善《新生儿出院产科登记》记录，核查新生儿胸牌中的母亲床号与姓名、新生儿性别与手腕标识上的内容是否一致，核对无误后盖新生儿脚印，产妇、家属、护士三方签字，产妇需盖拇指印，方可出院。

5.转科时，病房护士与新生儿科护士做好交接班，共同查对新生儿胸牌、手腕带信息，核对无误方可双方交接签字。

七、安全给药管理制度

1.经过资格认定及相关培训的护理人员方可执行给药医嘱。

2.用药医嘱抄（转）录须经核对，确保准确无误，并有转抄者签名。

3.护士根据处方或医嘱给药时应先核对以下内容:
(1) 药物名称是否与医嘱相符。
(2) 给药时间和次数是否与医嘱相符。
(3) 药物剂量是否与医嘱相符。
(4) 给药途径是否与医嘱相符。
(5) 询问患者姓名及核对住院号以确认身份。
(6) 患者是否对该药物过敏。

4.给药应做好记录
(1) 医师给予患者的所有用药必须做好记录。患者用药可记录于门急诊患者的病历及住院患者病历或病历中的给药记录单上。
(2) 门急诊病历用药记录包括就诊日期,患者的疾病描述、诊断;药品的名称、规格、数量、用法、用量等。
(3) 病历中应存有给药记录单。给药记录单记录患者的每日用药情况,包括患者姓名、住院号、床号、药物名称、给药时间、用法用量、给药途径等。
(4) 护理人员对患者的每次给药均应记录,并在给药前后观察患者用药过程中的反应并记录。
(5) 医师、护士和其他相关医务人员应向患者宣教用药知识,同时观察疗效及不良反应,必要时调整给药方案。

5.凡住院患者治疗需要的药品均由药学部门供应。

6.患者给药时间管理细则
(1) 长期医嘱的给药应在规定时间前后2小时内完成,后一次给药时间按相应时间间隔调整,不能按时给药的以给药错误处理。如特殊情况(手术、检查等)延误给药,待医师评估后,方可用药;如不能使用,应由医师在临时医嘱单上开具停用医嘱。
(2) 根据医嘱需准点给药(如每4小时给药、每6小时给药、每8小时给药等)的应在规定的时间内给药。
(3) 特殊用药遵具体医嘱执行。
(4) 紧急抢救医嘱给药:开医嘱后即刻给药。
(5) 口服给药
① 原则上当天常规医嘱,下午给药。如有特殊情况,应由医师在医嘱单上加开临时医嘱(st)。
② 每日一次给药(qd):给药时间为8:00。相同药物与次日的给药时间应间隔12~24小时。
③ 每日二次给药(bid):给药时间为8:00、16:00。相同药物每日每次给药时间应间隔6~12小时。
④ 每日三次给药(tid):给药时间为8:00、12:00、16:00。相同药物每日每次给药时间应间隔4~6小时。
⑤ 每日四次给药(qid):给药时间为8:00、12:00、16:00、20:00。相同药物每

日每次给药时间应间隔3～6小时。

⑥一般临时医嘱（st）：在医师开具医嘱后2小时内执行。

（6）静脉给药

①首次给药时间：原则上在医师开具医嘱后2小时内执行。特殊情况可酌情处理。如有多组静脉输液，根据轻重缓急，按序使用。

②每日一次给药（qd）：给药时间为8:00。相同药物与次日给药时间应间隔12～24小时。

③每日二次给药（bid）：给药时间为8:00、16:00。相同药物每日每次给药时间应间隔6～12小时。下午三点后开具的bid医嘱当天默认为给药一次，如需两次给药，应由医师在医嘱单上加开临时医嘱（st）。

④特殊药物如甘露醇等需准点使用的药物，给药时间不超过30分钟。

⑤一般临时医嘱：在医师开具医嘱后2小时内执行。特殊情况可酌情处理。如有多组静脉输液，根据轻重缓急，按序使用。

（7）肌内、皮下给药

①原则上当天常规医嘱，下午给药。如有特殊情况，应由医师在医嘱单上加开临时医嘱（st）。

②每日一次给药（qd）：给药时间为8:00。相同药物与次日给药时间应间隔12～24小时。

③每日二次给药（bid）：给药时间为8:00、16:00。相同药物每日每次给药时间应间隔6～12小时。

④一般临时医嘱（st）：在医师开具医嘱后2小时内执行。

（8）其他给药

①膀胱冲洗

a.每日一次给药（qd）：给药时间为8:00。相同的药物与次日的给药时间间隔12～24小时。

b.每日二次给药（bid）：给药时间为8:00、16:00。相同的药物每日每次的给药时间间隔6～12小时。

②雾化吸入

a.每日一次给药（qd）：给药时间为8:00。相同的药物与次日的给药时间间隔12～24小时。

b.每日二次给药（bid）：给药时间为8:00、16:00。相同的药物每日每次的给药时间间隔6～12小时。

③其他途径给药时间按医嘱执行。

八、护理查房制度

1.护理部定期组织护理查房，护理部工作人员、大科护士长、病区护士长和查房病区护士参加。

2.科护士长定期组织护理查房，本科各病区护士长及查房病区护士参加。

3.病区护士长定期组织护理查房，本病区护士参加。

4.科护士长及病区护士长参加科室主任查房，了解护理工作存在的问题，制定并督促实施整改措施。

5.查房前病区护士长或责任护士要做好充分准备工作，了解患者一般情况，主要病史、诊断，目前患者身体、心理及社会状况，异常辅助检查结果、目前主要护理问题、并发症的预防、健康教育的内容等，责任护士报告上述情况，重点提出需要解决的问题，病区护士长根据病情及分析，做查房总结。

6.护理查房内容

（1）护理部查房

① 岗位责任制及有关制度的落实；

② 检查护理工作中的薄弱环节，提出改进意见或解决办法；

③ 征求各科室的意见及需解决的问题；

④ 护理新技术的开展情况。

（2）科护士长查房

① 岗位责任制及有关制度的落实；

② 检查护理工作中的薄弱环节，提出改进意见或解决办法；

③ 重危、典型、疑难病例的护理，护理新技术的开展情况。

（3）病区护士长查房

① 须解决的护理疑难病例，了解护理程序的运用情况，根据病情指导护理人员解决护理疑难问题；

② 基础护理落实情况和基础理论知识掌握情况；

③ 护理新技术的开展情况；

④ 检查护理工作中的薄弱环节，提出改进意见或解决办法；

⑤ 定期进行夜查房。

九、患者健康教育制度

1.积极开展健康教育，有助于患者更好地参与治疗和护理，提高人群自我保健意识和自我保健能力。

2.各护理单元应在候诊及病人活动公共场所设立健康知识宣传橱窗，定期更换板报内容。

3.根据科室的能力和条件，健康教育方式可采用个别指导、集体讲解、健康教育宣传手册、健康处方、座谈会、图片资料等。

4.采用多种形式的健康教育方法（定期召开座谈会、进行个体宣教等），提供护理咨询和健康教育，记录相关内容并存档。

（1）门诊患者教育：利用候诊时间进行集体讲解、电视宣教，适时进行相关疾病知识宣教，提供护理咨询。一般指导（休养环境、心理调适、体能锻炼、饮食营养等）；保健知识（妇幼保健、计划生育等）；常见病、多发病、季节性传染病的防治知识；常用急救知识；专科诊疗指导（检查、标本留取、复查等）。并根据情况确定相关主题。

（2）住院患者教育：医院规章制度、病区设施使用方法、一般卫生知识等；根据医嘱、疾病的不同阶段及文化程度等提供相关疾病知识宣教，进行相关检查、治疗、围术期用药、饮食、休息、锻炼、康复等方面的知识指导。

（3）出院患者教育：为患者提供出院后继续用药、饮食、活动、休息、复诊时间等知识指导。

十、护理会诊制度

1.对于本病区不能解决的护理问题，需要其他专科指导和协助时，及时向专科申请会诊。

2.申请病区必须事先做好准备，应认真填写《护理会诊申请单》，要把患者的主要病史、原有护理问题、护理措施及效果、会诊目的、要求等简明扼要地写出，以便会诊者参考。

3.会诊形式及要求

（1）病区间护理会诊：由申请会诊病区提出，责任护士填写《护理会诊申请单》，交由护士长及大科护士长审核签字后送应邀病区（急会诊除外），应邀病区应派主管护师及以上职称、护士长或具备相应能力的专科护士前往，一般会诊应在24小时内完成；急会诊应在15分钟内到达，并将会诊意见和建议记录于《护理会诊记录单》，《护理会诊记录单》由病区留存，大科留存复印件。

（2）全院护理会诊：疑难病例或病情需要多科（三个科室以上）会诊讨论时，病区护士长上报科护士长和护理部，护理部通知有关病区，选派具备相应能力的人员参加。会诊时，由申请病区的护士长主持，护理部及应邀人员参加，责任护士做病例报告和会诊记录。科室将记录会诊人员会诊意见和建议的《护理会诊记录单》留存科室，复印件上交护理部。

（3）院外护理会诊：疑难或病情需要院外专家进行护理会诊时，病区护士长报告护理部，由护理部确定并联系相关医院选派专家进行会诊。会诊时，由护理部主持，责任护士汇报病历并做好相关记录。科室将记录会诊人员会诊意见和建议的《护理会诊记录单》留存科室，复印件上交护理部。

4.护理会诊人员资质要求

（1）在本科室工作5年以上，具有主管护师以上职称。

（2）护师职称者必须接受过相关专科护士培训或进修并取得证书。

（3）院内、外会诊指定人员参加时，须经护理部及科室护士长同意。

（4）无指定参与会诊人员，由护理部或者应邀会诊病区护士长决定会诊人选。

十一、消毒隔离制度

1.遵守医院感染管理的各项规章制度。

2.医护人员上班期间着装规范、整洁。在诊疗活动中严格执行手卫生规范。

3.病房与诊室保持整洁。

4.患者床单、被套、枕套每周更换1～2次,随脏随换,枕芯、棉胎、床垫若被血液、体液污染时要及时更换。病床应湿式清扫,一床一套,床头柜应一桌一抹布。药杯、便器固定专用。

5.患者出院、转科或死亡后,床单元必须进行终末消毒处理。运送患者的车辆使用后擦拭消毒。

6.建立门诊预检分诊制度,发现传染病患者或疑似传染病者,应到指定诊室诊治,并及时对所污染的物品及场所消毒。病房感染患者与非感染患者分开安置。

7.各种治疗、护理及换药操作应按清洁伤口、感染伤口、隔离伤口依次进行,特殊感染伤口,如炭疽、气性坏疽、破伤风等应就地(诊室或病室)严格隔离,处置后进行严格终末消毒,不得进入治疗室;感染性敷料应放在防渗漏的污物袋内,及时处理。

8.进入人体组织或无菌器官的医疗用品必须灭菌;接触皮肤黏膜的医疗用品必须消毒;用过的医疗用品先去污染物,彻底清洗干净,再消毒或灭菌。

9.物品用后应立即消毒处理。连续使用的氧气湿化瓶、雾化器、呼吸治疗装置等器材每日清洁,用毕终末消毒、干燥保存或按说明书处理。

10.无菌物品按灭菌日期依次放入专柜,过期重新灭菌。抽出的药液、开启的静脉输入用无菌液体须注明时间,超过2小时后不得使用。启封抽吸的各种溶液超过24小时不得使用。

11.常用无菌敷料罐应每天更换并灭菌;置于无菌储槽中的灭菌物品(棉球、纱布等)一经打开,使用时间最长不得超过24小时。碘伏开启后使用时间不超过1周;无菌包(棉签)开启后使用期限不超过24小时,有起止时间标识。

12.垃圾及时分类处理,医疗废物放置有标识,封闭运送做无害化处理,杜绝医疗废物回流市场。医疗废物处置符合规范。

13.特殊区域(治疗室、处置室、手术室、产房、供应室、重症监护室、内镜室、急诊科、新生儿室、血液透析中心等)布局合理,分区明确,标识清楚,并有相应的消毒隔离制度。

14.收治传染病患者时安排单间,食品、物品不混用,不互串病房。严格执行探视陪护管理。物体表面及地面应每天用消毒剂消毒1～2次,如遇分泌物、血液污染时即刻消毒,床单、被套、衣物应与其他病人分开收集、消毒、洗涤。用后的器械、用品等均应先消毒、后清洗,然后根据要求再消毒或灭菌。终末消毒有记录。

十二、护理安全管理制度

1. 加强对护士执业资格和新技术、新业务准入管理,为患者安全护理服务提供保障。

2. 科室安全管理有专人负责,定期组织检查,加强对关键、薄弱环节的管理,发现事故隐患按程序及时报告,采取措施,及时改正,护士长为科室护理安全管理责任人。

3. 工作时间严格遵守劳动纪律,坚守岗位,不随意脱岗。节假日期间,护士长应定期巡查病房。护士长排班合理,各班次护理人员层级搭配合理。

4. 认真执行各项规章制度和技术操作规程,遵医嘱执行各项护理操作、特殊治疗、检查均需履行告知程序。

5. 每天进行安全评估,做好标识。对危重、手术、老年及小儿患者应加强护理,必要时加床档、约束带,定时翻身,预防褥疮的发生。对长期卧床患者落实预防深静脉血栓等并发症的发生。

6. 观察患者病情变化,按要求及时书写护理记录,按规定认真交接班。

7. 对专科开展的新项目、新技术及时制定、完善护理常规,护理人员须遵照执行。

8. 严格执行无菌技术操作规范。

9. 各类药品放置有序,注意药物配伍禁忌,密切观察药物不良反应、确保患者用药安全。

10. 如出现护理差错或护理投诉按规定及时上报科室领导及护理部,不得隐瞒,并保存好病历等相关资料。

11. 护理用具、抢救仪器要定期检查,保证处于备用状态,护理人员要熟悉放置位置,熟练掌握各种仪器的使用方法。新增的护理用具及仪器要组织人员培训,经考核合格后方能使用。

12. 病历车上锁,病历齐全,每班进行交接班并有清点记录及签名,严格把好出科病历质量。

13. 按有关规定使用一次性医疗物品,并定期检查,防止过期、包装破损、潮湿、污染等现象发生。

14. 按规定处理医用垃圾,防止再次污染及交叉感染。

15. 做好护士职业防护,定期组织护理人员进行安全知识和技能培训考核,落实新入科室人员岗前教育工作。

16. 做好安全防盗及消防工作,病室通道通畅,病房环境布置、设置设施应考虑患者安全,病房内禁止吸烟、饮酒和使用电炉、蜡烛及点燃明火,防止各种意外发生,加强陪护和探视人员管理。

十三、护理安全（不良）事件报告与处理制度

（一）护理安全（不良）事件的定义

护理安全（不良）事件是指在临床诊疗护理活动中以及医院运行过程中，任何可能影响患者诊疗结果、增加患者痛苦和负担并可能引发医疗纠纷或医疗事故，以及影响医疗工作的正常运行和医务人员人身安全的因素和事件。不良事件包括可预防的和不可预防的两种。

（二）护理安全（不良）事件分级

1. Ⅰ级（警告事件）　非预期的死亡，或是非疾病自然进展过程中造成永久性功能丧失。

2. Ⅱ级（不良后果事件）　在医疗护理服务过程中因诊疗活动而非疾病本身造成的患者机体与功能损害。

3. Ⅲ级（未造成后果事件）　病人在接受医疗护理服务过程中，虽然发生错误事实，但未给患者机体与功能造成任何损害，或有轻微后果而不需任何处理可完全康复。

4. Ⅳ级（隐患事件）　也称接近失误事件。病人在接受医疗护理服务过程中，一个或多个环节出现错误，由于及时发现错误，尚未形成事实。

（三）护理安全（不良）事件报告的原则

1. Ⅰ、Ⅱ级（警告事件和不良后果事件）属强制性报告，必须报告。

2. Ⅲ、Ⅳ级（未造成后果事件和隐患事件）的报告遵循自愿性、保密性、非惩罚性和公开性的原则。

（四）上报时限

1. 发生Ⅰ级及Ⅱ级严重后果的安全（不良）事件后应立即报告科主任、护士长，护士长在6小时以内电话报告护理部。

2. 发生Ⅰ级、Ⅱ级安全（不良）事件后2天以内、Ⅲ级及Ⅳ级事件的1周以内将书面报告或网络报告上交或上传到护理部。

（五）上报途径

1. 书面报告或网络报告。
2. 紧急电话报告。

（六）处理

遵循免责非惩罚原则。

1. 鼓励报告　采取积极、有效的方法鼓励护理人员对安全（不良）事件进行报告，主动报告不予处罚。

2.及时补救　对发生的任何安全（不良）事件，特别是对病人造成伤害的事件，工作人员要当机立断给予补救，将可能造成的损害或损失降低到最低限度，并对有关实物如标本、药品、器械、用具、病历和医疗记录等按规定妥善保管，不得销毁、转移或涂改。疑似输液、输血、注射、用药等引起不良后果的，医患双方应当共同对现场实物进行封存，严格按照《医疗纠纷预防和处理条例》进行保管、处置。

3.调查分析　对发生的任何安全（不良）事件进行全面的调查分析，不放过任何安全隐患，调查过程中客观公正，协调一致，对事不对人。

（七）持续改进

1.各科室应加强护理人员应对各种安全（不良）事件的培训，并记录，对护理安全（不良）事件及时上报，建立护理安全（不良）事件管理小组，及时讨论及记录不良事件的发生原因、经过、后果、处理意见及改进措施，每季度分析总结。

2.护理部定期进行安全（不良）事件报告、处理的培训，执行主动报告的奖励机制。对所上报的安全（不良）事件及时审核并调查核实。定期分析总结反馈，提出并实施改进措施。对重大不安全事件进行原因分析，提出改进计划并组织落实。

十四、患者身份识别制度

1.在医疗活动中，对病房危重患者、ICU、新生儿科、手术、急诊抢救室和留观以及意识不清、抢救、输血、不同语种语言交流障碍的患者，必须使用"腕带"作为识别患者身份的标识。

2.根据不同的患者，使用"腕带"的颜色不同：男性用蓝色，女性用粉红色。

3.由护士在"腕带"上标明患者的相关信息：科室、床号、住院号、姓名、性别、年龄、诊断、血型、过敏史。对药物过敏者在"腕带"用红色笔标明"××药物阳性"。

4.腕带佩戴程序　对需使用"腕带"的患者，护士必须于患者入院、留观时为其佩戴。由护士填写"腕带"信息，经双人核对（护士—患者或护士—家属或护士—护士或护士—医生），无误后方可为患者佩戴；若损坏、丢失或信息无法辨认时，立即更换，再次双人核对后佩戴；出院时由护士为其取下。

5.手术患者手术当天病房护士核对患者"腕带"，进入手术室前，手术室护士要查对患者及病历和腕带上的信息，小儿手术必须与家属核对。核对无误后方可接入手术间。

6."腕带"原则上佩戴在患者的左腕，如部位不宜佩戴，则按左腕→右腕→左踝→右踝的顺序依次佩戴。如因病情需要可佩戴在其他肢体上。

7.使用"腕带"标识时应向患者及家属交代用途及注意事项；不能随意调换或拆除，因操作需要取下"腕带"，待操作结束经核对无误后重新佩戴。护士每班要检查"腕带"松紧适度（以能容纳一指为宜）、佩戴部位的皮肤情况，确保无擦伤，手部血运良好。患者从急诊室入院、转科,及时更换"腕带";转床,及时更新床号信息。

8.护理部每季度对护理人员落实患者身份确认制度的情况进行检查,有改进措施。

第二节 护理安全管理制度

临床护理工作中,除去最基本的护理核心管理制度外,各级各类医院根据自身实际情况,还制定了其他常见的护理管理工作制度,内容包括临床工作的各个方面,其目的是使临床护理工作管理更加精细化,安全保障能得到有效提高。

一、护理人员职业防护制度

为指导护理人员在工作时采取相应的保护措施,并根据不同科室的工作特点,制定相应防护措施,以提高护理人员的安全防护意识,保障护理人员工作安全,防止发生职业暴露,制定本制度。

(一)标准预防

认定患者的血液、体液、分泌物、排泄物均具有传染性,不论是否有明显的血迹污染或是否接触不完整的皮肤与黏膜,接触上述物质必须采取防护措施。

(二)标准预防的措施及要求

1.在医疗机构中从事护理工作的人员,工作期间均要穿着工作服、工作帽、工作鞋。进行护理操作时均要戴口罩。

2.洗手 接触患者的血液、体液、分泌物、排泄物及其污染物品后,都必须洗手(不论是否戴手套),可能污染环境或传染其他人时必须立即洗手(接触患者前后)。

3.戴手套 接触患者的血液、体液、分泌物、排泄物及其污染物品、黏膜和非完整皮肤均应戴手套;对患者既接触清洁部位又接触污染部位时应更换手套。

4.患者的血液、体液、分泌物、排泄物及其污染物品有可能发生喷溅,给呼吸系统传染病患者进行气管插管、切开吸痰等操作和做传染病尸解时,应戴防护镜、口罩(可能发生喷溅时用外科口罩、经空气传播的传染病用医用防护口罩)并穿防护衣,以防止医护人员皮肤、黏膜和衣服受污染。

5.被患者的血液、体液、分泌物、排泄物污染的医疗用品和仪器设备应及时处理,重复使用的医疗仪器设备应进行清洁和消毒。

6.进入传染病区时或车辆运送传染病患者时,应穿隔离衣,戴防护口罩。污染的被服及时处理，以防微生物传播。

7.医护人员进行各项治疗操作、处理锐利器具、环境清洁等事项时，应严格遵守各项操作规程，防止感染、刺伤等情况发生。

8.特殊感染的患者应按要求进行隔离，并且要有明显的隔离标识和隔离设施。

9.护理人员职业暴露管理，按医院感染管理制度要求执行。

（三）护理人员相应岗位职业防护管理要求

1.肿瘤科

（1）护士长要对全科护士进行化疗职业防护培训，提高护士对抗肿瘤药物潜在危险的认识，提高自我防护意识，尤其是新进入科室人员，要重点加强培训。

（2）配制、使用化疗药物的护士应经过专业培训，掌握化疗药物常见的毒副作用及防治措施，配制化疗药物时应戴一次性口罩、帽子、一次性聚氯乙烯手套、乳胶手套及穿防护服。

（3）护士长排班时应当关注：护士在妊娠及哺乳期间避免直接接触化疗药物。

（4）尽量减少抗肿瘤药物对环境的污染，设立化疗药物配制室，有条件时使用生物安全柜配制化疗药物。

（5）遵守化疗药物保存原则：避光、避免潮湿、避热；化疗药品专柜存放；有醒目标识。

（6）加强化疗药物废弃物的管理：化疗药物废弃物必须与其他废弃物分开放置，密闭封放在有防渗漏的污物袋中并标识。

2.介入室

（1）在机房进行射线操作时，当班护士应注意先关好电动防护门，以防止射线外漏。

（2）护理人员进入正在进行射线操作的机房，要戴铅帽、铅防护眼镜、铅围脖、穿铅防护衣裤。

（3）进行各种化疗药物配制时，要戴手套、防护面罩及防护服。

（4）护士长应定期安排进行专科防护知识培训，增加防护知识。

（5）要求护士佩戴个人射线计量器，并定期进行射线测定，以了解个人的射线吸收量。

（6）定期进行职业健康体检，并根据身体情况，必要时进行职业调整。

3.手术室

（1）护士长应定期组织护理人员学习职业防护相关知识，尤其是新进入科室人员，要重点加强培训。

（2）备好个人职业安全防护的装备，做好职业暴露的防护措施，接触患者前后应洗手，接触患者血液、体液应戴手套。

（3）做好高危护理操作的安全防护、标准防护。

（4）做好锐器伤的防护措施：建立并遵守规范化操作程序，坚持标准预防措施。术中传递锐利器械使用无接触传递,禁止用手直接接触使用后的针头、刀片等锐器。

(5)做好化学药物的防护:使用之前检查外包装是否完好,仔细阅读说明书,明确注意事项,配制过程必须戴口罩、防护手套及防护服。

(6)做好放射性的防护措施:做放射性手术时穿好铅衣、戴防护颈围,必要时戴铅帽、防护眼镜。

4.产房

(1)护士长应当定期组织护理人员学习职业防护相关知识,尤其是新进入科室的人员,要重点加强培训。

(2)接触产妇的血液、体液、分泌物时必须戴手套。接生时,医护人员必须戴口罩、帽子、手套、穿手术衣,为有传染病产妇接生时,还应当戴防护眼镜、围裙、袖套、裤腿。

(3)护理人员进行侵入性诊疗、护理操作过程中,要保证光线充足,并特别注意防止注射针头、缝合针、刀片等锐器刺伤。

(4)处理污物时,严禁用手直接接触污物,尤其是污染的针头、刀片等锐器。

(5)被具有传染性的血液、体液污染的废弃物均应严格用黄色医疗垃圾袋双层包装并标识清楚后送交医疗垃圾中转站处理。

(6)每次接生完毕,接生助产士必须指导、监督清洁员用含有效氯1000mg/L的消毒液对产床进行擦洗;产房地面要求清洁员每天用含有效氯1000mg/L的消毒液拖地,护士长/产房护士监督执行。

5.重症监护室

(1)护士长应当定期组织护理人员学习职业防护相关知识,尤其是新进入科室的人员,要重点加强培训。

(2)护理人员在进行护理操作或进行清洁、消毒工作时,应严格执行护理操作规程和护理工作制度,避免发生职业暴露。

(3)护理人员进入工作场所应穿工作服和工作鞋、戴口罩、戴帽子、洗手。

(4)以下情况应戴手套,脱去手套后应认真洗手:

① 接触患者血液、体液、分泌物、排泄物及其污染物品时;

② 接触患者黏膜和非完整皮肤时;

③ 清理特殊感染患者用过的物品及进行清洁消毒时。

(5)当患者血液、体液、分泌物等可能发生喷溅时,应穿隔离衣,戴眼罩、面罩,穿鞋套等,必要时置患者于负压洁净病房,穿防护服,戴医用防护口罩,以防感染。

(6)在护理传染病患者时,根据疾病的主要传播途径采取相应隔离和防护措施,必要时采取双向防护。

(7)对被污染的被服及各种污染物应及时清理,防止造成二次污染及微生物传播。

(8)及时处理被污染的医疗用品及设备,重复使用的医疗仪器设备应进行清洁消毒。

（9）正确处理医疗垃圾，避免造成交叉感染。

（10）若发生职业暴露，立即采取紧急处理措施，并及时上报，按照医院规定进行相应的身体检查和监测治疗处理。

6.消毒供应室

（1）护士长应当定期组织护理人员学习职业防护相关知识，尤其是新进入科室的人员，要重点加强培训。

（2）根据医院消毒供应中心清洗消毒及灭菌技术操作规范的要求，供应室人员进出应严格按照不同区域人员防护着装要求着装。

① 下病房：污染物品回收时戴圆帽、口罩、手套。

② 去污区：机械清洗装载时戴圆帽、口罩、手套，穿隔离衣/防水围裙，换专用鞋；手工清洗时，需加戴护目镜/面罩。

③ 进入检查、包装及灭菌区：戴圆帽，换专用鞋，必要时戴手套、口罩。

（3）工作人员发生锐器伤时，应立即挤出伤口部位的血液，用肥皂清洗，并用流动水冲洗5分钟，按规定要求上报感控科，进行相应的处理。

二、护理新业务、新技术准入管理制度

1.凡近期国内外医学领域具有发展趋势、在院内尚未开展和使用的临床护理新方法被认定为护理新技术、新业务。

2.在医院学术委员会的指导下，护理学术小组参与对护理新技术、新业务的认定。

3.拟开展的新技术、新业务项目应具有先进性、科学性、有效性、安全性、效益性，符合国家的相关法律法规和各项规章制度要求。

4.拟开展的新技术、新业务项目所使用的各种医疗仪器设备必须有《医疗仪器生产企业许可证》《医疗仪器经营企业许可证》《医疗仪器产品注册证》和《产品合格证》。并提交有本企业印章的复印件存档备查，资质证件不全的医疗仪器不得在新项目中使用。

5.拟开展的新技术、新业务项目所使用的各种药品必须遵医嘱，必须有《药品生产许可证》《药品经营许可证》和《产品合格证》，进口药品必须有《进口许可证》，并提交有本企业印章的复印件存档备查。资质不全的药品不得在新项目中使用。

6.拟开展的新技术、新业务项目应征得患者本人同意，严格遵守知情同意原则，并有记录，对有关资料、项目总结、论文应妥善保管。

7.护理新技术、新业务在临床应用后，及时制定相应的护理常规、操作规范及考核标准。

三、急救药品、器材管理制度

1.抢救药品、器材做到五固定（定数量品种、定点放置、定人管理、定期消毒

灭菌、定期检查维修)、二及时(及时检查维修、及时领取补充)。物品有明显标记，不准任意挪用。

2.抢救必备器械齐全，性能良好，处于备用状态。

3.抢救药物齐全，药品标签清晰，无变色、变质、过期失效、破损现象，按药物失效期的先后顺序放置和使用。

4.各科室抢救车的急救药品、物品按要求配备，专科急救药品及物品须经科室主任审核，定出种类、数量、规格、剂量。抢救车须定点放置、定人管理，保证安全和使用方便。

5.器材使用后，24小时内补充齐全，如因特殊原因无法补齐时，应在交接登记表上注明，并报告护士长协调解决，以保证抢救患者时能及时使用。

6.药品、器械配备基数卡，做到账物相符，班班交接。

7.封存抢救车管理　封存前护士长（或分管护士）和另一名护士按基数卡清点和检查药品、器械，核对无误后用封条封存，双人签名并填写封存日期和下次的启封日期。护士每班检查一次封条的完好及有效期情况并做好记录，分管护士每周检查一次封条完好及有效期情况并用红笔记录，每月由护士长（或分管护士）和另一名护士启封清点和检查抢救车内药品、器械一次，并用红笔记录。

8.非封存抢救车管理　每班按基数卡清点和检查药品、器械一次并做好记录，分管护士每周清点和检查一次并用红笔记录，护士长每两周清点和检查一次并用红笔记录，确保账物相符。

四、护理文件书写规范管理制度

根据原卫生部《病历书写基本规范（2010）》及原卫生部办公厅关于《在医疗机构推行表格式护理文书的通知》（卫办医政发[2010]125号）文件及广西壮族自治区卫生厅《广西壮族自治区医疗机构病历书写规范与管理规定》等要求制定本规范管理制度。

（一）基本要求

1.护士需要填写、书写的护理文书包括：体温单、医嘱单、护理记录单、评估单、手术清点记录单等。

2.护理文书一律使用蓝黑或黑色笔书写。

3.护理文书一律使用阿拉伯数字书写日期和时间，日期用年-月-日，时间采用24小时制，具体到分钟。

4.护理文书记录内容应当客观、真实、准确、及时、完整、规范。

5.书写应当使用中文、医学术语和通用的外文缩写，表述准确，语句通顺，标点正确，版面整洁。

6.书写过程中出现错字时，在错字上划双线并在空白处书写正确内容，保留原记录清楚、可辨，并注明修改时间，修改人签名。不得采用刮、粘、涂等方法掩盖或去除原来的字迹。上级护理人员有审查修改下级护理人员书写记录的责任。

7.任何地方使用阿拉伯数字书写的（除页码外），书写错误时不允许涂改，应立即重新起行或重新启用新页书写。

8.实习、试用期、未取得护士执业证书或未经注册的护士书写护理记录，应由本医疗机构具有合法执业资格的护士审阅、修改并签名。

9.进修护士由接受进修的医疗机构认定其工作能力后方可书写护理文书。

10.电子病历护理记录按相关规定执行。

（二）体温单填画要求

1.体温单项目分为楣栏、一般项目栏、生命体征绘制栏、特殊项目栏。
2.各项目栏除特殊要求和说明外，均应使用同色笔书写。
3.数字除特殊说明外，均使用阿拉伯数字表述，不书写计量单位。
4.体温单填写过程中出现错误时应重新书写。

【填写说明】

1.项目包括：科室、床号、姓名、性别、年龄、住院病历号（或病案号）、入院日期。

2.一般项目栏包括：日期、住院天数、手术后天数等。

（1）日期：住院日期首页第1日及跨年度第1日需填写年-月-日（如：2019-07-29）。每页体温单的第1日及跨月的第1日需填写月-日（如08-01），其余只填写日期。

（2）住院天数：自入院当日开始计数，直至出院。

（3）手术后天数：自手术次日开始计数。

3.生命体征绘制栏：包括体温、脉搏描记及呼吸记录区，并根据需要增加其他记录内容。

（1）体温

① 40～42℃之间的记录：用红色水笔在40～42℃之间以正楷汉字纵向顶格填写患者入院（急诊手术入院）、转入、手术、分娩、出院、死亡等。除手术不写具体时间外，其余均按24小时制填写具体时间，精确到分钟，转入时间由转入科室填写。破折号占两小格，如"入院—九时十分"。急诊手术住院患者入院时间从患者进入手术室时间算起，其他患者入院时间从到达病房办理住院程序时间算起。

注：若入院时间为六时至七时五十九分之间绘制在体温单"六时"相应栏内；入院时间为八时至十一时五十九分之间绘制在体温单"十时"相应栏内，其他时间以此类推。

② 体温符号：口温以蓝"●"表示，腋温以蓝"×"表示，肛温以蓝"○"表示。

③ 每小格为0.2℃，按实际测量度数，用蓝色笔绘制于体温单35～42℃

之间，相邻温度用蓝直线相连。

④ 体温不升时，"不升"二字竖写在35℃线以下，与前后两次温度之间不连线（即体温曲线在该时间格间断）。

⑤ 物理降温30分钟和（或）药物降温30分钟后至两小时内测量的体温以红圈"○"表示，画在降温前温度的同一纵格内，红虚线（下降）或红直线（上升）与降温前温度相连，体温无变化时在降温前温度外画红"○"表示。下一次的体温与降温前温度用蓝笔相连。

⑥ 一般住院（含新入院）患者每天测量体温、脉搏、呼吸1次，按要求监测并记录。发热、手术、病危（病重）、感染性疾病等患者按医嘱或专科护理常规处理。

⑦ 患者拒绝测体温、擅自离院时，在体温单35℃线对应时间上用蓝色"△"表示，与前后不连线，即曲线在该时间格内间断。

⑧ 受体温单版面限制，多次降温后的结果可记录在护理记录单上；如遇中枢性发热的患者，经采取降温措施但体温持续不降时，每4小时记录1次，或按专科要求记录。

（2）脉搏

① 脉搏符号：以红点"●"表示，每小格为4次/分，相邻的脉搏以红直线相连。心率用红"○"表示，两次心率之间也用红直线相连。

② 脉搏与体温重叠时，先划体温符号，在体温符号外画红"○"表示。脉搏与肛温重叠时在蓝"○"内画红点"●"表示；脉搏与口温重叠时在蓝"●"外画红"○"表示。

③ 脉搏短绌患者应同时测量心率和脉率，二者之间用红实线填满。

④ 脉搏/心率高于200次/分，用蓝笔在42℃横线上方相应时间纵格内用数字表示。如脉搏/心率低于40次/分，用蓝笔在35℃横线下方相应时间纵格内用数字表示。

⑤ 若脉搏与体温不升相重叠，则先写体温后写脉搏表示。

（3）呼吸

① 以阿拉伯数字表述每分钟呼吸次数，记录在呼吸栏目内。

② 如每日记录呼吸2次以上，在相应栏目内上下交错记录，第1次呼吸记录在上方。

③ 使用呼吸机（或辅助呼吸者）患者的呼吸以○R表示，在体温单相应时间栏目内用黑色顶格画○R，持续使用呼吸机患者在7:00记录1次即可。

4. 特殊项目栏包括：血压、入量、尿量、大便、引流量、体重、身高、疼痛评分等需观察和记录的内容。

（1）血压

① 单位：毫米汞柱（mmHg）。

② 记录方式：收缩压/舒张压（130/80）。

③记录频次：新入院或转科患者及时测量血压并记录，余根据患者病情及医嘱测量并记录，如为下肢血压需标注。栏目内每日可记录两次，若测量两次以上可记录在护理记录单。以后每周测量并记录1次。

（2）入量

①单位：毫升（mL）。

②记录频次：将24小时总入量记录在相应日期栏内，每隔24小时填写1次。不足24小时按实际时间记录量/时间（小时数），如1500/13。

（3）尿量

①单位：毫升（mL）或次/日。

②记录频次：将24小时小便次数或总量记录在相应日期栏内，每隔24小时填写1次。不足24小时按实际时间记录量/时间（小时数），如1600/15。

③"※"表示小便失禁，导尿以"C"表示，长期留置尿管以"C+"表示。长期留置尿管尿量记录量/C+/时间（小时数），如：2800/C+/20；如满24小时则不需写时间，如：3000/C+。

（4）大便

①单位：克（g）或次/日。

②记录频次：将24小时大便次数或总量记录在相应日期栏内，每隔24小时填写1次。

③其他情况：患者无大便，以"0"表示；灌肠后大便以"E"表示，分子记录大便次数，1/E表示灌肠后大便1次；0/E表示灌肠后无排便；1/E表示自行排便1次，灌肠后又排便1次；"※"表示大便失禁，"☆"表示人工肛门；若需记录大便次数及量时，记录为次数/量。

（5）出量（mL）栏：按医嘱或专科要求记录排出量，空格处填写排出液（引流、呕吐、痰等）的名称，将24小时量记录在相应日期栏内，不足24小时记录量/时间，如痰量（mL），100/18。如有多种引流液量记录，受版面限制，只记录"总引流量"即可，具体引流项目名称及量详细记录在护理记录单。

（6）体重

①单位：公斤（kg）。

②记录频次：新入院或转科患者当日应当测量体重并记录，以后每周测量并记录1次，余根据患者病情及医嘱测量并记录。

③特殊情况：如因病情重或特殊原因不能测量者，在体重栏内可填上"卧床"。

（7）身高

①单位：厘米（cm）。

②记录频次：新入院或转科患者当日测量身高并记录，根据病情、医嘱或专科要求复测并记录。

③如因病情重或特殊原因不能测量时,在身高栏内可填写"卧床"。

(8)空格栏:可填写需要增加的观察内容和项目,如记录管路情况等。使用HIS系统等可在系统中建立可供选择项,在相应空格栏中予以体现。

(三)医嘱单记录要求

1.护士处理长期医嘱应在医嘱单上签全名及时间,执行临时医嘱后及时签上全名及时间。

2.医嘱有药物过敏试验者,应将药物过敏试验的结果填写在医嘱单上,执行者在医嘱单上签名。

3.抢救结束后,医师补开医嘱,护士及时签全名和执行时间。

【填写说明】

1.长期医嘱单　长期医嘱单内容包括患者姓名、科别、床号、住院病历号(或病案号)、开始日期和时间、长期医嘱内容、停止日期和时间、医师签名、护士签名、页码。其中,由医师填写开始日期和时间、长期医嘱内容、停止日期和时间。给药单、输液单、治疗单等由执行护士执行后签名,不归入病历。

2.临时医嘱单　临时医嘱单内容包括患者姓名、科别、床号、住院病历号(或病案号)、日期和时间、临时医嘱内容、医师签名、执行护士签名、执行时间、页码。其中,由医师填写医嘱时间、临时医嘱内容;由执行临时医嘱的护士填写执行时间并签名。

(四)护理记录单书写要求

1.适用范围　病重、病危患者,病情发生变化、需要监护的患者。

2.记录时间应晚于入院时间。

3.护士根据医嘱和病情对患者住院期间护理过程客观记录,内容包括:姓名、性别、年龄、科室、住院号(门急诊号/ID)、床位、诊断、入院日期、页码、记录日期和时间、观察或监测的项目、护理措施和效果、护士签名等,应体现专科护理特点。

4.按医嘱或专科要求及时观察病情变化、准确测量各项数值并记录。

5.每天7:00将24小时出、入量汇总于护理记录单上,不足24小时按实际时间书写,红笔上、下画线标识,然后记录在体温单上。

6.抢救患者应在班内或抢救结束后6小时内据实补记抢救记录,内容包括病情变化、抢救时间及护理措施等。

7.病重(病危)患者出院、转入、转出科室应记录。

8.门急诊留观危重病人按要求书写。

【填写说明】

1. 楣栏　包括患者科室、床号、姓名、年龄、性别、住院病历号、入院日期、诊断。

2. 意识　根据患者实际意识状态选择填写：清醒、嗜睡、意识模糊、昏睡、浅昏迷、深昏迷、谵妄状态，意识状态书写记录不允许涂改。

3. 体温（T）　单位为℃。直接在"体温"栏内填入测得数值。

4. 脉搏（P）/心率（HR）　单位为次/分。直接在"脉搏/心率"栏内填入测得数值，不需要填写数据单位，脉搏短绌者同时记录脉率和心率。

5. 呼吸（R）　单位为次/分。直接在"呼吸"栏内填入测得数值。

6. 血压（BP）　单位为毫米汞柱（mmHg）。直接在"血压"栏内填入测得数值。

7. 血氧饱和度　单位为%。根据实际填写数值。

8. 吸氧　单位为升/分（L/min）。可根据实际情况在相应栏内填入数值，并记录吸氧方式，如鼻导管、面罩等。

9. 出、入量　单位为毫升（mL）。入量项目包括：使用静脉输注的各种药物、口服的各种食物（折算成含水量mL）和饮料以及经鼻胃管、肠管输注的营养液等。出量项目包括：尿、便、呕吐物、引流物等。需要时，写明颜色、性状。按医嘱要求及时、准确、详细记录，注明出、入量的具体时间，每班小结一次，记录在病情观察栏内。出量下的空格栏可填写需要增加的观察项目和内容。

10. 皮肤情况　记录压力性损伤风险评估和措施落实情况，根据患者皮肤出现的异常情况选择填写，如压力性损伤、出血点、破损、潮红、水肿等。

11. 管路护理　记录管道评估和措施落实情况，根据患者置管情况填写，如静脉置管、导尿管、引流管等。

12. 病情观察及措施　简要记录患者病情以及根据医嘱或者患者病情变化采取的措施、处理效果等。

（五）手术清点记录单填写要求

1. 手术清点记录内容包括患者科别、姓名、性别、年龄、住院病历号（或病案号）、手术日期、手术名称、输血情况、术中所用各种器械和敷料数量的清点核对、手术器械护士和巡回护士签名等。

2. 手术清点记录应当在手术结束后即时完成，由手术器械护士和巡回护士签全名。

3. 表格内的清点数必须用数字说明，不得用"√"表示。表格内的清点数目必须清晰，数字书写错误时应由当事人即时重新书写，不得采用刮、粘、涂等方法涂改。

4.空格处可以填写其他手术物品。

5.无菌包包外灭菌指示卡、植入体内医疗器具的相关标识、条形码粘贴于手术清点记录单背面指定处。

（六）病室护理交班报告

值班护士必须认真负责，全面了解病区病人动态，掌握病人病情与治疗情况，准确填写楣栏，如：科别、日期、时间、原有病人、出院、转出、死亡、入院、转入、分娩、手术、危重、现有病人数等项目。空白项目用"0"表示。书写顺序：离开病室病人（出院、转出、死亡）→进入病室病人（新入院、转入）→本班重点护理病人（包括分娩、手术、危重病人）及有异常情况病人（指体温过高、病情突然变化的病人）→特殊检查、特殊治疗病人。

（七）护理电子病历书写和管理规范

1.电子病历书写要求同纸质病历。

2.保证电子病历使用安全。

（1）电子病历系统设置操作人员相应权限，应设置审查、修改的权限和时限。

（2）护士必须妥善保管并及时更新自己的电子钥匙和电脑操作密码，护士对电子签名的使用负责。

（3）护士应合理使用自己的电子签字，必须使用本人的电子钥匙和工号密码书写电子病历，使用完毕及时退出系统，避免他人越权使用签字设备。

（4）未取得电子签名权限的实习、进修护士，规培、试用期护士记录的病历，应经本医疗机构合法执业护理人员审阅、修改并进行电子签名确认。

（5）进修/规培护士取得执业资格后，由所在科室根据其胜任工作的实际情况申请电子签字权限。

（6）在签字设备损坏、被盗或遗失的情况下，应及时报告所在医疗机构。

3.当电子病历系统出现无法使用的情况时，应使用纸质病历继续完善护理文书书写。

五、护患沟通、告知制度

（一）护患沟通

1.护理人员在患者就诊、住院过程中，根据患者的病情及其病情发展的不同阶段，选择恰当的沟通方式和相关内容与患者进行沟通。

2.患者入院时的沟通　责任护士在接收患者入院时，应向患者或家属介绍入院须知、病房环境、应急通道、各种设施的使用、便民措施、主管医师、责任护士、病区护士长、科室主任等，并了解患者的心理动态。

3.患者住院期间的沟通　根据患者的病情，按照护理常规和操作规程，给予患者相应的健康指导；执行各项护理操作、特殊治疗、检查前，向患者讲解该项目的目的、必要性、程序及需要患者配合的注意事项。

4.出院患者的沟通　责任护士向患者或家属介绍患者出院后的注意事项、复诊时间；带管道或有造瘘口的患者出院前，责任护士应教会患者或家属护理管道、造瘘口的方法。

5.定期召开工休座谈会，每月不少于1次，征求患者及家属的意见和建议，及时处理患者或家属的意见及建议，做好记录。

（二）告知措施

1.主动邀请患者参与医疗护理活动。在患者接受介入治疗、手术等有创诊疗前，使用药物治疗前、输液前、输血前等，护理人员应主动告知，取得患者理解和配合。

2.鼓励患者向药学人员提出安全用药咨询。

3.必要时将沟通的内容记录在护理记录上。如入院时的沟通、术前沟通、特殊检查及治疗的配合、出院指导等。

六、用药错误报告处理制度

（一）用药错误的定义

指药品在临床使用全过程中出现的、任何可以防范的用药疏忽与过失，导致患者发生潜在的或直接的损害。

（二）用药错误的类型

1.技术环节

（1）处方（医嘱）开具与传递

① 处方错误：药物选择基于适应证、禁忌证、已知过敏反应、现有药物治疗情况、相互作用（包括中西药及食物药物相互作用）、重复给药、剂量、剂型、数量、疗程不当、给药途径、时间、频次、速率不当、溶媒、浓度不当、处方字迹潦草导致辨认错误等。

② 处方传递过程中出现的错误。例如：护士转抄错误、收费处录入处方信息错误、口头医嘱两次确认错误等。

（2）药品调剂与分发

① 调剂错误：药物品种、规格、剂型、剂量、数量等与处方规定不符。

② 药物配制错误：未正确配制药物，包括分装、溶解、稀释、混合及研碎等。

③ 书写错误：在药袋、瓶签等包装上标注患者姓名、药品名称、规格及用法用量等时写错或书写不清晰导致用药错误。

（3）给药与监测

① 患者身份识别错误：将患者甲的药物给了患者乙。

② 给药技术错误：给药时使用的程序或技术不当，如给药途径错误；或给药途径正确但位置错误；给药速度不适宜；溶媒不适宜等。

③ 用药时间/时机错误：未按规定的给药间隔时间给药或特定的给药时机给药。
④ 给药顺序错误：给药顺序不当导致错误。
⑤ 遗漏错误：漏服药物或未能将医嘱药物提供给患者。
⑥ 用药依从性错误：患者未按要求进行治疗，用药行为与医嘱不一致。
⑦ 监测错误：监测缺失、监测方法不适宜，用药行为与医嘱不一致。
（4）用药指导：医生、药师、护士指导患者用药不正确或未指导。

2.管理环节
（1）药品储存不当：药品没有按标准储存条件储存，导致变质失效。
（2）药品摆放错误：药品摆放不合理导致调配、给药错误。
（3）信息技术：药品管理信息系统设计和维护不合理、不到位。

（三）用药错误的分级

第一层级：无错误（但存在用药错误隐患）。
第二层级：发生错误，但未造成患者伤害。
第三层级：发生错误，造成患者伤害。
第四层级：发生错误，造成患者死亡。

（四）用药错误的处理及报告程序

1.发生用药错误时，医务人员应及时实施处置措施，第三层级以上的错误，医务人员应迅速开展临床救治，将错误对患者的伤害降至最低，同时积极报告并采取整改措施。第一、第二层级虽未对患者造成伤害，但也须引起重视，积极报告，及时总结分析原因。采取防范措施，避免和减少同类错误再次发生。

2.按规定以书面形式上报医务部、护理部、药学部，严重时用药错误立即上报。

3.医务部、护理部接到严重用药错误报告后，立即组织救治，上报分管院领导，并按规定向卫生行政部门报告。

（1）制定急救措施程序：医务部立即组织相关科室专家对用药严重错误进行会诊抢救。
① 了解所用药物剂量、给药途径。
② 判断患者发生的损害为功能性还是病理性，以及损害的严重程度。
③ 根据临床表现积极进行对因、对症及清除药物的治疗。
（2）现场调查：对疑似用药错误导致严重不良后果的药品，由医患双方共同对现场实物封存、启封，封存的现场实物由医疗机构保管；需要检验的，应当由双方共同指定的、依法具有检验资格的机构按规定流程进行检验；双方无法共同指定的，由医疗行政部门指定。

4.药学部每月汇总用药错误，上报全国临床安全用药监测网，报告内容真实、完整、准确。

（五）用药错误的责任认定

发生用药错误后，应当检查用药涉及的诊断、处方、调配、给药、监测、评价等各环节,以确定责任人。

1.医师是疾病诊治的主要责任者。因诊断、处方错误造成的药物性损害,医师负主要责任

2.药师是药品的提供者和药物安全监测者。药师因审方、调配错误等造成的患者损害,药师负主要责任。

3.护士是用药过程的最后环节,护士因不正确执行医嘱,给药操作错误,临床观察、报告不力等使患者受到损害,护士应承担责任。

七、坠床跌倒管理制度

为了更好地落实保障患者安全的要求,最大限度地减少坠床与跌倒事件发生,或在相应事件发生后,采取有效措施把伤害减少到最小,制定本制度。

(一)门诊患者坠床、跌倒防范管理

1.门诊导医、护士应及时巡视,关注负责区域有无跌倒、坠床高风险的患者,根据患者情况进行必要的语言提醒、提供轮椅等运送工具,必要时搀扶患者或全程陪护,主动向患者和家属进行预防跌倒、坠床的健康宣教。

2.保证门诊就医环境安全,走廊不堆放物品,不阻塞过道,保持通畅。

3.地面保持平整干燥,损坏及时修补。拖地时不可过湿并放防滑标识,卫生间有防滑措施;台阶地面有警示标志;各区域光线充足,照明灯损坏应及时修理,保持门诊座椅性能完好无隐患,确保安全。

(二)住院患者坠床跌倒管理制度

1.患者入院或转入时,由责任/当班护士对患者进行坠床、跌倒危险因子评估。评估总分记录在《住院患者坠床/跌倒危险因子及生活自理能力护理评估单》上,患者住院期间根据其病情(意识、肢体活动改变)、用药变化等进行动态评估。

2.责任护士做好患者的入院宣教工作,让患者熟悉科室环境,遵守病房管理秩序,指导患者及家属正确使用呼叫系统,保持走道畅通无障碍。

3.责任护士应主动对跌倒/坠床高风险患者(总评分≥4分的患者、儿童、老年人、孕妇、行动不便和残疾患者)及家属告知跌倒/坠床风险,进行预防跌倒/坠床相关知识的健康教育。签署《住院患者预防跌倒告知书》,并告知家属陪伴。

4.对跌倒/坠床高风险患者,责任护士悬挂警示标识,进行语言提醒,搀扶或请人帮助,使用床挡,防止患者跌倒/坠床事件发生。

5.对于极度躁动患者,可应用约束带实施保护性约束,但要注意动作轻柔,经常检查局部皮肤,避免对患者造成损伤。

6.护理部成立预防患者跌倒/坠床安全管理专项小组,对临床科室跌倒/坠床工作进行相关知识培训,提出改进意见和建议,监督预防措施落实情况,提高全院护士防范意识和能力。

7.医护合作，共同做好住院患者跌倒/坠床评估、健康教育，提高患者/家属防范意识。

8.药学部负责精神药物和特殊药物使用者（如催眠药、降糖药、降压药等）的用药咨询与指导。

八、安全输血护理工作制度

1.双人核对输血医嘱，采集血标本。

2.取血者与发血者双方共同核对提血单与输血科报告单和血袋信息是否一致，双方持提血单与输血科报告单共同查对：住院号（门急诊号/ID）、姓名、性别、科室、床号、血型、配血试验结果、血液类型、成分码、血袋号、血量及保存血的外观、血液有效期、血液质量等。双方在输血科报告单上签全名。

3.按照输血查对制度进行查对无误后方可输血。

4.输血过程中加强巡视，观察患者有无输血不良反应，如出现不良反应按输血反应报告与处理制度进行处理。

5.输血结束后将输血科报告单贴在病历中，随病历保存，完善输血护理记录及各种表格填写。

九、高危药品安全管理制度

1.将高危药品的安全管理纳入三级质控范围，定期检查、严格把好质量关。

2.各病区的高危药品设专人管理，主管人员每周清点、检查一次，护士长每月清点一次。

3.高危药品分类单独存放，并有醒目标识，新领用高危药品时应及时标识，补充药品时，应查对药品、剂量、期限和剂型等。加强有效期管理，保证先进先出，保持安全有效。

4.定期检查药品，防止积压、变质，如发现有沉淀、变色、过期、安瓿裂痕、标签模糊或有涂改者，不得使用。

5.高危药品使用前要严格执行双人查对，使用高危药物时悬挂高危药品标识。

6.严密观察药物疗效及不良反应，遇特殊情况及时汇报医生，给予相应处理并记录。

7.常用高危药品见药学部或药剂科提供的《医院常用高危药品目录》，包括高浓度电解质制剂、肌松药、化疗药及胰岛素类等。

十、危重患者风险评估、安全护理制度

各病区根据专科特点制定危重患者风险评估、安全护理制度及防范措施，责任

护士至少每班对危重患者进行评估、记录；护士长每天至少查看一次危重患者安全护理防范措施落实情况，检查危重患者的护理质量，发现问题及时指出并整改。

1. 危重患者评估内容

（1）患者生命体征、生理状态、心理状态。

（2）患者自理能力和活动耐受力。

（3）患者跌倒、坠床、管路、压力性损伤、深静脉血栓、误吸等危险因素。

（4）患者依从性，疼痛和症状管理。

2. 安全护理措施

（1）基础设施管理：危重患者床栏要完好，科室备有约束带。

（2）烦躁的患者，除常规使用床栏外，必要时给予保护性约束。

（3）加强护理安全教育，提高护士风险管理意识。

（4）风险评估高危的患者要履行告知义务。

3. 危重患者的护理工作应由工作能力强、临床经验丰富的护理人员负责。

4. 做好患者基础护理及专科护理工作，密切观察患者病情变化。

5. 床头交接班，查看患者护理、治疗是否到位，需下一班完成的工作和注意事项一定要交代清楚，必要时书面交班。

6. 危重患者外出检查或转科前做好转运风险评估，备好转运中所需的监护、抢救物品或药品，必须由医护人员护送，防止意外发生。

7. 做好危重患者的各项生命指标监测和护理记录并签名。

十一、压力性损伤风险评估与报告制度

（一）压力性损伤风险评估

1. 压力性损伤评估风险分为轻度、中度、重度（含极度）。

2. 患者入院后及时完成压力性损伤风险评估，将评估结果填写在住院患者入院评估单上，轻度风险每周评估一次，中度风险每3天评估一次，重度（含极度）风险每日评估一次，病情变化时随时评估。

3. 评估为轻度、中度风险者，报告护士长或科室质控员，采取相应的预防措施。

4. 评估为高度（含极度）风险者，需护士长、科室质控员或高年资护士再次评估确认，属于高度风险者报护理部备案，并采取相应的预防措施。

（二）压力性损伤报告、处置流程

1. 住院患者新发压力性损伤　责任护士发现住院患者新发压力性损伤时，及时报告护士长或科室质控员进行确认，做好护理记录并填写不良事件报告表或《压力性损伤报告表》，上报科护士长、压力性损伤护理小组及护理部，护理部和压力性损伤护理小组共同进行会诊，确认备案。

2. 入院患者带入压力性损伤　责任护士发现新入院患者带入压力性损伤时，报告护士长或科室质控员进行确认，做好护理记录并上报护理部备案。

3. 压力性损伤转归追踪记录　每7天记录一次压力性损伤的转归情况，直至愈合、出院或死亡。

（三）汇总分析

护理部定时汇总压力性损伤高危患者资料，并对压力性损伤（包括院外带入、院内新发）发生情况进行分析，持续改进护理质量。

十二、特殊重大事件报告制度

1. 各科室进行的重大抢救及特殊事件应及时向医院有关部门及院领导报告，以便使医院能及时掌握情况，协调各方面的工作，更好地组织力量进行及时、有效地抢救和治疗。

2. 需要报告的重大抢救及特殊病例包括：

（1）涉及灾害事故、突发事件、严重工伤、重大交通事件、大批中毒等所致死亡或同时伤亡3人及以上的抢救。

（2）知名人士、境外人士的抢救。

（3）涉及有医疗纠纷或严重并发症的医疗及抢救。

（4）特殊病例的抢救。

（5）大型活动和其他特殊情况中出现的患者。

3. 应报告的内容

（1）灾害事故、突发事件的发生时间、地点、伤亡人数、伤亡人员的姓名、性别、年龄、致伤（病亡）的原因、病情、采取的抢救措施等。

（2）大型活动和特殊情况中出现的患者姓名、年龄、性别、诊断、病情及采取的医疗措施等。

（3）特殊病例患者姓名、年龄、诊断、治疗抢救措施、目前情况、预后等。

4. 报告程序　参加抢救的医务人员应立即口头或电话向科室领导及医务部、护理部报告，非正常上班时间应向医院总值班报告。

十三、临床护理教学管理制度

1. 在主管院长领导下，由护理部负责进修、实习、规培护士的各项管理工作。

2. 护理部负责岗前培训，制定临床教学计划并组织实施，检查、督促教学计划的完成。

3. 建立健全院、科、病区三级或院、病区二级教学管理组织。护理部设专人管理，科室设教学管理人员协助护士长进行临床教学管理。

4. 临床教学人员资质符合相应要求。

5. 相关人员进修、学习期间应遵守医院规章制度，服从科室工作安排。

6. 护士长及教学管理员定时检查教学计划完成情况，每月开展教学查房、护理小讲课，有记录。

7. 及时完善和更新临床护理教学质量标准，定期检查。

8. 转科前，所在科室进行考试考核，有记录。

9. 护理部定期组织召开座谈会征求意见，不断提高临床教学质量。

10. 进修、实习结束，须办理离院手续方能离院。

十四、输液输血反应报告处理制度

输液、输血反应是因输液、输血而引起的或与输液、输血相关的不良反应的总称。最常见的反应：相关药物、血液的不良反应，热原反应、过敏反应，药物、血液被微生物污染造成的全身感染等。

1. 患者在输液过程中责任/当班护士应当加强巡视，注意观察患者的用药反应，当患者出现畏寒、寒战、皮疹等症状时，应当考虑发生了输液反应。

2. 当输液患者可疑或发生输液反应时，立即按输液反应发生的应急预案进行处理。

3. 输血时先慢后快，再根据病情和年龄调节输注速度，严密观察受血者有无输血不良反应，如出现寒战、高热、皮肤红疹、肾区疼痛等症状时，高度怀疑患者发生输血反应。

4. 当患者发生或可疑发生输血反应时，应立即按输血反应发生的应急预案进行处理。

十五、住院患者走失防范与处理制度

住院患者走失是指患者入院后至出院前，未得到医护人员同意，因各种原因发生的出走、失踪事件。

1. 容易走失的高风险患者包括：儿童、老年患者、记忆力下降或认知功能障碍、智力障碍、精神异常等患者。

2. 责任/当班护士做好入院宣教，告知家属及患者，住院期间不能擅自外出，要求患者及家属在告知书上签字表示知晓。

3. 患者入院时，责任/当班护士第一时间给患者佩戴腕带，便于身份识别。入院时留下患者及家属至少两个电话及详细家庭住址，接诊护士确认联系电话有效。

4. 入院后由责任/当班护士对患者进行认知功能评估，对容易走失的高风险患者，要求家属24小时陪护，嘱患者穿病人服装，根据情况在患者身上佩戴电话等信息，外出检查治疗时，根据情况安排人员全程陪护，确保安全。

5. 医护人员严格按分级护理制度巡视病房，严格交接班，防范走失事件发生。

6.发现患者离开病区,立即联系患者,要求其返回病区,并做好护理记录。患者走失,责任/当班护士要通知医生及护士长,立即向知情者了解走失的相关信息,如走失时间、衣着、相貌特征等。

7.责任/当班护士立即电话通知保卫科,必要时报总值班,及时查看监控,共同寻找。

8.若患者走失超过24小时,有家属的,由科室医护人员与家属共同清点并记录患者用物、贵重物品、钱款等,交患者家属保存;无家属的,由所在科室的医护人员与院保卫科人员共同清点并记录。

9.做好护理记录,记录发现的时间、处理经过及结果等。

10.患者返回后,责任/当班护士立即通知护士长、保卫科、总值班等,同时通知患者家属。若在寻找到后发现病情变化等异常情况,需将现场情况汇报并根据当时情况做出相应处理。

11.按医院安全(不良)事件报告制度上报处理。

十六、互联网+护理服务工作制度

1.医院按照《广西壮族自治区"互联网+护理服务"试点工作实施方案》相关要求,在分管院长领导下,建立"互联网+护理服务"管理部门,制定岗位职责、工作流程、服务规范等,培训合格的"互联网+护理服务"从业护士。

2.从业护士严格遵守各项规章制度和操作常规,服务对象出现病情变化时应及时转介到实体医疗机构就诊;服务涉及药品时需有医师开具的处方且经药师审验合格方可提供服务。

3.上门提供护理服务前,应对服务对象进行护理专项评估,根据评估结果制订个体化的护理计划,服务结束后应按照现有规定书写护理记录并上传至信息技术平台。

4.互联网信息技术平台应具备开展"互联网+护理服务"要求的设备设施、信息技术、技术人员及信息安全系统等,妥善保管患者信息,不得买卖、泄露个人信息。

5.与第三方互联网信息技术平台合作者应签署合作协议,明确各自责权利。提供服务前,与服务对象签订服务协议、知情同意书。

6.若发生医疗纠纷时,参照医疗机构内医疗纠纷解决途径处理。

7.从业护士、服务对象及相关照顾人员需进行电子实名认证,应为从业护士配置护理工作视音频记录仪,提供手机APP定位追踪系统,一键报警装置,购买责任险、医疗意外险和人身意外险等。

8.畅通投诉、评议渠道,接受社会监督,维护群众健康权益。

9.建立从业护士退出机制,对于违反相关法律法规或有不良执业行为记录的护士应及时清退。

第三节 医院各部门护理工作制度

一、护理部工作制度

1. 护理部有健全的管理体系，逐步实行垂直管理。
2. 负责全院护理人员的调配和培养工作，向主管院领导和人事部门提出对护理人员的任免、晋升、晋级和奖惩等。
3. 护理部有中长期规划，有年、季、月工作计划，并组织落实，半年、年终有总结。
4. 负责制定、修改和完善护理管理制度、疾病护理常规、护理技术操作规程、护理质量管理标准及各级护理人员岗位职责、考核标准等。
5. 负责统筹做好全院护理业务、护理管理、护理教学、护理科研、护理人员的职业道德教育以及继续教育工作。
6. 全面实施以患者为中心的责任制整体护理，并定期组织护理质量检查和评估。
7. 深入科室了解护理工作情况，解决实际困难，对重大抢救或突发事件进行现场组织及业务指导。
8. 定期对护理人员进行考评。
9. 根据工作需求定期召开会议。

二、输液室、注射（抽血）室护理工作制度

（一）输液室护理工作制度

1. 保持室内环境整洁、安静、舒适、安全、美观。每天做好室内卫生和消毒工作。工作人员仪容仪表符合规范。
2. 严格执行无菌技术操作规程及消毒隔离制度，进行无菌操作前须洗手，戴口罩，口罩每4小时更换一次。操作前，接触病人前后应进行手卫生。一次性注射器一用一丢弃，静脉穿刺时做到"一人一针一管一带一消毒"。
3. 做好物品请领工作。清洁物品与污染物品分类归置，无菌物品按灭菌日期先后顺序存放和取用。
4. 严格执行查对制度，如有疑问，应澄清后方可执行。
5. 使用可能发生过敏反应的药物前应详细询问用药史和过敏史，遵医嘱做药物过敏试验。

6.加强巡视，密切观察输液情况，发现不良反应或意外时，应及时处理，并报告医师。

7.急救用物设备齐全，处于完好备用状态，各类物品、药品分类放置、标识清晰，分管人员定期检查并记录。

8.随时与患者沟通，了解患者需要，帮助解决实际困难。

9.为患者和家属提供护理咨询和进行健康教育。

（二）注射室、抽血室护理工作制度

1.保持室内环境整洁、安静、舒适、安全、美观。每天做好室内卫生和消毒工作。工作人员仪容仪表符合规范。

2.严格执行无菌技术操作规程及消毒隔离制度，进行无菌操作前须洗手，戴口罩，口罩每4小时更换一次。操作前，接触病人前后应进行手卫生。注射时做到"一人一针一消毒"，抽血时做到"一人一针一带一消毒"。

3.做好物品请领工作，清洁物品与污染物品分类归置，无菌物品按灭菌日期先后顺序存放和取用。

4.严格执行查对制度，各种注射和抽血项目应按医嘱执行，如有疑问，应澄清后再执行。

5.使用可能发生过敏反应的药物前，应详细询问用药史和过敏史，遵医嘱做药物过敏试验。

6.密切观察患者情况，发现不良反应或意外，应及时处理，并报告医生。

7.急救用物设备齐全，处于完好备用状态，各类物品、药品分类放置、标识清晰，分管人员定期检查并记录。

8.随时与患者沟通，了解患者需要，帮助解决实际困难。

9.注意保护患者隐私。

10.为患者和家属提供护理咨询和进行健康教育。

三、急诊科护理工作制度

1.在护理部及其他上级部门的领导下开展护理工作。

2.护理人员符合相应资质要求，要保持相对固定，不能随意调换，根据工作需求弹性排班，以保证急诊护理工作的正常开展。

3.急诊各岗位护理工作要做到分工明确，责任到人，协同完成。

4.坚守工作岗位，严禁因私使用急诊专用电话。

5.急、危、重症患者来就诊，值班护士应立即接诊，根据病情分级分区，通知值班医师，酌情进行相应处理，及时向医生汇报，并做好相关的记录。

6.抢救仪器设备配备齐全，标签醒目，处于完好备用状态。做到"五定""两及时"：定数量品种、定点安置、定人管理、定期消毒灭菌、定期检查维修；使用后做到及时整理、及时补充。

7.严格执行各项规章制度和技术操作规程，熟练掌握各种抢救技术及各项护理操作技能，熟练掌握各种抢救设备使用。

8.遇重大抢救或突发事件等情况，当值护士须立即向护士长汇报，护士长逐级向科主任、护理部、医务部（非上班时间汇报总值班）汇报，并做好记录。凡涉及法律纠纷的患者，在积极救治的同时，要及时向有关部门报告。

9.急诊科各治疗、抢救场所要保持清洁、整齐、安静，严禁非工作人员进入。

10.急诊科护理人员做到"三及时"（及时接诊、及时报告医生、及时抢救护理）"三落实"（落实首诊科室、落实观察人员、落实处理措施）"三负责"（负责维持急诊抢救秩序、负责配合医生救治患者，负责留观、转诊、入院和急危重患者各项检查等接送工作，做好就诊、转科、转诊登记和交接班）。

11.严格执行急诊"绿色通道"工作制度，以抢救生命为原则，收治可能出现危及生命的危重患者时应优先抢救、优先检查和优先住院，相关手续可过后办理，严格执行"先救治、后交费"。

12.做好环境清洁和消毒管理，遇传染病时做好疫情报告和消毒隔离工作。

13.患者贵重物品由两名医务人员清点后妥善保管。

14.为患者及家属提供护理咨询和进行健康教育。

四、重症监护室护理工作制度

1.重症监护室护士应符合其岗位资质要求。

2.每班设立护士组长1～2名，协助护士长进行护理管理工作和值班人员的临时调配，下班前检查医嘱执行情况及护理计划落实情况。

3.护理人员要坚守工作岗位，严格履行岗位职责，不得擅自离岗。

4.患者进入监护室后，应按常规进行监护，实行24小时全面护理。

5.严格执行各项规章制度及技术操作规程，严格床边交接班。

6.严密观察患者病情变化并做好护理记录。

7.护理人员应熟练掌握各项护理技术操作及应急技能、监测技术、抢救复苏技术，及时发现病情变化，立即报告医生处理。

8.严格执行无菌技术操作及消毒隔离制度，防止交叉感染。

9.严格执行保护性医疗制度。

10.各项医疗护理文书书写规范，记录及时、客观、完整。妥善保存监护记录和病历资料。

11.仪器、设备应当指定专人负责管理、定期保养，使之处于完好备用状态。

12.物品定位、定量、定期检查、补充，定期消毒灭菌、定人保管，未经护士长允许不得外借或移出监护室。

13.患者外出检查前必须评估转运风险，有医护人员陪同，备好抢救药物及用物，在检查过程中需认真观察患者病情变化。

14.传染病患者实行单间隔离，有条件放置在负压病房，落实疫情报告和消毒隔离措施。

15.当班护士负责病房环境及探视人员管理，保持环境整洁、舒适、安全、安静。关注患者及家属心理状态，提供人文关怀服务，提供护理咨询和健康教育。

五、产房护理工作制度

1.工作人员进产房前应更换洗手衣裤、拖鞋、戴好口罩、帽子，非本室工作人员不得入内。保持室内温度24～26℃、湿度50%～60%。

2.实行专人陪护制度，产妇进产房后应有专人陪伴，给予心理支持及指导，以防发生意外。产程中，如有异常情况应当及时上报，并积极配合做好抢救工作。

3.严格交接班制度，接班者要测生命体征，听胎心音，并做好记录和母乳喂养指导。

4.实行规范化护理，对产妇应体贴、关怀，注意保护性医疗。

5.严格执行各项规章制度，严格执行消毒隔离及无菌技术操作。

6.各种消毒物品专人负责管理，定期检查，按失效期先后存放和使用，及时整理、补充。保证无菌物品无过期。

7.急救药品、器材，定位放置、陈设规范、专人管理。每日检查抢救物品、药品，保证功能完好备用。

8.实行晚断脐，产后60分钟内进行产妇早开奶及母婴肌肤接触。

9.胎儿娩出后，给产妇辨认性别，在新生儿记录单上印脚印和产妇手拇指印，接生者（助产士或医生）与产妇共同核对产妇姓名、新生儿性别、体重、出生时间，无误后戴上手腕带和胸牌。

10.密切观察产妇产后2小时的生命体征、子宫收缩、宫底高度、出血量、会阴伤口、膀胱是否充盈等情况，若无异常，母婴同时送回病房，并与病房护士做好床边交接。

11.及时、准确填写产后各项记录。

12.有传染病的产妇分娩应采取隔离措施，分娩后及时消毒处理。

13.关注产妇心理状态，提供人文关怀服务，为产妇及家属提供护理咨询和健康教育。

六、新生儿科护理工作制度

1.新生儿病室护理人员，必须具备高度的责任感和严肃认真的工作态度，经过相应的规章制度、专科理论及操作技能培训，工作中仔细巡回、观察、护理患儿，发现异常及时报告医师。

2.保持室内环境整齐、清洁、干燥，适宜温度为24～26℃，适宜湿度为50%～60%。

3.工作人员入室前应洗手，戴帽子、口罩，更衣、换鞋，严格执行手卫生制度。

4.非本科室人员不得入内，婴儿用物原则上不外借，病室不得存放工作人员私人用物。

5.病室备齐各种抢救用物，有专人负责保管、定点放置、定期补充、定期检查维修、定期消毒灭菌，处于完好备用状态。

6.建立完善的护理技术操作规程、护理常规。

7.病室为无陪护监护病室，做好家属的探视管理。

8.严格执行交接班制度，入室、出室必须进行新生儿身份确认，每班检查婴儿腕带的标识是否清晰，床号、姓名、性别是否相符。每次治疗护理前后必须严格执行新生儿查对制度。

9.严格执行消毒隔离制度、医院感染管理监测制度、无菌操作技术，诊疗、护理遵循先早产儿后足月儿、先非感染儿后感染儿的原则，特殊感染患儿应采取隔离措施并有隔离标识，采取其他各种有效措施防范院内感染。

10.有健全的清洁消毒制度

（1）辐射台、治疗车、输液架等每日用500mg/L有效氯消毒液擦拭后用清水擦净；监护仪、输液泵、注射泵等每日用75%乙醇擦拭消毒；如婴儿床、暖箱、蓝光箱内睡有新生儿，则用清水擦拭床体、箱体内侧，外侧用500mg/L有效氯消毒液擦拭，再用清水擦净，后用干燥抹布擦干水渍；遇有污迹，应随时擦干净；内部被血液、体液污染时，应先将新生儿移出，用500mg/L有效氯消毒液擦拭，再用清水擦净，后用干燥抹布擦干水渍。暖箱中的水箱内注入灭菌注射用水，每日更换1次；暖箱终末消毒，应最大化拆卸部件，先用500mg/L有效氯消毒液擦拭，再用清水擦拭干净，后用干燥抹布擦干水渍。患儿持续使用床、暖箱时，每周至少更换1次清洁消毒过的床、箱，用后终末消毒。

（2）接触新生儿皮肤的器械、器具及物品，如体温计、听诊器、血压计袖带等应专人专用，"一人一用一消毒"。

（3）诊疗、护理病人过程中使用的非一次性物品，如空氧混合仪、氧气流量表等，尤其是频繁接触的物体表面，如仪器的按钮、操作面板，应每天用500mg/L有效氯消毒液或75%乙醇擦拭，再用清水擦净。

（4）每日对地面、物体表面进行清洁，清洁器具按功能区分开使用，标识清楚，遇有血液、体液污染，用500mg/L有效氯消毒液擦拭消毒。

（5）新生儿使用的奶瓶、奶嘴、盛奶器等奶具清洗晾干后，应高温或高压消毒后备用，且"一人一用"。盛放奶瓶的容器每日清洁消毒，保存奶制品的冰箱每日清洁消毒。

（6）新生儿衣物应严格清洁消毒，新生儿用的衣服、包被、大毛巾应柔软清洁，一人一套，不得共用或挪用，每日至少更换1次衣服和床单。洗澡间操作台垫单每日更换一次，如有血液、体液或排泄物等污染，应及时更换。枕芯、被褥等使用时应防止体液浸湿污染。

（7）按照《医疗废物处理条例》等相关法规处理医疗废物。

（8）为家属提供护理咨询和健康教育。

七、母婴同室护理工作制度

1.布局合理，病房规范，母婴同室，病区安静、整齐、清洁，室内无异味、无污染源。

2.实行责任制护理，严格执行查对制度。及时了解产妇的心理活动，实施恰当的心理护理。

3.定时测体温并记录，每日床头交接班，及时发现和处理母婴异常情况。

4.指导家属及时更换婴儿尿布，观察大小便情况并记录；注意观察新生儿生命体征、喂养情况、全身皮肤及脐带情况。

5.新生儿每日洗澡一次，每日称体重并登记在三测单，常规消毒脐带、清洁眼部，婴儿包布、衣服随脏随换。

6.人工喂养新生儿餐具保持清洁干燥，每日消毒一次。

7.卡介苗、乙肝疫苗接种应专人负责，并做好登记。

8.向产妇及家属进行母乳喂养相关知识的宣教和指导。

9.对产妇及家属进行饮食、活动、产后康复及新生儿护理等内容的宣教。

10.严格执行探视制度，为保证母乳喂养，严禁将奶瓶、橡皮奶头及代乳品带入母婴同室区。

11.认真做好出院宣教工作。

八、血液透析室护理工作制度

1.严格按照《医疗机构血液透析室管理规范》《血液透析质量控制管理规范（草案）》《血液净化标准操作规程（2020版）》等相关规定开展工作。

2.透析室布局符合要求，透析设施配置符合规范，区域划分明确，标识清楚。保持透析室内整洁、安静、舒适、安全、美观。物品存放合理、定点放置、清洁整齐、标识清楚。贵重仪器有使用要求并专人管理。

3.护理人员配置充足，血液净化中心护士必须取得护士执业证书，必须在三级医院接受血液净化护理专业培训3个月以上经考核合格后方可上岗。

4.工作人员上岗前应掌握和遵循血液透析室（中心）感染控制制度和规范。工作人员进入中心时，必须穿工作服、换工作鞋，操作时戴口罩。诊疗过程中应当实施标准预防，并严格执行手卫生规范和无菌技术操作。

5.工作人员必须坚守岗位，严格执行各项规章制度与操作规程；执行透析医嘱；熟练掌握血液透析机的操作及各种血液净化治疗的护理及操作。

6.应设立隔离治疗区，乙型肝炎病毒、丙型肝炎病毒、梅毒螺旋体感染的患者应当分别在各自隔离透析治疗间或者隔离透析治疗区进行专机血液透析，通过呼吸道传染的病人需单独安排在具备有效消毒隔离措施的透析治疗间做血液净化治疗；艾滋病病人建议到传染病专科医院透析。隔离治疗间或者治疗区内血液透析机相互不能混用，隔离区域内所有患者专用血透用物有标识，不能跨区域使用。隔离区安排专门护士，当班护士不能跨区域工作。

7.病区设备指定专人管理，建立账目，定期清点，各种抢救设备处于完好备用状态。

8.药品分类定点放置，标识清晰，无过期。

9.透析治疗过程中按时巡视病人，询问患者自我感觉，测量血压、脉搏，观察穿刺部位有无渗血、穿刺针有无脱出移位、机器运转情况及管路是否有凝血，并准确记录。适时对患者进行健康教育指导。

10.每次透析结束后，应对透析单元内透析机等设备设施表面、物品表面进行擦拭消毒，透析机内部进行有效的水路消毒，透析单元地面每天清洁1～2次，有血液、体液及分泌物污染时使用消毒液擦拭。床单、被套、枕套一人一用一更换，随脏随换。

11.严格执行医院感染管理监测制度，定期进行透析用水及透析液的监测，并达到标准要求。每月进行空气培养一次。

12.原则上一律谢绝探视、陪护，未经允许不得进入，以免增加感染机会。

13.按照《医疗废物管理条例》等相关法规要求处理医疗废物。

九、导管室护理工作制度

1.根据环境、布局条件，做到分区明确，环境整洁、安静、安全。

2.严格执行医院感染管理规范、消毒技术规范、消毒隔离制度、查对制度、手术安全核查制度等规章制度。

3.严格执行介入导管手术操作规程，严格遵守无菌操作原则，无菌手术与有菌手术应分室进行。如无条件时，先做无菌手术，再做有菌手术，特殊感染手术应安排在最后进行（急诊除外），术后用物必须严格按感染管理规范处理。

4.严格控制室内人员的密度与流量，进入导管手术室，必须更换导管室专用鞋、衣、帽、口罩。无关人员不得随意进入。

5.物品、药品定位放置，专人管理，定期检查、补充、维护，抢救物品随时处于备用状态。导管室用物原则上一律不准外借。

6.导管室保证24小时开诊，值班人员电话通畅，急诊手术严格按照要求在30分钟内做好术前准备。

7.接手术患者时，要携带病历，检查腕带等患者身份识别标识，核对患者科别、住院号（门急诊号/ID）、姓名、性别、年龄、诊断、手术名称、途径、麻醉方式、术前用药。患者需穿干净病人服进入导管室。

8.保持导管室整洁，清洁工具分区使用。手术间每日湿扫两次，有血液、污迹应随时清理，每季度进行空气培养一次。

9.做好手术病人资料的登记、耗材管理、记账与统计等工作。

10.做好X线防护，工作人员进入机房上台时须穿好铅衣、戴好铅围脖，佩戴剂量牌，定期监测X线剂量，定期体检，同时做好患者防护工作。

十、手术室护理工作制度

严格执行原卫生部下发的《医院手术部（室）管理规范（试行）》，洁净手术室必须严格按《手术室护理实践指南》内容执行。建筑布局合理，分区明确，环境整洁、安静、安全。

1.严格执行医院感染管理规范、消毒技术规范、消毒隔离制度、查对制度、手术安全核查制度等规章制度。

2.严格遵守无菌操作原则，无菌手术与有菌手术应分室进行。如无条件时，先做无菌手术，再做有菌手术，特殊感染手术应安排在最后进行（急诊除外），术后用物必须严格按感染管理规范处理。

3.进入手术室，着装符合要求，必须更换手术室专用鞋、衣、帽、口罩，手术无关人员不得随意进入；工作人员不得穿着手术衣外出。

4.手术室应当根据手术任务科学合理安排手术及工作人员，值班人员须坚守岗位，以便进行急诊手术及抢救工作。

5.择期手术通知单应于手术前一天上午送至手术室，急诊手术通知单应尽快送手术室，紧急情况下应先电话通知，以免延误手术，取消或变更手术安排应提前通知手术室。

6.手术室的药品、设备、器材管理要做到"四定",定专人负责、定点放置、定期维护、定期检测,处于良好备用状态,以免延误手术。

7.剧毒药的管理、使用按相关规定执行。

8.手术室器械一般不外借,如确需外借时,须经手术室护士长同意,并做好物品借还登记,当面点清,用后归还。

9.根据手术物品清点要求和原则,手术室护士应详细清点相应的手术器械、敷料及缝针等物品的数目及完整性,并做好记录,及时处理被污染的器械、敷料。

10.接手术患者时,要携带病历,检查腕带等患者身份识别标识,核对患者科别、住院号(门急诊号/ID)、姓名、性别、年龄、诊断、手术名称和部位、麻醉方式、术前用药。患者需穿干净病人服进入手术室。

11.手术中采集的组织标本,按规定进行固定、封盖、记录和保管,及时送检。

12.术后安全、稳妥转运患者,认真交接。

13.术后或接台前,按照《医疗机构消毒技术规范》进行手术室环境及表面清洁与消毒。

14.手术室应按规定做好环境清洁与消毒工作,并按《医院感染卫生学监测制度》做好各项监测工作并保存好资料。

十一、消毒供应室护理工作制度

1.采取集中管理的方式,负责对全院各科室重复使用的诊疗器械、器具和物品进行回收,集中清洗、消毒、灭菌和供应。

2.布局合理,严格分区,标识明确。去污区、检查包装区及灭菌区、无菌物品存放区之间有实际屏障。污染、清洁、未灭菌、消毒、灭菌物品必须分区放置,并有清楚标识。污染物品回收、清洁、无菌物品发放按单线行走,不可逆行。

3.工作人员须经过本专业的规章制度、理论、操作技能培训并考核合格后方能上岗,严格遵守各种规章制度和各项技术操作规程。

4.工作人员按要求穿工作服、衣帽整齐,出入工作间需换鞋,按要求进行手卫生,必要时着防护装备,遵循标准预防的原则进行清洗、消毒、灭菌。

5.实行封闭回收。使用后的器械物品必须由科室初步处理后交还,被朊毒体、气性坏疽及突发原因不明的传染病病原体污染的器械、器具和物品使用者必须双层封闭包装并标明感染性疾病名称,由消毒供应中心(室)单独回收处理。回收和发放物品应分车、分人进行。

6.常规诊疗器械、器具和物品的处理遵循先清洗(步骤包括冲洗、洗涤、漂洗、终末漂洗)后消毒、灭菌的原则。特殊病原体污染的器械、物品应先按规范要求行消毒再清洗、消毒、灭菌处理。

7.包装各类器械时，要认真检查器械干燥后的清洁度及功能，清洗质量不合格需要重新处理，功能损毁或锈蚀严重应及时维修或报废。

8.灭菌时要做好灭菌前的准备，灭菌物品的装载、灭菌操作、无菌物品卸载符合《清洗消毒及灭菌技术操作规范》要求。

9.发放无菌物品时，遵循先进先出原则，应确认无菌物品的有效性、无菌包外标识（内容包括：物品名称、检查包装者姓名或编号、灭菌器标号、批次号、灭菌日期和失效日期）。植入物及植入性手术器械在生物监测合格后方可发放。

10.一次性无菌物品必须去除外包装方可进入无菌物品存放间。发放一次性无菌物品时，工作人员认真记录物品名称、规格、数量、生产批号、灭菌日期、失效日期、生产厂家、出库日期等，检查包装是否完好、灭菌指示标识是否符合要求。

11.严格执行清洗消毒灭菌效果监测制度及灭菌物品召回制度，专人负责，对器械、器具和物品的清洗、消毒和灭菌质量进行日常监测和定期检测，记录并存档，可追溯；定期对清洁剂、消毒器、洗涤用水、润滑剂、包装材料、检测材料等进行质量检查，结果符合标准要求。

12.临床医务人员借用无菌治疗包时，需登记借物日期、物品名称、数量、科室并签名，无菌室工作人员确认无误后方可借出。用后及时归还，记录还物日期并签名。

13.接收临床科室各类自备待灭菌包时，注意检查外层包布是否符合要求，查对有无科室名称、化学指示胶带、日期，包装大小、重量是否符合要求，对不符合要求的不予灭菌，按要求重新打包。

14.新购进器械按照厂家说明书进行处理，接收前要求厂家人员对消毒供应中心（室）工作人员进行培训，并有记录。

15.定期检查各种仪器设备，保持性能良好，确保使用安全和效果。当设备出现故障和灭菌失败时，立即分析查找原因，检修设备；新安装、移位、大修时，进行化学监测和生物监测，连续三次合格后方能使用，监测方法符合规范要求。

16.严禁一次性物品使用后重新清洗、消毒、灭菌处理。

17.根据临床工作需要做好各项工作，广泛征求意见，不断改进工作流程。

18.制定突发事件应急预案，出现突发事件时能够提供及时、安全的无菌物品服务。

19.工作人员发生职业暴露事件时，应采取相应的处理措施并及时报告，做好记录存档，实现可追溯。

十二、体检部护理工作制度

1.在护士长领导下开展工作，严格执行《健康体检管理暂行规定》及《健康体检项目目录》。

2.热爱本职工作，有良好的职业道德，严守工作纪律，不迟到早退，不擅离工作岗位，上班时间不聊天，不干私活。

3.工作时着工作服，仪表整洁，举止端庄，言行文明。以体检者为中心，对体检者一视同仁，满腔热忱，耐心细致，为体检者提供一流的服务。

4.保证工作场所整洁、卫生，坚持以体检者为中心，提高体检质量和服务质量。注重学习及培训，提高全体人员的思想水平和业务素质。

5.负责安排合理的体检流程，组织、接待、引导、协调体检者有序进行健康体检。配合医生完成体检中各项护理工作，为受检者提供检后全程式的健康咨询与医疗服务。

6.工作中严格执行护理操作常规，技能熟练，精益求精，不断提高业务水平和技术能力。

7.严格执行保密制度，不泄露受检者的隐私，严禁篡改或伪造单据、报表、资料、记录和健康检查数据。

8.重视医疗安全，防止交叉感染。

9.定期做好护理质量控制分析与反馈，总结分析健康体检工作。

第五章 护理人员职责

第一节 护理管理人员职责

一、护理部主任职责

1. 在院长和主管副院长领导下，负责全面护理工作。
2. 负责拟订医院护理发展规划及管理目标并做到年有计划和总结、季有安排、月有重点。年计划目标达到相应等级医院的标准。
3. 建立和健全护理管理组织体系，组织并修定各级护理人员的岗位职责、管理制度、技术操作规程、护理质量标准，并组织实施，督促检查及考评。
4. 负责护理人力资源的管理，合理配备人员，与人事部门合作做好护理人员的调动、任免、晋升、奖惩工作。
5. 负责制定护理人员继续教育培训计划并组织实施，定期进行考核，提高护理人员的整体素质。
6. 了解护理工作中存在的问题，提出改进的办法，深入科室对突发事件、危重患者的护理、抢救工作进行指导与协调。
7. 根据工作的需要召开护理部例会、科护士长和护士长会议、全院护士大会，分析、反馈护理工作情况，布置及商讨工作方案。
8. 组织开展护理科研和技术革新，应用和推广护理新业务、新技术，开展学术交流。
9. 根据教学目标，负责护理临床教学的管理，组织、指导落实护理实习生实习计划和护理临床进修带教任务。
10. 参加院领导主持的行政会议及行政查房，反映情况，听取意见。
11. 教育护理人员热爱专业，关心他们的思想、工作和生活，协助解决实际问题，以充分调动积极性。
12. 密切与各科室、各部门的联系，加强协调和配合。
13. 遵守医德医风规范，尊重、关爱患者，主动、热情、周到地为患者服务，严禁冷、硬、推诿患者。
14. 护理部副主任协助主任分管相应的工作，定期向主任汇报。在主任外出时受主任委托主持全面工作。

二、护理部干事职责

1. 在护理部主任领导下进行工作,协助护理部主任分管相应的工作。
2. 负责处理护理部日常事务,有关事情经请示后给予答复。
3. 了解院内护理工作信息,及时反馈,并提出改进意见。
4. 负责通知及准备有关会议事务,并做好会议记录、整理、归档工作。
5. 协助护理部主任完成部分文书工作。负责护理部有关文件的打印、复印、分发,收集、登记、归类、统计和保管护理部有关资料。
6. 负责本部门物品的请领、保管。
7. 负责接待参观、来访及来电、来信的处理工作。
8. 负责全院护士注册的具体工作。
9. 统计、汇总、录入病区上交的统计数据等。
10. 负责维护护理人员信息库、护理信息系统、护理微信公众号等工作。
11. 完成领导交给的各项临时性工作。

三、护理部专职质量控制管理员职责

1. 在护理部主任领导下,落实医院的护理质量管理工作。
2. 根据护理部工作目标,协助分管质量管理的护理部副主任制订护理质控工作年、月、周计划及工作重点,做好全院护理质量定期检查安排。深入科室进行护理质量监督检查,监督护理人员执行各项护理规章制度和护理常规,做好日常监控和评价工作,判定指标完成情况,促进护理质量不断提高。
3. 负责每月做全院护理质量评价、分析和护理质量考核统计工作。
4. 负责每月进行护理质量小结,汇总存在的问题、原因分析及整改的措施,在全院护士长例会上进行质量信息反馈。
5. 参与护理不良事件的管理,每月对护理不良事件进行讨论分析,提出鉴定意见及防范措施,检查整改措施的落实情况。定期对护理不良事件情况进行汇总,向护理部主任汇报。
6. 每季度协助召开质量会议,听取组员意见,总结并提出改进措施。
7. 参与建立和修改护理质量标准,收集、整理汇总护理质量监控资料。

四、科护士长职责

1. 在护理部主任领导和科主任指导下进行各项工作。
2. 根据护理部的工作计划,结合本片区情况制订年度工作计划。审定所辖片区各科室年度护理工作计划,并组织、指导和实施。
3. 负责所辖片区护理质量的控制,组织成立科级(二级)护理质量控制小组,按照护理质量控制标准,定期或不定期组织检查,及时发现问题,进行分析、点评并提出整改措施,定期组织所辖片区护理查房、护理病例讨论和护理会诊,提高所辖片区护理人员的专科业务能力,促进护理质量的持续改进。

4.参与所辖片区各科室护理不良事件讨论,分析原因,提出鉴定意见及防范措施,并有记录。

5.定期随同各科主任查房,定期参加所辖片区科室晨会交接班,掌握危重患者的护理动态,并做指导。

6.了解所辖片区护理人员学习需要,制订本片区护理人员在职培训计划并组织实施。

7.指导所辖片区护理进修、实习、规培、专科护士临床教学工作,定期对临床教学质量进行检查。

8.制订所辖片区护理新业务、新技术和护理科研工作计划,并督促实施。

9.了解所辖片区护理人员个人困难和问题,及时提供帮助。

10.负责定期评价与考核所辖片区护士长的工作,并将结果汇报护理部。

11.负责所辖片区护士的应急调配。

12.做好上传下达工作。

13.做好与其他部门联系与协调,为临床工作做好服务。

14.遵守医德医风规范,教育护理人员热爱本专业,尊重、关爱患者,主动、热情、周到地为患者服务,严禁冷、硬、推诿患者。

五、病房护士长职责

1.在护理部主任、科护士长领导和科主任指导下进行各项工作。

2.制订科室护理工作计划,组织实施,定期总结。

3.制定并完善科室各项护理工作制度、流程、职责、常规等。

4.负责科室护理人员排班及工作分配,根据护理人员能力分管患者,在满足工作需要的同时尽量满足护士需求,各班次护理人员层级搭配合理。

5.督促、检查各项制度、流程落实情况,加强护理质量管理,发现问题及时讨论分析,提出整改意见,帮助解决护理工作中的疑难问题。

6.组织护理人员业务学习和技术培训,定期进行护理查房、讲课和护理会诊等。

7.组织护理人员对护理不良事件进行讨论分析,提出鉴定意见及防范措施,有记录。

8.制订教学计划,管理和指导带教人员完成教学任务,定期检查临床教学质量。

9.组织制订护理科研计划,积极开展新技术、新业务及护理科研工作。

10.负责仪器、设备和物品的请领和管理工作。

11.参加科主任、主治医师查房,参加科内及院内会诊、疑难病例、死亡病例讨论,组织、指导疑难、危重患者的抢救及护理。

12.根据患者需要,提供必要的便民服务。

13.定期召开工作人员、患者及家属座谈会,听取意见,不断改进护理工作。

14.密切与各科室、各部门的联系，加强沟通、协调和配合。

15.遵守医德医风规范，教育护理人员热爱本专业，尊重、关爱患者，主动、热情、周到地为患者服务，严禁冷、硬、推诿患者。

16.副护士长协助护士长负责相应的工作。

六、门诊部护士长职责

1.在护理部主任、科护士长领导和科主任指导下进行各项工作。

2.制订门诊部护理工作计划，组织实施，定期总结。

3.制定并完善科室各项护理工作制度、流程、职责、常规等。

4.合理调配和使用护理人员，做好与门诊医生的配合工作。

5.督促、检查各项制度、流程落实情况，加强护理质量管理，发现问题及时讨论分析，提出整改意见，帮助解决护理工作中的疑难问题。

6.组织护理人员业务学习和技术培训，定期进行护理讲课和护理会诊等。

7.组织护理人员对护理安全（不良）事件进行讨论、分析原因、提出鉴定意见及防范措施，有记录。

8.制订教学计划，管理和指导带教人员完成教学任务，定期检查临床教学质量。

9.制订护理科研计划，完成新业务、新技术及护理科研工作。

10.组织开展门诊健康教育工作，做好门诊就诊指引标识，优化门诊就医流程。

11.负责督促、检查门诊就诊秩序及做好预检分诊工作。根据病人需要，提供必要的便民措施。

12.协助医院完成门诊信息化建设工作，采取措施保证就诊便捷快速，改善患者就医体验。

13.密切与各科室、各部门的联系，加强沟通、协调和配合。

14.遵守医德医风规范，教育护理人员热爱本专业，尊重、关爱患者，主动、热情、周到地为患者服务，严禁冷、硬、推诿患者。

15.副护士长协助护士长负责相应工作。

七、急诊科护士长职责

1.在护理部主任、科护士长领导和科主任指导下进行各项工作。

2.制订科室护理工作计划，组织实施，定期总结。

3.制定并完善科室各项护理工作制度、流程、职责、常规等。

4.负责科室护理人员排班及工作分配，根据工作需要和护理人员能力弹性排班，保证各班次护理人员层级搭配合理。熟悉紧急情况下的人力调配流程及要求。

5.督促、检查各项制度、流程落实情况，加强护理质量管理，发现问题及时讨论分析，提出整改意见，帮助解决护理工作中的疑难问题。

6.定期开展护理人员业务培训，组织护理查房、讲课和护理会诊等。

7.组织护理人员对护理不良事件进行讨论分析，提出鉴定意见及防范措施，有记录。

8.制订教学计划，管理和指导带教人员完成教学任务，定期检查临床教学质量。

9.组织制订护理科研计划，积极开展新技术、新业务及护理科研工作。

10.负责仪器、设备和物品的请领和管理工作，保证抢救仪器设备处于完好备用状态。

11.参加科主任查房、科内及院内会诊、疑难病例、死亡病例讨论，组织、指导疑难、危重患者的抢救及护理。

12.根据患者需要，提供必要的便民服务。

13.熟悉急诊各项突发公共卫生事件应急预案，组织各级护理人员配合医师快速处置突发公共卫生事件。

14.密切与各科室、各部门的联系，加强沟通、协调和配合。

15.遵守医德医风规范，教育护理人员热爱本专业，尊重、关爱患者，主动、热情、周到地为患者服务，严禁冷、硬、推诿患者。

16.副护士长协助护士长负责相应的工作。

八、手术室护士长职责

1.在护理部主任、科护士长领导和科主任指导下进行各项工作。

2.制订科室护理工作计划，组织实施，定期总结。

3.制定并完善科室各项护理工作制度、流程、职责、常规等。

4.根据手术任务和护理人员情况，合理排班、科学分工。

5.督促、检查各项制度、流程落实情况，加强护理质量管理，发现问题及时讨论分析，提出整改意见，帮助解决护理工作中的疑难问题。

6.组织护理人员业务学习和技术培训，定期进行护理查房、讲课和护理会诊等。

7.组织护理人员对护理不良事件进行讨论、分析原因、提出鉴定意见及防范措施，有记录。

8.制订教学计划，管理和指导带教人员完成教学任务，定期检查临床教学质量。

9.组织制订护理科研计划，积极开展新技术、新业务及护理科研工作。

10.负责仪器、设备和物品的请领和管理工作。

11.督促医务人员做好手术室感染控制工作，严格按规定进行空气质量监测，发现异常及时处理。

12.与临床科室保持良好沟通，落实术前访视、术后回访。

13.负责对外联系、部门间协调、接待参观及各种突发事件的应对。

14.遵守医德医风规范，教育护理人员热爱本专业，尊重、关爱患者，主动、热情、周到地为患者服务。

15.副护士长协助护士长负责相应的工作。

九、消毒供应室护士长职责

1.在护理部主任、科护士长领导和指导下进行各项工作。
2.制订科室工作计划,组织实施,定期总结。
3.制定并完善科室各项工作制度、流程、职责、常规等。
4.负责科室人员的排班及工作分配,各班次人员搭配合理。
5.督促科室人员认真贯彻执行各项规章制度和技术操作规程。定期检查清洗、灭菌设备的效能,对消毒与灭菌的效果进行监测,发现异常立即查找原因,必要时通知检修。
6.对科室人员进行职业安全教育,督促做好消毒隔离工作,按规范做好消毒物品的质量抽检,严格落实医院感染管理各项工作。
7.定期组织业务学习和技术培训。
8.制订教学计划,指导带教人员完成教学任务,定期检查临床教学质量。
9.组织科室人员对不良事件进行讨论,分析原因,提出鉴定意见及防范措施,并有记录。
10.组织制订护理科研计划,积极开展新技术、新业务及护理科研工作。
11.负责申购各类清洗、灭菌监测、包装耗材及一次性无菌物品等物资,确保其在有效期内使用,统筹做好复用器械、物品的申购及报废工作。
12.深入临床科室,了解物品使用情况,改进工作。
13.密切与各科室、各部门的联系,加强沟通、协调和配合。
14.遵守医德医风规范,教育护理人员热爱本专业,尊重、关爱患者,主动、热情、周到地为临床科室及患者服务。
15.副护士长协助护士长负责相应的工作。

十、重症监护室护士长职责

1.在护理部主任、科护士长领导和科主任指导下进行各项工作。
2.制订科室护理工作计划并组织实施,定期总结。
3.制定并完善科室各项护理工作制度、流程、职责、常规等。
4.负责科室护理人员排班及工作分配,各班次护理人员层级搭配合理。
5.根据《重症医学科建设与管理指南》落实相关护理及管理工作;督促、检查各项制度、流程落实情况,加强护理质量管理,发现问题及时讨论分析,提出整改意见,帮助解决护理工作中的疑难问题。
6.组织护理人员业务学习和技术培训,定期进行护理查房、讲课和护理会诊等。
7.组织科室护理人员对护理安全(不良)事件进行讨论分析,提出鉴定意见及防范措施,有记录。
8.制订教学计划,指导带教人员完成教学任务,定期检查临床教学质量。
9.组织制订护理科研计划,积极开展新技术、新业务及护理科研工作。

10. 负责仪器、设备和物品的请领和管理工作。

11. 参加科主任、主治医师查房，参加科内及院内会诊、疑难病例、死亡病例讨论，组织、指导并参与疑难、危重、大手术患者的抢救和护理。

12. 定期召开工作人员、家属座谈会，听取意见，不断改进护理工作。

13. 根据患者需要，提供必要的便民服务。

14. 密切与各科室、各部门的联系，加强沟通、协调和配合。

15. 遵守医德医风规范，教育护理人员热爱本专业，尊重、关爱患者，主动、热情、周到地为患者服务，严禁冷、硬、推诿患者。

16. 副护士长协助护士长负责相应的工作。

十一、产房护士长职责

1. 在护理部主任、科护士长领导和科主任指导下进行各项工作。

2. 制订科室工作计划，组织实施，定期总结。

3. 制定并完善科室各项护理工作制度、流程、职责、常规等。

4. 负责科室护理人员排班及工作分配，根据工作任务和助产士能力科学排班。

5. 督促、检查各项制度、流程落实情况，加强护理质量管理，发现问题及时讨论分析，提出整改意见，帮助解决护理工作中的疑难问题，确保母婴安全。

6. 组织护理人员业务学习和技术培训，定期进行护理查房、讲课和护理会诊等。

7. 组织护理人员对护理安全（不良）事件进行讨论分析，提出鉴定意见及防范措施，并有记录。

8. 制订教学计划，指导带教人员完成教学任务，定期检查临床教学质量。

9. 组织制订护理科研计划，积极开展新技术、新业务及护理科研工作。

10. 负责仪器、设备和物品的请领和管理工作。

11. 参加科主任、主治医师查房，参加科内及院内会诊、疑难病例、死亡病例讨论，组织、指导并参与危重孕产妇及新生儿的抢救及护理工作。

12. 检查、指导助产士正确观察产程，开展母婴保健知识指导，根据产妇需要提供必要的便民服务。

13. 定期召开工作人员、孕产妇及家属座谈会，听取意见，不断改进护理工作。

14. 密切与各科室、各部门的联系，加强沟通、协调和配合。

15. 遵守医德医风规范，教育护理人员热爱本专业，尊重、关爱患者，主动、热情、周到地为患者服务，严禁冷、硬、推诿患者。

16. 副护士长协助护士长负责相应的工作。

十二、新生儿科护士长职责

1. 在护理部主任、科护士长领导和科主任指导下进行各项工作。

2. 制订科室护理工作计划并组织实施，定期总结。

3.制定并完善科室各项护理工作制度、流程、职责、常规等。

4.负责病室护理人员的排班及工作分配,各班次护理人员层级搭配合理。

5.督促、检查各项制度、流程落实情况,加强护理质量管理,发现问题及时讨论分析,提出整改意见,帮助解决护理工作中的疑难问题。

6.组织护理人员业务学习和技术培训,定期进行护理查房、讲课和护理会诊等。

7.组织护理人员对护理安全(不良)事件进行讨论分析,提出鉴定意见及防范措施,有记录。

8.制订教学计划,指导带教人员完成教学任务,定期检查临床教学质量。

9.制订护理科研计划,积极开展新技术、新业务及护理科研工作。

10.负责仪器、设备和物品的请领和管理工作。

11.参加科主任、主治医师查房,参加科内及院内会诊、疑难病例、死亡病例讨论,组织、指导并参与疑难、危重病例的抢救及护理。

12.提供必要的便民服务。

13.定期召开工作人员、家属座谈会,听取意见,不断改进护理工作。

14.密切与各科室、各部门的联系,加强沟通、协调和配合。

15.遵守医德医风规范,教育护理人员热爱本专业,尊重、关爱患者,主动、热情、周到地为患者服务,严禁冷、硬、推诿患者。

16.副护士长协助护士长负责相应的工作。

十三、血液透析室护士长职责

1.在护理部主任、科护士长领导和科主任指导下进行各项工作。

2.制订科室护理工作计划并组织实施,定期总结。

3.制定并完善科室各项护理工作制度、流程、职责、常规等。

4.负责病室护理人员的排班及工作分配,各班次护理人员层级搭配合理。

5.督促、检查各项制度、流程落实情况,加强护理质量管理,发现问题及时讨论分析,提出整改意见,帮助解决护理工作中的疑难问题。

6.组织护理人员业务学习和技术培训,定期进行护理查房、讲课和护理会诊等。

7.组织科室护理人员对护理安全(不良)事件进行讨论分析,提出鉴定意见及防范措施,有记录。

8.制订教学计划,指导带教人员完成教学任务,定期检查临床教学质量。

9.制订护理科研计划,积极开展新技术、新业务及护理科研工作。

10.负责仪器、设备和物品的请领和管理工作。

11.参加科主任、主治医师查房,参加科内及院内会诊、疑难病例讨论,组织、指导并参与疑难、危重病例的抢救及护理。

12.督促医务人员做好院内感染防控工作,按规定做好相关项目监测。感染及特殊患者管理严格按照有关规定执行。

13.指导并参与透析患者健康教育工作,根据患者需要,提供必要的便民服务。

14.定期召开工作人员、患者及家属座谈会，听取意见，不断改进护理工作。

15.密切与各科室、各部门的联系，加强沟通、协调和配合。

16.遵守医德医风规范，教育护理人员热爱本专业，尊重、关爱患者，主动、热情、周到地为患者服务，严禁冷、硬、推诿患者。

17.副护士长协助护士长负责相应的工作。

十四、预防保健科护理人员岗位职责

1.在科主任的领导下承担社区居民和集体单位的传染病预防、控制及传染病人的管理工作。

2.承担社区开展的妇幼保健工作。

3.承担以慢性非传染性疾病的一级预防为主的管理工作。

4.建立社区居民健康档案，根据健康人群、重点人群和高危人群的不同需求完成预防保健管理工作。

5.采取多种形式开展健康教育，针对危害社区人群健康的危险因素普及卫生知识，提高人群的自我保健能力和整体健康水平。

6.开展社区精神卫生服务，参与精神病人管理与康复指导。

7.配合全科医师开展相关的社区卫生服务。

8.严格按操作规程进行免疫、接种工作，严格执行无菌技术操作，做好宣教工作。

十五、社区护理人员岗位职责

1.参与社区防治工作，负责辖区内人群护理信息的收集、整理及统计分析。了解社区人群健康状况及分布情况，注意发现社区人群的健康问题和影响因素，参与对影响人群健康不良因素的监测工作。

2.参与对社区人群的健康教育与咨询、行为干预和筛查、建立健康档案、高危人群监测和规范管理工作。

3.参与社区传染病预防与控制工作，参与预防传染病的知识培训，根据季节及常见病发病规律，对居民定期进行健康教育讲座。

4.参与完成社区儿童计划免疫任务。

5.参与社区康复、精神卫生、慢性病防治与管理、营养指导工作。重点对老年病人、慢性病人、残疾人、婴幼儿、围生期妇女提供康复及护理服务。

6.承担诊断明确的居家病人的访视、护理工作，提供基础或专科护理服务，配合医师进行病情观察与治疗，为病人与家属提供健康教育、护理指导与咨询服务。

7.承担就诊病人的护理工作，正确执行医嘱，熟练掌握各项护理技术操作，严防差错事故发生。

8.为临终患者提供临终关怀护理服务。

9.参与计划生育技术服务的宣传教育与咨询。

10.严格执行各项规章制度,做好消毒隔离,避免交叉感染。

十六、科研护士岗位职责

1.在护士长的领导下负责本病区科研组织、实施工作。

2.掌握护理学科发展前沿动态,协助护士长开展本专业或科室护理科研培训,指导护士用科学的方法解决临床问题。

3.结合国内外护理科研进展及科室实际,组织护理人员研究和革新护理新技术、护理流程中的难点问题;有计划、有目的、高质量地推广和应用专业新成果、新技术、新理论和新方法。

4.负责或指导本专业护理立项课题的具体实施,督促其进度,定时汇报本专业科研进展。

第二节 护理技术人员职责

一、病区主任(副主任)护师职责

1.在科主任、病区护士长的领导下,协助制订本病区护理工作计划,参与护理管理。

2.了解国内外护理发展动态,结合本专业具体情况,引进新技术,提高护理质量,促进护理学科发展。

3.严格执行并督促、指导护理人员执行各项规章制度及技术操作规程,协助护士长做好护理质量管理。

4.指导本病区疑难、急、危、重症患者护理计划的实施、护理会诊及疑难、危重患者的护理。

5.参加科主任、主治医师查房,参加科内会诊、大手术或新开展手术、疑难病例、死亡病例讨论。

6.参加并指导本病区护理查房、护理人员业务学习和技术培训,不断提高护理业务水平。

7.承担实习、进修、规培、专科护士教学任务。

8.协助制订本病区护理科研计划、参与并指导实施,定期总结。参与本院护理论文及科研、技术革新成果的审定、评价。

9.协助护理部做好各级护理人员的业务考核工作。

10.参与本病区护理安全(不良)事件讨论,提出鉴定意见及预防措施。

11.根据病人需要,提供必要的便民服务。

12.为病人及家属提供护理咨询和健康教育,并指导下级护理人员开展此项工作。

13.遵守医德医风规范，热爱本专业，尊重、关爱患者，主动、热情、周到地为患者服务，严禁冷、硬、推诿患者。

二、病区主管护师职责

1.在科主任、病区护士长领导和本病区主任（副主任）护师指导下进行工作，协助制订护理工作计划，参与护理管理。

2.指导护理人员执行各项规章制度及技术操作规程，协助护士长做好护理质量管理工作。

3.熟练掌握并指导下级护理人员正确运用护理程序，及时完成各项护理工作。

4.参加并指导本病区危重患者的抢救及护理，协助解决护理疑难问题，指导并参与疑难、急、危、重症患者护理计划的制订及实施。

5.参加科主任、主治医师查房，参加大手术或新开展手术、疑难病例、死亡病例讨论。

6.参加并指导本病区护理查房、护理会诊、护理病例讨论，指导本病区下级护理人员业务学习和技术培训。

7.承担进修、实习、规培、专科护士教学任务。

8.开展护理科研，撰写护理论文。

9.参与科室护理安全（不良）事件讨论，提出鉴定意见及防范措施。

10.根据患者需要，提供必要的便民服务。

11.为患者及家属提供护理咨询和健康教育，并指导下级护理人员开展此项工作。

12.遵守医德医风规范，热爱本专业，尊重、关爱患者，主动、热情、周到地为患者服务，严禁冷、硬、推诿患者。

三、病区护师职责

1.在科主任、病区护士长领导和本病区主任（副主任）护师、主管护师业务指导下进行工作。协助护士长拟订护理工作计划，参与病房管理。

2.严格执行各项规章制度及技术操作规程。

3.掌握并指导下级护理人员正确运用护理程序，及时完成各项护理工作。

4.参加危重患者的抢救及护理，参加本病区疑难、急、危、重症患者护理计划的制订、实施和评价。

5.全面了解患者的情况，参加科主任、主治医师查房，参加大手术或新开展手术、疑难病例、死亡病例讨论。

6.参加本病区护理查房、护理会诊、护理病例讨论。参加并指导下级护理人员业务学习和技术培训。

7.承担进修、实习、规培、专科护士教学任务。

8. 参与护理科研，撰写护理论文。

9. 参加本病区护理安全（不良）事件讨论，提出鉴定意见及防范措施。

10. 根据患者需要，提供必要的便民措施。

11. 为患者及家属提供护理咨询和健康教育，并指导下级护理人员开展此项工作。

12. 遵守医德医风规范，热爱本专业，尊重、关爱患者，主动、热情、周到地为患者服务，严禁冷、硬、推诿患者。

四、病区护士职责

1. 在科主任、护士长领导和病区主任（副主任）护师、主管护师、护师指导下进行工作。

2. 严格执行各项规章制度和技术操作规程。

3. 正确运用护理程序，及时完成各项护理工作。指导护工、保洁员的工作。

4. 参加危重患者的抢救及护理。

5. 全面掌握患者情况，参加科主任、主治医师查房，参加大手术或新开展手术、疑难病例、死亡病例讨论。

6. 参加本病区护理查房、护理会诊、护理病案讨论及业务学习和技术培训。

7. 参加护理教学和科研工作。

8. 参加本病区护理安全（不良）事件讨论，提出预防措施。

9. 认真做好病房物资、器材的使用及保管工作。

10. 根据患者需要，提供必要的便民措施。

11. 为患者及家属提供护理咨询和健康教育。

12. 遵守医德医风规范，热爱本专业，尊重、关爱患者，主动、热情、周到地为患者服务，严禁冷、硬、推诿患者。

五、急诊科主任（副主任）护师职责

1. 在科主任、护士长领导下，协助制订本科室护理工作计划，参与护理管理。

2. 了解国内外护理发展动态，并根据具体条件引进新技术，提高护理质量，发展护理学科。

3. 严格执行并督促、指导护理人员执行各项规章制度及技术操作规程，协助护士长做好护理质量管理。

4. 熟悉常见急、危、重症救治流程，参与并指导疑难、急、危、重症患者的抢救及护理，协助解决护理疑难问题，检查、指导并参与护理计划的制订、实施和评价。熟悉预检分诊及院前急救等工作流程，指导下级护士开展工作。

5. 熟悉突发公共卫生事件应急预案，组织各级护理人员配合医师快速处置突发公共卫生事件。

6.参加科主任、主治医师查房,参加科内会诊或新开展手术、疑难病例、死亡病例讨论。

7.参加并指导科室护理查房、护理人员业务学习和技术培训,不断提高护理业务水平。

8.承担进修、实习、规培、专科护士教学任务。

9.协助制订科室护理科研计划、参与并指导实施,定期总结。参与本院护理论文及科研、技术革新成果的审定、评价。

10.协助护理部做好各级护理人员的业务考核工作。

11.参与科室护理安全（不良）事件讨论,提出鉴定意见及预防措施。

12.根据患者需要,提供必要的便民服务。

13.为患者及家属提供护理咨询和健康教育,并指导下级护理人员开展此项工作。

14.遵守医德医风规范,热爱本专业,尊重、关爱患者,主动、热情、周到地为患者服务,严禁冷、硬、推诿患者。

六、急诊科主管护师职责

1.在科主任、护士长领导和科室主任（副主任）护师的指导下进行工作,协助制订本科室护理工作计划,参与护理管理。

2.指导护理人员严格执行各项规章制度及技术操作规程,协助护士长做好护理质量管理。

3.熟练掌握并指导下级护理人员正确运用护理程序,及时完成各项护理工作。参与并指导下级护理人员做好急诊患者的分诊、出诊工作。

4.熟悉常见急、危、重症救治流程,参与并指导疑难、急、危、重症患者的抢救及护理,协助解决护理疑难问题,检查、指导并参与护理计划的制订、实施和评价。

5.参加科主任、主治医师查房,参加疑难病例、死亡病例讨论。

6.参加并指导科室护理查房、护理会诊、护理病例讨论,指导科室下级护理人员业务学习和技术培训。

7.承担进修、实习、规培、专科护士教学任务。

8.开展护理科研,撰写护理论文。

9.参加科室护理安全（不良）事件讨论,提出鉴定意见及防范措施。

10.根据患者需要,提供必要的便民服务。

11.为患者及家属提供护理咨询、健康教育及便民服务,并指导下级护士开展工作。

12.遵守医德医风规范,热爱本专业,尊重、关爱患者,主动、热情、周到地为患者服务,严禁冷、硬、推诿患者。

七、急诊科护师职责

1. 在科主任、护士长领导和科室主任（副主任）护师、主管护师的指导下进行工作。
2. 严格执行各项规章制度及技术操作规程。
3. 掌握并指导下级护理人员正确运用护理程序，及时完成各项护理工作。
4. 参加急、危、重症患者的抢救及护理，参加护理计划的制订、实施和评价。
5. 参加并指导下级护理人员做好急诊患者的分诊、出诊工作。
6. 参加科主任、主治医师查房以及疑难病例、死亡病例讨论。
7. 参加护理查房、护理会诊、护理病案讨论，参加并指导下级护理人员业务学习和技术培训。
8. 参加科室护理安全（不良）事件讨论，提出鉴定意见及防范措施。
9. 承担进修、实习、规培、专科护士教学任务。
10. 参与护理科研，撰写护理论文。
11. 为患者及家属提供护理咨询、健康教育及便民服务，并指导下级护士开展此项工作。
12. 遵守医德医风规范，热爱本专业，尊重、关爱患者，主动、热情、周到地为患者服务，严禁冷、硬、推诿患者。

八、急诊科护士职责

1. 在科主任、护士长领导和科室主任（副主任）护师、主管护师、护师的指导下进行工作。
2. 严格执行各项规章制度及技术操作规程。
3. 正确运用护理程序，正确执行医嘱，准确及时完成各项护理工作。
4. 参加急、危、重症患者的抢救及护理。
5. 协助做好急诊患者的分诊、出诊工作。
6. 参加科主任、主治医师查房以及疑难病例、死亡病例的讨论。
7. 参加护理查房、护理会诊、护理病例讨论以及业务学习和技术培训。
8. 参加护理教学和科研工作。
9. 参加科室护理安全（不良）事件讨论，提出防范措施。
10. 为患者及家属提供护理咨询、健康教育、便民服务。
11. 遵守医德医风规范，热爱本专业，尊重、关爱患者，主动、热情、周到地为患者服务，严禁冷、硬、推诿患者。

九、手术室主任（副主任）护师职责

1. 在科主任、护士长的领导下进行工作，协助制订手术室护理工作计划，参与护理管理。

2.了解国内外护理发展动态,并根据具体条件引进新技术,提高护理质量,发展护理学科。

3.严格执行并督促、指导护理人员执行各项规章制度及技术操作规程。协助护士长做好护理质量管理。

4.指导科室疑难、急、危、重症患者护理计划的实施、护理会诊及疑难、危重患者的护理。

5.熟练掌握各专科手术配合和仪器、设备的使用,参加并指导护理人员协助医生完成手术中的各项工作。

6.参加并指导科室护理查房、护理人员业务学习和技术培训,不断提高护理业务水平。

7.承担进修、实习、规培、专科护士教学任务。

8.协助制订手术室护理科研计划,参与并指导实施,定期总结。参与本院护理论文及科研、技术革新成果的审定、评价。

9.协助护理部做好各级护理人员的业务考核工作。

10.参加科室护理安全(不良)事件讨论,提出鉴定意见及防范措施。

11.管理手术间。根据病人需要,提供必要的便民服务。

12.为病人及家属提供护理咨询,指导护理人员做好术前访视和术后随访工作。

13.遵守医德医风规范,尊重、关爱患者,主动、热情、周到地为患者服务,严禁冷、硬、推诿患者。

十、手术室主管护师职责

1.在科主任、护士长的领导和科室主任(副主任)护师的指导下进行工作,协助制订手术室护理工作计划,参与护理管理。

2.严格执行各项规章制度及技术操作规程,协助护士长做好护理质量管理。

3.掌握本专科护理理论及技术操作,参加并指导疑难、急、危、重症患者的抢救及护理,协助护士长组织本专科护理查房,解决护理疑难问题。

4.熟悉各专科手术配合和仪器、设备的使用,参加并指导下级护理人员协助医生完成手术中的各项工作。

5.参加并指导科室护理查房、护理会诊、护理病例讨论,指导科室下级护理人员业务学习和技术培训。

6.承担进修、实习、规培和专科护士教学任务。

7.开展护理科研,撰写护理论文。

8.参加科室护理安全(不良)事件讨论,提出鉴定意见及防范措施。

9.管理手术间。根据病人需要,提供必要的便民服务。

10.为病人及家属提供护理咨询,参加并指导下级护理人员做好术前访视和术后随访工作。

11.遵守医德医风规范，尊重、关爱患者，主动、热情、周到地为患者服务，严禁冷、硬、推诿患者。

十一、手术室护师职责

1.在科主任、护士长的领导和科室主任（副主任）护师、主管护师的指导下进行工作。

2.严格执行各项规章制度及技术操作规程。

3.熟悉本专科护理理论及技术操作，参加疑难、急、危、重症患者的抢救及护理。

4.熟悉各专科手术配合和仪器、设备的使用，参加并指导护士协助医生完成手术过程中的各项工作。

5.参加科室护理查房、护理会诊、护理病例讨论。参加并指导下级护理人员业务学习和技术培训。

6.承担进修、实习、规培、专科护士带教工作。

7.参与护理科研，撰写护理论文。

8.参加科室护理安全（不良）事件讨论，提出鉴定意见及防范措施。

9.管理手术间，指导保洁员进行手术间的清洁整理工作。根据病人需要，提供必要的便民服务。

10.为患者及家属提供护理咨询，参加并指导下级护理人员做好术前访视和术后随访工作。

11.遵守医德医风规范，尊重、关爱患者，主动、热情、周到地为患者服务，严禁冷、硬、推诿患者。

十二、手术室护士职责

1.在科主任、护士长的领导和科室主任（副主任）护师、主管护师、护师的指导下进行工作。

2.严格执行各项规章制度及技术操作规程。

3.参加急、危、重症患者的抢救及护理。

4.熟悉各专科的手术配合和各种仪器、设备的使用，密切配合医生完成手术，及时完成各项护理工作。

5.参加护理业务学习和技术培训。

6.参加科室护理安全（不良）事件讨论，提出预防措施。

7.参加护理科研和教学工作。

8.指导保洁员进行手术间的清洁整理工作。根据病人需要，提供必要的便民服务。

9.为病人及家属提供护理咨询，参加手术病人做好术前访视和术后随访工作。

10.遵守医德医风规范，尊重、关爱患者，主动、热情、周到地为患者服务，严禁冷、硬、推诿患者。

十三、消毒供应中心(室)主任(副主任)护师职责

1. 在护士长的领导下,协助制订本科室护理工作计划,参与护理管理。
2. 了解国内外护理发展动态,结合本专业具体情况,引进新技术,提高护理质量,促进护理学科发展。
3. 严格执行并督促、指导护理人员执行各项规章制度及技术操作规程。协助护士长做好护理质量管理。
4. 参加并指导解决工作业务疑难问题,检查和指导工作计划的制订、实施和评价。
5. 参加科室质量控制疑难问题的讨论,提出整改意见。
6. 参加并指导本科室护理人员及技术工人的业务学习和技术培训,定期给护理人员和技术工人讲课;协助做好护理人员的考核。
7. 承担进修、实习护士教学任务。
8. 协助制订科室护理科研计划,参与并指导实施,定期总结。参与本院护理论文及科研、技术革新成果的审定、评价。
9. 协助护理部做好各级护理人员的业务考核工作。
10. 参加科室安全(不良)事件讨论,提出鉴定意见及预防措施。
11. 遵守医德医风规范,热爱本专业,主动、热情、周到地为临床一线服务。

十四、消毒供应中心(室)主管护师职责

1. 在护士长的领导和科室主任(副主任)护师的指导下进行工作,协助制订本科室护理工作计划,参与护理管理。
2. 指导下级护理人员和技术工人执行各项规章制度及技术操作规程,协助护士长做好护理质量管理工作。
3. 解决复杂疑难问题,及时完成各项护理工作。
4. 深入科室(病区)实行下收下送,检查供应物品使用情况,征求意见、改进工作。
5. 参加并指导下级护理人员和技术工人业务学习和技术培训。
6. 承担进修、实习人员教学任务。
7. 开展护理科研,撰写护理论文。
8. 参加科室护理安全(不良)事件讨论,提出鉴定意见及预防措施。
9. 遵守医德医风规范,热爱本专业,主动、热情、周到地为临床一线服务。

十五、消毒供应中心(室)护师职责

1. 在护士长的领导和科室主任(副主任)护师、主管护师的指导下进行工作。
2. 严格执行各项规章制度及技术操作规程,保质保量完成各项工作任务,积极开展技术革新,不断提高工作质量。

3.负责检查和指导下级护理人员和技术工人的工作，解决工作中的复杂疑难问题。

4.深入科室（病区）实行下收下送，检查供应物品使用情况，征求意见、改进工作。

5.参加并指导下级护理人员和技术工人业务学习和技术培训。

6.承担实习护士教学任务。

7.参与护理科研，撰写护理论文。

8.参加科室护理安全（不良）事件讨论，提出鉴定意见及预防措施。

9.遵守医德医风规范，热爱本专业，主动、热情、周到地为临床一线服务。

十六、消毒供应中心（室）护士职责

1.在护士长的领导和科室主任（副主任）护师、主管护师、护师的指导下进行工作。

2.负责检查和指导技术工人的工作。

3.严格执行各项规章制度及技术操作规程，按质量要求及时完成各项工作任务，保证临床的需要。

4.深入科室（病区）实行下收下送，检查供应物品使用情况，征求意见、改进工作。

5.参加护理业务学习和技术培训。

6.参加护理科研和教学工作。

7.参加科室护理不良事件讨论，提出预防措施。

8.遵守医德医风规范，热爱本专业，主动、热情、周到地为临床一线服务。

十七、消毒供应中心（室）技术工人职责

1.在护士长的领导和各级护理人员的指导下进行工作。

2.严格执行各项规章制度及技术操作规程，按质量要求及时完成各项工作任务，保证临床的需要。

3.深入科室（病区）实行下收下送，检查供应物品使用情况，征求意见、改进工作。

4.参加护理业务学习和技术培训。

5.参加科室护理安全（不良）事件讨论。

6.遵守医德医风规范，热爱本专业，主动、热情、周到地为临床一线服务。

十八、门诊部主任（副主任）护师职责

1.在门诊部主任、护士长领导下，协助制订门诊部护理工作计划，参与护理管理。

2.了解国内外护理发展动态,结合工作特点,引进新技术,提高护理质量。

3.熟悉门诊各项护理工作流程及要求,严格执行并督促、指导下级护理人员执行各项规章制度及技术操作规程。协助护士长做好护理质量管理。

4.参加并指导解决工作业务疑难问题,检查和指导工作计划的制订、实施和评价。

5.参加科室质量控制存在疑难问题的讨论,并提出整改意见。

6.参加并指导门诊部护理人员业务学习和技术培训,不断提高护理业务水平。

7.协助制订门诊部护理科研计划,参与并指导实施,定期总结。参与本院护理论文及科研、技术革新成果的审定、评价。

8.协助护理部做好各级护理人员的业务考核工作。

9.参加门诊部护理安全(不良)事件讨论,提出鉴定意见及预防措施。

10.为患者及家属提供护理咨询、健康教育、便民服务。

11.参与门诊信息化系统使用的评估、反馈、整改工作。

12.做好门诊患者就诊指引工作,加快就诊速度。

13.遵守医德医风规范,热爱本专业,主动、热情、周到地为患者服务。

十九、门诊部主管护师职责

1.在门诊部主任、护士长领导和科室主任(副主任)护师的指导下进行工作,履行职责,协助制订门诊护理工作计划,参与护理管理。

2.严格执行各项规章制度及技术操作规程,及时完成护理工作任务,严格执行"首问"负责制。

3.保持候诊室(厅)、诊室环境整洁、安静、舒适、安全、美观,维持就诊秩序,做好预检分诊工作。

4.注意观察患者,发现急、危、重症患者及时给予救治。

5.负责诊室物品、药品的请领及贵重仪器的保养和管理。

6.参加并指导下级护理人员做好器械消毒和开诊前的各项准备工作。

7.参加并指导下级护理人员业务学习和技术培训,定期给护理人员讲课。

8.承担进修、实习、规培护士教学任务。

9.开展护理科研,撰写护理论文。

10.参加门诊部护理安全(不良)事件讨论,提出鉴定意见及预防措施。

11.根据患者需要,提供必要的便民服务。

12.为患者及家属提供护理咨询和进行健康教育,并指导下级护理人员开展此项工作。

13.做好门诊患者就诊指引工作,加快就诊速度。

14.遵守医德医风规范,热爱本专业,尊重、关爱患者,主动、热情、周到地为患者服务,严禁冷、硬、推诿患者。

二十、门诊部护师职责

1. 在门诊部主任、护士长领导和科室主任（副主任）护师、主管护师的指导下进行工作，协助制订门诊部护理工作计划，参与护理管理。
2. 严格执行各项规章制度及技术操作规程，及时完成护理工作任务，严格执行"首问"负责制。
3. 保持候诊室（厅）、诊室环境的整洁、安静、舒适、安全、美观，维持就诊秩序，做好预检分诊工作。
4. 注意观察患者，加强巡视，发现急、危、重症患者及时给予救治。
5. 负责诊室物品、药品及贵重仪器的保养和管理。
6. 参加并指导下级护理人员做好器械消毒和开诊前的各项准备工作。
7. 参加并指导下级护理人员业务学习和技术培训。
8. 承担进修、实习、规培护士教学任务。
9. 参与护理科研，撰写护理论文。
10. 参加门诊部护理安全（不良）事件讨论，提出鉴定意见及防范措施。
11. 根据患者需要，提供必要的便民服务。
12. 为患者及家属提供护理咨询和进行健康教育，并指导下级护理人员开展此项工作。
13. 做好门诊患者就诊指引工作，加快就诊速度。
14. 遵守医德医风规范，热爱本专业，尊重、关爱患者，主动、热情、周到地为患者服务，严禁冷、硬、推诿患者。

二十一、门诊部护士职责

1. 在门诊部主任、护士长领导和科室主任（副主任）护师指导下进行工作，协助制订门诊部护理工作计划，参与护理管理。
2. 严格执行各项规章制度及技术操作规程，及时完成护理工作任务，严格执行"首问"负责制。
3. 保持候诊室（厅）、诊室环境的整洁、安静、舒适、安全、美观，维持就诊秩序，做好预检分诊工作。
4. 负责各种表格的管理及贵重仪器的保养和管理。
5. 做好器械消毒和开诊前的各项准备工作。
6. 注意观察患者，加强巡视，发现急、危、重症患者及时给予救治。
7. 参加护理业务学习和技术培训。
8. 参与护理教学和科研工作。
9. 参加门诊部安全（不良）事件讨论，提出预防措施。
10. 根据患者需要，提供必要的便民服务。
11. 为患者及家属提供护理咨询和进行健康教育。

12. 做好门诊患者就诊指引工作，加快就诊速度。

13. 遵守医德医风规范，热爱本专业，尊重、关爱患者，主动、热情、周到地为患者服务，严禁冷、硬、推诿患者。

二十二、血液净化中心（血液透析室）主任（副主任）护师职责

1. 在科主任和护士长领导下，协助制订科室护理工作计划，参与护理管理。

2. 了解本专业国内外护理发展动态，根据本科具体条件开展护理新技术、新业务，提高护理质量。

3. 严格执行并督促、指导护理人员执行各项规章制度及技术操作规程。协助护士长做好护理质量管理。

4. 指导本科室疑难、急、危、重症患者护理计划的实施、护理会诊及疑难、危重患者的护理。

5. 参加科主任、主治医师查房，参加科内会诊、大手术或新开展手术、疑难病例、死亡病例讨论。

6. 参加并指导科室护理查房、护理人员业务学习和技术培训，不断提高护理业务水平。

7. 承担进修、实习、规培、专科护士教学任务。

8. 协助制订科室护理科研计划，参与并指导实施，定期总结。参与本院护理论文及科研、技术革新成果的审定、评价。

9. 协助护理部做好各级护理人员的业务考核工作。

10. 参加科室护理安全（不良）事件讨论，提出鉴定意见及预防措施。

11. 根据病人需要，提供必要的便民服务。

12. 为病人及家属提供护理咨询和健康教育，并指导下级护理人员开展此项工作。

13. 遵守医德医风规范，热爱本专业，主动、热情、周到地为患者服务，严禁冷、硬、推诿患者。

二十三、血液净化中心（血液透析室）主管护师职责

1. 在科主任、护士长领导和科室主任（副主任）护师的指导下进行工作，负责血液净化中心患者日常透析的护理工作及患者的管理。

2. 严格执行各项规章制度和操作规程，准确及时地完成各项护理工作。并协助护士长做好护理质量管理。

3. 参加并指导急、危、重症患者的抢救及治疗和护理，协助解决治疗和护理疑难问题。

4. 参加科主任、主治医师查房，参加大手术或新开展手术、疑难病例、死亡病例讨论。

5.参加并指导科室护理查房、护理会诊、护理病例讨论，指导科室下级护理人员业务学习和技术培训。

6.承担进修、实习、规培和专科护士教学任务。

7.开展护理科研，撰写护理论文。

8.参加科室护理安全（不良）事件讨论，提供鉴定意见及预防措施。

9.做好透析患者的规范化护理，加强心理护理与饮食管理，为患者及家属提供护理咨询和进行健康教育，并指导下级护理人员开展此项工作。

10.遵守医德医风规范，热爱本专业，尊重、关爱患者，主动、热情、周到地为患者服务，严禁冷、硬、推诿患者。

二十四、血液净化中心（血液透析室）护师职责

1.在科主任、护士长领导和科室主任（副主任）护师、主管护师的指导下进行工作，负责血液净化中心患者日常透析的护理工作及患者的管理。

2.严格执行各项规章制度和操作规程，准确及时地完成各项护理工作。

3.正确执行医嘱，遵循治疗计划，加强巡视，密切观察患者病情，认真记录，发现异常情况及时报告并处理。

4.参加急、危、重症患者的抢救及护理。

5.全面掌握透析患者情况，参加新技术、新项目的学习及护理查房、护理病例讨论。

6.参加并指导下级护理人员业务学习和技术培训。

7.承担进修、实习、规培、专科护士教学任务。

8.参与护理科研，撰写护理论文。

9.参加科室护理安全（不良）事件讨论，提出鉴定意见及预防措施。

10.根据患者需要，提供必要的便民措施。

11.做好透析患者的规范化护理，加强心理护理与饮食管理，为患者及家属提供护理咨询和进行健康教育。并指导下级护理人员开展此项工作。

12.遵守医德医风规范，热爱本专业，尊重、关爱患者，主动、热情、周到地为患者服务，严禁冷、硬、推诿患者。

二十五、血液净化中心（血液透析室）护士职责

1.在科主任、护士长领导和科室主任（副主任）护师、主管护师、护师的指导下进行工作，负责血液净化中心患者日常透析的护理工作及患者的管理。

2.严格执行各项规章制度和操作规程，准确及时地完成各项护理工作。

3.正确执行医嘱，遵循治疗计划，加强巡视，密切观察患者病情，认真记录，发现异常情况及时报告并处理。

4.参加急、危、重症患者的抢救及护理。

5.全面掌握透析患者情况，参加新技术、新项目的学习及护理查房、护理病例讨论。

6.参加业务学习和技术培训。

7.参加护理教学和科研工作。

8.参加血液净化中心护理安全（不良）事件讨论，提出预防措施。

9.做好透析患者的规范化护理，加强心理护理与饮食管理，为患者及家属提供护理咨询和进行健康教育。

10.遵守医德医风规范，热爱本专业，尊重、关爱患者，主动、热情、周到地为患者服务，严禁冷、硬、推诿患者。

二十六、产房主任（副主任）护师职责

1.在科主任、护士长的领导下工作，协助护士长制订产房护理工作计划，参与护理管理。

2.了解本专业国内外护理发展动态，根据本科具体条件开展护理新技术、新业务，提高护理质量。

3.严格执行并督促、指导护理人员执行各项规章制度及技术操作规程。协助护士长做好护理质量管理。

4.配合医师做好急、危、重症孕产妇的抢救及护理，检查指导助产专业技术落实。

5.参加科室护理质量控制问题的分析与讨论，提出整改意见。

6.参加科主任、主治医师查房，参加科内会诊、大手术或新开展手术、疑难病例、死亡病例讨论。

7.参加并指导科室护理查房、护理人员业务学习和技术培训，不断提高护理业务水平。

8.协助护士长做好下级护理人员的业务考核。

9.参与本院护理论文及科研、技术革新成果的审定、评价。协助制订产房护理科研计划，参与并指导实施，定期总结。

10.参加科室护理安全（不良）事件讨论，提出鉴定意见及预防措施。

11.遵守医德医风规范，热爱本专业，尊重、关爱产妇，主动、热情、周到地为产妇服务，严禁冷、硬、推诿行为。

二十七、产房主管护师职责

1.在科主任、护士长的领导和本科室主任（副主任）护师、医师的指导下进行工作，协助护士长拟订科室护理工作计划，参与护理管理。

2.严格执行各项规章制度和技术操作规程，协助护士长做好护理质量管理。

3.熟练掌握并指导下级护理人员正确运用护理程序，及时完成各项护理工作。

4.负责正常产妇接产工作,严密观察产程,发现异常立即采取紧急措施,并报告医生。协助医师进行难产产妇的接产工作,做好风险评估及新生儿复苏的准备。

5.参加并指导科室急、危、重症孕产妇的抢救及护理工作,检查指导助产专业技术落实情况,协助解决护理疑难问题,指导并参与疑难、急、危、重症患者护理计划的制订及实施。

6.参加科主任、主治医师查房,参加大手术或新开展手术、疑难病例、死亡病例讨论。

7.参加并指导科室护理查房、护理会诊、护理病例讨论。指导科室下级护理人员业务学习和技术培训。

8.承担进修、实习、规培、专科护士教学任务。

9.开展护理科研,撰写护理论文。

10.参加科室护理安全(不良)事件讨论,提出鉴定意见及预防措施。

11.根据产妇需要,提供必要的便民服务。

12.为产妇及家属提供护理咨询和进行健康教育,并指导下级护理人员开展此项工作。

13.遵守医德医风规范,热爱本专业,尊重、关爱产妇,主动、热情、周到地为产妇服务,严禁冷、硬、推诿行为。

二十八、产房护师职责

1.在科主任、护士长的领导和本科室主任(副主任)护师、主管护师的指导下进行工作,协助护士长拟订护理工作计划,参与病房管理。

2.严格执行各项规章制度及技术操作规程,及时完成护理工作。

3.负责正常产妇接产工作,严密观察产程,发现异常立即采取紧急措施,并报告医生。协助医师进行难产产妇的接产工作,做好风险评估及新生儿复苏准备。

4.参加危重产妇的抢救及护理,参与急、危、重症孕产妇护理计划的制订、实施和评价。

5.参加科主任、主治医师查房,参加大手术或新开展手术、疑难病例、死亡病例讨论。

6.参加科室护理查房、护理会诊和护理病例讨论。

7.承担进修、实习、规培、专科护士教学任务。

8.参与护理科研,撰写护理论文。

9.参加科室护理安全(不良)事件讨论,提出鉴定意见及预防措施。

10.根据产妇需要,提供必要的便民服务。

11.为产妇及家属提供护理咨询和进行健康教育,并指导下级护理人员开展此项工作。

12.遵守医德医风规范,热爱本专业,尊重、关爱产妇,主动、热情、周到地为产妇服务,严禁冷、硬、推诿行为。

二十九、产房助产士职责

1.在科主任、护士长领导和本科室主任（副主任）护师、主管护师、护师的指导下进行工作。

2.负责正常产妇接产工作，严密观察产程，发现异常立即采取紧急措施，并报告医生。协助医师进行难产产妇接产工作，做好风险评估及新生儿复苏准备。

3.严格执行各项规章制度及技术操作规程，及时完成各项工作。

4.参加科主任、主治医师查房以及疑难病例、死亡病例讨论。

5.参加护理查房、护理会诊、护理病例讨论以及业务学习和技术培训。

6.参加护理教学和科研工作。

7.参加科室护理安全（不良）事件讨论，提出预防措施。

8.根据产妇需要，提供必需的便民服务。

9.为产妇及家属提供护理咨询和进行健康教育。

10.遵守医德医风规范，热爱本专业，尊重、关爱产妇，主动、热情、周到地为产妇服务，严禁冷、硬、推诿行为。

三十、新生儿科（室）主任（副主任）护师职责

1.在科主任、护士长领导和指导下进行工作。协助制订科室护理工作计划，参与护理管理。

2.了解国内外护理发展动态，结合本专业具体情况，引进新技术，提高护理质量，促进护理学科发展。

3.严格执行并督促、指导护理人员执行各项规章制度及技术操作规程，协助护士长做好护理质量管理。

4.检查、指导科室疑难、急、危、重症患儿护理计划的实施、护理会诊及疑难、危重患者的护理。

5.参加科主任、主治医师查房，参加科内会诊、新开展手术、疑难病例、死亡病例讨论。

6.参加并指导科室护理查房、护理业务学习和技术培训，不断提高护理业务水平。

7.承担进修、实习、规培、专科护士教学任务。

8.协助制订科室护理科研计划、参与并指导实施，定期总结。参与本院护理论文及科研、技术革新成果的审定、评价。

9.协助护理部做好各级护理人员的业务考核工作。

10.参与科室护理安全（不良）事件讨论，提出鉴定意见及预防措施。

11.根据患者需要，提供必要的便民服务。

12.为患儿及家属提供护理咨询和健康教育，并指导护理人员开展此项工作。

13.遵守医德医风规范，尊重、关爱患儿及家属，主动、热情、周到地为患者服

务，严禁冷、硬、推诿现象。

三十一、新生儿科（室）主管护师职责

1.在科主任、护士长领导和本科室主任（副主任）护师、指导下进行工作。协助护士长制订科室护理工作计划，参与护理管理。

2.指导护理人员执行各项规章制度及技术操作规程，协助护士长做好护理质量管理。

3.熟练掌握新生儿常用基础护理操作及专科护理技术操作，指导下级护理人正确运用护理程序，及时完成各项护理工作。

4.参加并指导危重症患儿的抢救及护理，协助解决护理疑难问题，参与并指导急、危、重症患儿护理计划的制订及实施。

5.参加科主任、主治医师查房，参加疑难病例、死亡病例讨论。

6.参加并指导护理查房、护理会诊、护理病例讨论，指导下级护理人员业务学习和技术培训。

7.承担进修、实习、规培、专科护士教学任务。

8.开展护理科研，撰写护理论文。

9.参与科室护理安全（不良）事件讨论，提出鉴定意见及防范措施。

10.据患儿需要，提供必要的便民服务。

11.为患儿家属提供喂养知识、育儿知识教育及疾病健康教育等，并指导下级护理人员开展此项工作。

12.遵守医德医风规范，尊重、关爱患儿及家属，主动、热情、周到地为患者服务，严禁冷、硬、推诿现象。

三十二、新生儿科（室）护师职责

1.在科主任、护士长的领导和本科室主任（副主任）护师、主管护师的指导下进行工作。协作拟订科室护理工作计划，参与病房管理。

2.严格执行各项规章制度和技术操作规程。

3.掌握新生儿常用基础护理操作及专科护理操作，指导下级护理人员正确运用护理程序，及时完成各项护理工作。

4.参加危重患儿的抢救及护理。参加急、危、重症患儿护理计划的制订、实施和评价。

5.参加科主任、主治医师查房，参加住院医师查房和疑难、死亡病例讨论。

6.参加护理查房、护理会诊、护理病例讨论，指导下级护理人员业务学习和技术培训。

7.承担进修、实习、规培、专科护士教学任务。

8.参与护理科研，撰写护理论文。

9.参加科室护理安全(不良)事件讨论,提出鉴定意见及防范措施。

10.根据患儿及家属需要,提供必要的便民服务。

11.为家属提供喂养知识、育儿知识教育及疾病健康教育等,并指导下级护理人员开展此项工作。

12.遵守医德医风规范,尊重、关爱患儿及家属,主动、热情、周到地为患者服务,严禁冷、硬、推诿现象。

三十三、新生儿科(室)护士职责

1.在科主任、护士长的领导和本科室主任(副主任)护师、主管护师、护师的指导下进行工作。

2.严格执行各项规章制度及技术操作规程,及时完成各项工作。

3.熟悉新生儿常用基础护理操作及专科护理操作,正确运用护理程序,及时完成各项护理工作。

4.参加危重患儿的抢救及护理。参加科主任、主治医师查房,参加疑难、死亡病例讨论。

5.参加护理查房、护理会诊、护理病案讨论及业务学习和技术培训。

6.参加护理教学和科研工作。

7.参加科室护理安全(不良)事件讨论,提出防范措施。

8.根据患儿和家属需要,提供必要的便民服务。

9.为家属提供喂养知识、育儿知识指导及疾病健康教育等。

10.遵守医德医风规范,尊重、关爱患儿及家属,主动、热情、周到地为患者服务,严禁冷、硬、推诿现象。

三十四、重症医学科(重症监护室)主任(副主任)护师职责

1.在科主任、护士长领导下工作。协助制订科室护理工作计划,参与护理管理。

2.了解国内外护理发展动态,结合工作特点,引进新技术,提高护理质量。

3.熟悉科室各项业务和工作流程,严格执行并督促、指导护理人员执行各项规章制度及技术操作规程。协助护士长做好护理质量管理。

4.检查、指导科室疑难、急、危、重症患者护理计划的实施、护理会诊及疑难危重患者的护理。

5.参加科主任、主治医师查房,参加科内会诊、大手术或新开展手术、疑难病例、死亡病例讨论。

6.参加并指导科室护理查房、护理人员业务学习和技术培训,不断提高护理业务水平。

7.承担进修、实习、规培、专科护士教学任务。

8.协助制订科室护理科研计划,参与并指导实施,定期总结。参与本院护理论

文及科研、技术革新成果的审定、评价。开展专科护理研究工作。

9.协助护理部做好各级护理人员的业务考核工作。

10.参加科室护理安全（不良）事件讨论，提出鉴定意见及预防措施。

11.根据患者需要，提供必要的便民服务。

12.为患者及家属提供护理咨询和健康教育，并指导下级护理人员开展此项工作。

13.遵守医德医风规范，热爱本专业，尊重、关爱患者，主动、热情、周到地为患者服务，严禁冷、硬、推诿患者。

三十五、重症医学科（重症监护室）主管护师职责

1.在科主任、护士长领导和本科室主任（副主任）护师的指导下进行工作，协助制订科室护理工作计划，参与护理管理。

2.严格执行各项规章制度和技术操作规程，协助护士长做好护理质量管理。

3.参加并指导本科危重患者抢救及护理，协助解决疑难问题，参与并指导急、危、重症患者护理计划的制订及实施，具备对急、危、重症患者进行综合护理评估的能力。

4.熟练掌握并指导下级护理人员正确实施各项监护和仪器维护等。

5.参加科主任、主治医师查房，参与大手术或新开展手术、疑难病例、死亡病例讨论。

6.参加并指导科室护理查房、护理会诊、护理病例讨论，指导本科室下级护理人员业务学习和技术培训。

7.承担进修、实习、规培、专科护士教学任务。

8.开展护理科研工作，撰写护理论文。

9.参与科室护理安全（不良）事件讨论，提出鉴定意见及预防措施。

10.为患者及家属提供护理咨询和健康教育，并指导下级护理人员开展此项工作。

11.遵守医德医风规范，热爱本专业，尊重、关爱患者，主动、热情、周到地为患者服务，严禁冷、硬、推诿患者。

三十六、重症医学科（重症监护室）护师职责

1.在科主任、护士长领导和本科室主任（副主任）护师、主管护师的指导下进行工作，协作拟订科室护理工作计划，参与病房管理。

2.严格执行各项规章制度、岗位职责和护理技术操作规程，准确及时地完成各项工作。

3.参加本科急、危、重症患者的抢救及护理，协助解决疑难问题，参与护理计划的制订及实施。

4.熟练掌握并指导护士正确实施各项监护和仪器维护等。

5.参加科主任和主治医师查房，参加疑难病例、死亡病例讨论。

6.参加本科护理查房、护理会诊、护理病例讨论，指导本病区下级护理人员业务学习和技术培训。

7.承担进修、实习、规培、专科护士教学任务。

8.参与护理科研，撰写护理论文。

9.参与科室护理安全（不良）事件讨论，提出预防措施。

10.为患者及家属提供护理咨询和健康教育，指导下级护理人员护士开展此项工作。

11.遵守医德医风规范，热爱本专业，尊重、关爱患者，主动、热情、周到地为患者服务，严禁冷、硬、推诿患者。

三十七、重症医学科（重症监护室）护士职责

1.在科主任、护士长领导和本科室主任（副主任）护师、主管护师、护师的指导下进行工作。

2.严格执行各项规章制度、岗位职责和护理技术操作规程，准确及时地完成各项治疗、护理措施。

3.正确实施各项监护，及时完成工作任务。

4.承担病情较轻患者的护理，包括评估、护理措施的落实和护理效果的评价。

5.负责患者基础护理和生活护理，防止护理并发症发生。

6.参加科主任和主治医师查房，参加疑难病例、死亡病例的讨论。

7.参与科室护理安全（不良）事件讨论，提出预防措施。

8.参加护理教学和科研工作。

9.为患者及家属提供护理咨询和健康教育。

10.遵守医德医风规范，热爱本专业，尊重、关爱患者，主动、热情、周到地为患者服务，严禁冷、硬、推诿患者。

第六章 护理职业法律法规

一、《护士条例》

护士条例

（2008年1月31日中华人民共和国国务院令第517号公布；
根据2020年3月27日《国务院关于修改和废止部分行政法规的决定》修订）

第一章 总 则

第一条 为了维护护士的合法权益，规范护理行为，促进护理事业发展，保障医疗安全和人体健康，制定本条例。

第二条 本条例所称护士，是指经执业注册取得护士执业证书，依照本条例规定从事护理活动，履行保护生命、减轻痛苦、增进健康职责的卫生技术人员。

第三条 护士人格尊严、人身安全不受侵犯。护士依法履行职责，受法律保护。全社会应当尊重护士。

第四条 国务院有关部门、县级以上地方人民政府及其有关部门以及乡（镇）人民政府应当采取措施，改善护士的工作条件，保障护士待遇，加强护士队伍建设，促进护理事业健康发展。国务院有关部门和县级以上地方人民政府应当采取措施，鼓励护士到农村、基层医疗卫生机构工作。

第五条 国务院卫生主管部门负责全国的护士监督管理工作。

县级以上地方人民政府卫生主管部门负责本行政区域的护士监督管理工作。

第六条 国务院有关部门对在护理工作中做出杰出贡献的护士，应当授予全国卫生系统先进工作者荣誉称号或者颁发白求恩奖章，受到表彰、奖励的护士享受省部级劳动模范、先进工作者待遇；对长期从事护理工作的护士应当颁发荣誉证书。具体办法由国务院有关部门制定。县级以上地方人民政府及其有关部门对本行政区域内做出突出贡献的护士，按照省、自治区、直辖市人民政府的有关规定给予表彰、奖励。

第二章 执业注册

第七条 护士执业，应当经执业注册取得护士执业证书。

申请护士执业注册，应当具备下列条件：

（一）具有完全民事行为能力；

（二）在中等职业学校、高等学校完成国务院教育主管部门和国务院卫生主管部门规定的普通全日制3年以上的护理、助产专业课程学习，包括在教学、综合医院完成8个月以上护理临床实习，并取得相应学历证书；

（三）通过国务院卫生主管部门组织的护士执业资格考试；

（四）符合国务院卫生主管部门规定的健康标准。

护士执业注册申请，应当自通过护士执业资格考试之日起3年内提出；逾期提出申请的，除应当具备前款第（一）项、第（二）项和第（四）项规定条件外，还应当在符合国务院卫生主管部门规定条件的医疗卫生机构接受3个月临床护理培训并考核合格。护士执业资格考试办法由国务院卫生主管部门会同国务院人事部门制定。

第八条 申请护士执业注册的，应当向批准设立拟执业医疗机构或者为该医疗机构备案的卫生主管部门提出申请。收到申请的卫生主管部门应当自收到申请之日起20个工作日内做出决定，对具备本条例规定条件的，准予注册，并发给护士执业证书；对不具备本条例规定条件的，不予注册，并书面说明理由。护士执业注册有效期为5年。

第九条 护士在其执业注册有效期内变更执业地点的，应当向批准设立拟执业医疗机构或者为该医疗机构备案的卫生主管部门报告。收到报告的卫生主管部门应当自收到报告之日起7个工作日内为其办理变更手续。护士跨省、自治区、直辖市变更执业地点的，收到报告的卫生主管部门还应当向其原注册部门通报。

第十条 护士执业注册有效期届满需要继续执业的，应当在护士执业注册有效期届满前30日向批准设立执业医疗机构或者为该医疗机构备案的卫生主管部门申请延续注册。收到申请的卫生主管部门对具备本条例规定条件的，准予延续，延续执业注册有效期为5年；对不具备本条例规定条件的，不予延续，并书面说明理由。护士有行政许可法规定的应当予以注销执业注册情形的，原注册部门应当依照行政许可法的规定注销其执业注册。

第十一条 县级以上地方人民政府卫生主管部门应当建立本行政区域的护士执业良好记录和不良记录，并将该记录记入护士执业信息系统。护士执业良好记录包括护士受到的表彰、奖励以及完成政府指令性任务的情况等内容。护士执业不良记录包括护士因违反本条例以及其他卫生管理法律、法规、规章或者诊疗技术规范的规定受到行政处罚、处分的情况等内容。

第三章 权利和义务

第十二条 护士执业，有按照国家有关规定获取工资报酬、享受福利待遇、参加社会保险的权利。任何单位或者个人不得克扣护士工资，降低或者取消护士福利等待遇。

第十三条 护士执业，有获得与其所从事的护理工作相适应的卫生防护、医疗保健服务的权利。从事直接接触有毒有害物质、有感染传染病危险工作的护士，有依照有关法律、行政法规的规定接受职业健康监护的权利；患职业病的，有依照有关法律、行政法规的规定获得赔偿的权利。

第十四条 护士有按照国家有关规定获得与本人业务能力和学术水平相应的专业技术职务、职称的权利；有参加专业培训、从事学术研究和交流、参加行业协会和专业学术团体的权利。

第十五条 护士有获得疾病诊疗、护理相关信息的权利和其他与履行护理职责相关的权利，可以对医疗卫生机构和卫生主管部门的工作提出意见和建议。

第十六条 护士执业，应当遵守法律、法规、规章和诊疗技术规范的规定。

第十七条 护士在执业活动中，发现患者病情危急，应当立即通知医师；在紧急情况下为抢救垂危患者生命，应当先行实施必要的紧急救护。护士发现医嘱违反法律、法规、规章或者诊疗技术规范规定的，应当及时向开具医嘱的医师提出；必要时，应当向该医师所在科室的负责人或者医疗卫生机构负责医疗服务管理的人员报告。

第十八条 护士应当尊重、关心、爱护患者，保护患者的隐私。

第十九条 护士有义务参与公共卫生和疾病预防控制工作。发生自然灾害、公共卫生事件等严重威胁公众生命健康的突发事件，护士应当服从县级以上人民政府卫生主管部门或者所在医疗卫生机构的安排，参加医疗救护。

第四章 医疗卫生机构的职责

第二十条 医疗卫生机构配备护士的数量不得低于国务院卫生主管部门规定的护士配备标准。

第二十一条 医疗卫生机构不得允许下列人员在本机构从事诊疗技术规范规定的护理活动：

（一）未取得护士执业证书的人员；

（二）未依照本条例第九条的规定办理执业地点变更手续的护士；

（三）护士执业注册有效期届满未延续执业注册的护士。

在教学、综合医院进行护理临床实习的人员应当在护士指导下开展有关工作。

第二十二条 医疗卫生机构应当为护士提供卫生防护用品，并采取有效的卫生防护措施和医疗保健措施。

第二十三条 医疗卫生机构应当执行国家有关工资、福利待遇等规定，按照国家有关规定为在本机构从事护理工作的护士足额缴纳社会保险费用，保障护士的合法权益。对在艰苦边远地区工作，或者从事直接接触有毒有害物质、有感染传染病危险工作的护士，所在医疗卫生机构应当按照国家有关规定给予津贴。

第二十四条 医疗卫生机构应当制定、实施本机构护士在职培训计划，并保证护士接受培训。护士培训应当注重新知识、新技术的应用；根据临床专科护理发展和专科护理岗位的需要，开展对护士的专科护理培训。

第二十五条　医疗卫生机构应当按照国务院卫生主管部门的规定，设置专门机构或者配备专（兼）职人员负责护理管理工作。

第二十六条　医疗卫生机构应当建立护士岗位责任制并进行监督检查。护士因不履行职责或者违反职业道德受到投诉的，其所在医疗卫生机构应当进行调查。经查证属实的，医疗卫生机构应当对护士做出处理，并将调查处理情况告知投诉人。

第五章　法律责任

第二十七条　卫生主管部门的工作人员未依照本条例规定履行职责，在护士监督管理工作中滥用职权、徇私舞弊，或者有其他失职、渎职行为的，依法给予处分；构成犯罪的，依法追究刑事责任。

第二十八条　医疗卫生机构有下列情形之一的，由县级以上地方人民政府卫生主管部门依据职责分工责令限期改正，给予警告；逾期不改正的，根据国务院卫生主管部门规定的护士配备标准和在医疗卫生机构合法执业的护士数量核减其诊疗科目，或者暂停其6个月以上1年以下执业活动；国家举办的医疗卫生机构有下列情形之一、情节严重的，还应当对负有责任的主管人员和其他直接责任人员依法给予处分：

（一）违反本条例规定，护士的配备数量低于国务院卫生主管部门规定的护士配备标准的；

（二）允许未取得护士执业证书的人员或者允许未依照本条例规定办理执业地点变更手续、延续执业注册有效期的护士在本机构从事诊疗技术规范规定的护理活动的。

第二十九条　医疗卫生机构有下列情形之一的，依照有关法律、行政法规的规定给予处罚；国家举办的医疗卫生机构有下列情形之一、情节严重的，还应当对负有责任的主管人员和其他直接责任人员依法给予处分：

（一）未执行国家有关工资、福利待遇等规定的；

（二）对在本机构从事护理工作的护士，未按照国家有关规定足额缴纳社会保险费用的；

（三）未为护士提供卫生防护用品，或者未采取有效的卫生防护措施、医疗保健措施的；

（四）对在艰苦边远地区工作，或者从事直接接触有毒有害物质、有感染传染病危险工作的护士，未按照国家有关规定给予津贴的。

第三十条　医疗卫生机构有下列情形之一的，由县级以上地方人民政府卫生主管部门依据职责分工责令限期改正，给予警告：

（一）未制定、实施本机构护士在职培训计划或者未保证护士接受培训的；

（二）未依照本条例规定履行护士管理职责的。

第三十一条　护士在执业活动中有下列情形之一的，由县级以上地方人民政府卫生主管部门依据职责分工责令改正，给予警告；情节严重的，暂停其6个月以上1年以下执业活动，直至由原发证部门吊销其护士执业证书：

（一）发现患者病情危急未立即通知医师的；

（二）发现医嘱违反法律、法规、规章或者诊疗技术规范的规定，未依照本条例第十七条的规定提出或者报告的；

（三）泄露患者隐私的；

（四）发生自然灾害、公共卫生事件等严重威胁公众生命健康的突发事件，不服从安排参加医疗救护的。

护士在执业活动中造成医疗事故的，依照医疗事故处理的有关规定承担法律责任。

第三十二条 护士被吊销执业证书的，自执业证书被吊销之日起2年内不得申请执业注册。

第三十三条 扰乱医疗秩序，阻碍护士依法开展执业活动，侮辱、威胁、殴打护士，或者有其他侵犯护士合法权益行为的，由公安机关依照治安管理处罚法的规定给予处罚；构成犯罪的，依法追究刑事责任。

第六章 附 则

第三十四条 本条例施行前按照国家有关规定已经取得护士执业证书或者护理专业技术职称、从事护理活动的人员，经执业地省、自治区、直辖市人民政府卫生主管部门审核合格，换领护士执业证书。

本条例施行前，尚未达到护士配备标准的医疗卫生机构，应当按照国务院卫生主管部门规定的实施步骤，自本条例施行之日起3年内达到护士配备标准。

第三十五条 本条例自2008年5月12日起施行。

二、《护士执业注册管理办法》

护士执业注册管理办法

（2008年5月6日卫生部令第59号公布；
根据2021年1月8日《国家卫生健康委关于修改和废止
〈母婴保健专项技术服务许可及人员资格管理办法〉
等3件部门规章的决定》修订）

第一条 为了规范护士执业注册管理，根据《护士条例》，制定本办法。

第二条 护士经执业注册取得《护士执业证书》后，方可按照注册的执业地点从事护理工作。未经执业注册取得《护士执业证书》者，不得从事诊疗技术规范规定的护理活动。

第三条 国家卫生健康委负责全国护士执业注册监督管理工作。县级以上地方卫生健康主管部门是护士执业注册的主管部门，负责本行政区域的护士执业注册监督管理工作。

第四条 省、自治区、直辖市卫生健康主管部门结合本行政区域的实际情况，制定护士执业注册工作的具体实施办法，并报国家卫生健康委备案。

第五条 国家建立护士管理信息系统，实行护士电子化注册管理。

第六条 申请护士执业注册，应当具备下列条件：

（一）具有完全民事行为能力；

（二）在中等职业学校、高等学校完成教育部和国家卫生健康委规定的普通全日制3年以上的护理、助产专业课程学习，包括在教学、综合医院完成8个月以上护理临床实习，并取得相应学历证书；

（三）通过国家卫生健康委组织的护士执业资格考试；

（四）符合本办法第七条规定的健康标准。

第七条 申请护士执业注册，应当符合下列健康标准：

（一）无精神病史；

（二）无色盲、色弱、双耳听力障碍；

（三）无影响履行护理职责的疾病、残疾或者功能障碍。

第八条 申请护士执业注册，应当向批准设立拟执业医疗机构或者为该医疗机构备案的卫生健康主管部门提出申请。

第九条 申请护士执业注册，应当提交下列材料：

（一）护士执业注册申请审核表；

（二）申请人身份证明；

（三）申请人学历证书及专业学习中的临床实习证明；

（四）护士执业资格考试成绩合格证明；

（五）医疗卫生机构拟聘用的相关材料。

第十条 卫生健康主管部门应当自受理申请之日起20个工作日内，对申请人提交的材料进行审核、注册，发给国家卫生健康委统一印制的《护士执业证书》；对不符合规定条件的，不予注册，并书面说明理由。《护士执业证书》上应当注明护士的姓名、性别、出生日期等个人信息及证书编号、注册日期和执业地点。

第十一条 护士执业注册申请，应当自通过护士执业资格考试之日起3年内提出；逾期提出申请的，除本办法第七条规定的材料外，还应当提交在省、自治区、直辖市卫生健康主管部门规定的教学、综合医院接受3个月临床护理培训并考核合格的证明。

第十二条 护士执业注册有效期为5年。护士执业注册有效期届满需要继续执业的，应当在有效期届满前30日，向批准设立执业医疗机构或者为该医疗机构备案的卫生健康主管部门申请延续注册。

第十三条 护士申请延续注册，应当提交护士执业注册申请审核表和申请人的《护士执业证书》。

第十四条 注册部门自受理延续注册申请之日起20日内进行审核。审核合格的，予以延续注册；审核不合格的，不予延续注册，并书面说明理由。

第十五条　有下列情形之一的，不予延续注册：

（一）不符合本办法第七条规定的健康标准的；

（二）被处暂停执业活动处罚期限未满的。

第十六条　医疗卫生机构可以为本机构聘用的护士集体申请办理护士执业注册和延续注册。

第十七条　有下列情形之一的，拟在医疗卫生机构执业时，应当重新申请注册：

（一）注册有效期届满未延续注册的；

（二）受吊销《护士执业证书》处罚，自吊销之日起满2年的。

重新申请注册的，按照本办法第九条的规定提交材料；中断护理执业活动超过3年的，还应当提交在省、自治区、直辖市卫生健康主管部门规定的教学、综合医院接受3个月临床护理培训并考核合格的证明。

第十八条　护士在其执业注册有效期内变更执业地点等注册项目，应当办理变更注册。护士承担经注册执业机构批准的卫生支援、进修、学术交流、政府交办事项等任务和参加卫生健康主管部门批准的义诊，在签订帮扶或者托管协议的医疗卫生机构内执业，以及从事执业机构派出的上门护理服务等，不需办理执业地点变更等手续。

第十九条　护士在其执业注册有效期内变更执业地点等注册项目的，应当向批准设立执业医疗机构或者为该医疗机构备案的卫生健康主管部门报告，并提交护士变更注册申请审核表和申请人的《护士执业证书》。

注册部门应当自受理之日起7个工作日内为其办理变更手续。

护士跨省、自治区、直辖市变更执业地点的，收到报告的注册部门还应当向其原执业地注册部门通报。县级以上地方卫生健康主管部门应当通过护士管理信息系统，为护士变更注册提供便利。

第二十条　护士执业注册后有下列情形之一的，原注册部门办理注销执业注册：

（一）注册有效期届满未延续注册；

（二）受吊销《护士执业证书》处罚；

（三）护士死亡或者丧失民事行为能力。

第二十一条　卫生健康主管部门实施护士执业注册，有下列情形之一的，由其上级卫生健康主管部门或者监察机关责令改正，对直接负责的主管人员或者其他直接责任人员依法给予行政处分：

（一）对不符合护士执业注册条件者准予护士执业注册的；

（二）对符合护士执业注册条件者不予护士执业注册的。

第二十二条　护士执业注册申请人隐瞒有关情况或者提供虚假材料申请护士执业注册的，卫生健康主管部门不予受理或者不予护士执业注册，并给予警告；已经注册的，应当撤销注册。

第二十三条 在内地完成护理、助产专业学习的香港、澳门特别行政区及台湾地区人员,符合本办法第六条、第七条、第九条规定的,可以申请护士执业注册。

第二十四条 计划生育技术服务机构护士的执业注册管理适用本办法的规定。

第二十五条 本办法下列用语的含义:

教学医院,是指与中等职业学校、高等学校有承担护理临床实习任务的合同关系,并能够按照护理临床实习教学计划完成教学任务的医院。

综合医院,是指依照《医疗机构管理条例》《医疗机构基本标准》的规定,符合综合医院基本标准的医院。

第二十六条 本办法自2008年5月12日起施行。

三、《护士守则》

护士守则

前 言

为了更好地贯彻落实《护士条例》,为全国护理工作者提供护理伦理及执业行为的基本规范,中华护理学会组织专家,在借鉴国内外经验和广泛征求意见的基础上,制定了《护士守则》。中华护理学会号召全国护理工作者自觉履行《护士条例》赋予的义务,以《护士守则》为准则,恪尽职守,诚信服务,为人民群众的健康努力工作。

中华护理学会
二〇〇八年五月十二日

第一条 护士应当奉行救死扶伤的人道主义精神,履行保护生命、减轻痛苦、增进健康的专业职责。

第二条 护士应当对患者一视同仁,尊重患者,维护患者的健康权益。

第三条 护士应当为患者提供医学照顾,协助完成诊疗计划,开展健康指导,提供心理支持。

第四条 护士应当履行岗位职责,工作严谨、慎独,对个人护理判断及执业行为负责。

第五条 护士应当关心爱护患者,保护患者的隐私。

第六条 护士发现患者的生命安全受到威胁时,应当积极采取保护措施。

第七条 护士应当积极参与公共卫生和健康促进活动,参与突发事件时的医疗救护。

第八条 护士应当加强学习,提高执业能力,适应医学科学和护理专业的发展。

第九条 护士应当积极加入护理专业团体,参与促进护理专业发展的活动。

第十条 护士应当与其他医务工作者建立良好关系,密切配合、团结协作。

四、《医疗事故处理条例》

医疗事故处理条例

(2002年4月4日中华人民共和国国务院令第351号公布)

第一章 总 则

第一条 为了正确处理医疗事故,保护患者和医疗机构及其医务人员的合法权益,维护医疗秩序,保障医疗安全,促进医学科学的发展,制定本条例。

第二条 本条例所称医疗事故,是指医疗机构及其医务人员在医疗活动中,违反医疗卫生管理法律、行政法规、部门规章和诊疗护理规范、常规,过失造成患者人身损害的事故。

第三条 处理医疗事故,应当遵循公开、公平、公正、及时、便民的原则,坚持实事求是的科学态度,做到事实清楚、定性准确、责任明确、处理恰当。

第四条 根据对患者人身造成的损害程度,医疗事故分为四级:

一级医疗事故:造成患者死亡、重度残疾的;

二级医疗事故:造成患者中度残疾、器官组织损伤导致严重功能障碍的;

三级医疗事故:造成患者轻度残疾、器官组织损伤导致一般功能障碍的;

四级医疗事故:造成患者明显人身损害的其他后果的。

具体分级标准由国务院卫生行政部门制定。

第二章 医疗事故的预防与处置

第五条 医疗机构及其医务人员在医疗活动中,必须严格遵守医疗卫生管理法律、行政法规、部门规章和诊疗护理规范、常规,恪守医疗服务职业道德。

第六条 医疗机构应当对其医务人员进行医疗卫生管理法律、行政法规、部门规章和诊疗护理规范、常规的培训和医疗服务职业道德教育。

第七条 医疗机构应当设置医疗服务质量监控部门或者配备专(兼)职人员,具体负责监督本医疗机构的医务人员的医疗服务工作,检查医务人员执业情况,接受患者对医疗服务的投诉,向其提供咨询服务。

第八条 医疗机构应当按照国务院卫生行政部门规定的要求,书写并妥善保管病历资料。因抢救急危患者,未能及时书写病历的,有关医务人员应当在抢救结束后6小时内据实补记,并加以注明。

第九条 严禁涂改、伪造、隐匿、销毁或者抢夺病历资料。

第十条 患者有权复印或者复制其门诊病历、住院志、体温单、医嘱单、化验单(检验报告)、医学影像检查资料、特殊检查同意书、手术同意书、手术及麻醉记录单、病理资料、护理记录以及国务院卫生行政部门规定的其他病历资料。

患者依照前款规定要求复印或者复制病历资料的,医疗机构应当提供复印或者复制服务并在复印或者复制的病历资料上加盖证明印记。复印或者复制病历资料时,应当有患者在场。

医疗机构应患者的要求,为其复印或者复制病历资料,可以按照规定收取工本费。具体收费标准由省、自治区、直辖市人民政府价格主管部门会同同级卫生行政部门规定。

第十一条 在医疗活动中,医疗机构及其医务人员应当将患者的病情、医疗措施、医疗风险等如实告知患者,及时解答其咨询;但是,应当避免对患者产生不利后果。

第十二条 医疗机构应当制定防范、处理医疗事故的预案,预防医疗事故的发生,减轻医疗事故的损害。

第十三条 医务人员在医疗活动中发生或者发现医疗事故、可能引起医疗事故的医疗过失行为或者发生医疗事故争议的,应当立即向所在科室负责人报告,科室负责人应当及时向本医疗机构负责医疗服务质量监控的部门或者专(兼)职人员报告;负责医疗服务质量监控的部门或者专(兼)职人员接到报告后,应当立即进行调查、核实,将有关情况如实向本医疗机构的负责人报告,并向患者通报、解释。

第十四条 发生医疗事故的,医疗机构应当按照规定向所在地卫生行政部门报告。

发生下列重大医疗过失行为的,医疗机构应当在12小时内向所在地卫生行政部门报告:

(一)导致患者死亡或者可能为二级以上的医疗事故;

(二)导致3人以上人身损害后果;

(三)国务院卫生行政部门和省、自治区、直辖市人民政府卫生行政部门规定的其他情形。

第十五条 发生或者发现医疗过失行为,医疗机构及其医务人员应当立即采取有效措施,避免或者减轻对患者身体健康的损害,防止损害扩大。

第十六条 发生医疗事故争议时,死亡病例讨论记录、疑难病例讨论记录、上级医师查房记录、会诊意见、病程记录应当在医患双方在场的情况下封存和启封。封存的病历资料可以是复印件,由医疗机构保管。

第十七条 疑似输液、输血、注射、药物等引起不良后果的,医患双方应当共同对现场实物进行封存和启封,封存的现场实物由医疗机构保管;需要检验的,应当由双方共同指定的、依法具有检验资格的检验机构进行检验;双方无法共同指定时,由卫生行政部门指定。疑似输血引起不良后果,需要对血液进行封存保留的,医疗机构应当通知提供该血液的采供血机构派员到场。

第十八条 患者死亡,医患双方当事人不能确定死因或者对死因有异议的,应当在患者死亡后48小时内进行尸检;具备尸体冻存条件的,可以延长至7日。尸检应当经死者近亲属同意并签字。尸检应当由按照国家有关规定取得相应资格的机构和病理解剖专业技术人员进行。承担尸检任务的机构和病理解剖专业技术人员有进行尸检的义务。医疗事故争议双方当事人可以请法医病理学人员参加尸检，也可以委派代表观察尸检过程。拒绝或者拖延尸检，超过规定时间，影响对死因判定的，由拒绝或者拖延的一方承担责任。

第十九条　患者在医疗机构内死亡的，尸体应当立即移放太平间。死者尸体存放时间一般不得超过2周。逾期不处理的尸体，经医疗机构所在地卫生行政部门批准，并报经同级公安部门备案后，由医疗机构按照规定进行处理。

第三章　医疗事故的技术鉴定

第二十条　卫生行政部门接到医疗机构关于重大医疗过失行为的报告或者医疗事故争议当事人要求处理医疗事故争议的申请后，对需要进行医疗事故技术鉴定的，应当交由负责医疗事故技术鉴定工作的医学会组织鉴定；医患双方协商解决医疗事故争议，需要进行医疗事故技术鉴定的，由双方当事人共同委托负责医疗事故技术鉴定工作的医学会组织鉴定。

第二十一条　设区的市级地方医学会和省、自治区、直辖市直接管辖的县（市）地方医学会负责组织首次医疗事故技术鉴定工作。省、自治区、直辖市地方医学会负责组织再次鉴定工作。

必要时，中华医学会可以组织疑难、复杂并在全国有重大影响的医疗事故争议的技术鉴定工作。

第二十二条　当事人对首次医疗事故技术鉴定结论不服的，可以自收到首次鉴定结论之日起15日内向医疗机构所在地卫生行政部门提出再次鉴定的申请。

第二十三条　负责组织医疗事故技术鉴定工作的医学会应当建立专家库。专家库由具备下列条件的医疗卫生专业技术人员组成：

（一）有良好的业务素质和执业品德；

（二）受聘于医疗卫生机构或者医学教学、科研机构并担任相应专业高级技术职务3年以上。

符合前款第（一）项规定条件并具备高级技术任职资格的法医可以受聘进入专家库。负责组织医疗事故技术鉴定工作的医学会依照本条例规定聘请医疗卫生专业技术人员和法医进入专家库，可以不受行政区域的限制。

第二十四条　医疗事故技术鉴定，由负责组织医疗事故技术鉴定工作的医学会组织专家鉴定组进行。参加医疗事故技术鉴定的相关专业的专家，由医患双方在医学会主持下从专家库中随机抽取。在特殊情况下，医学会根据医疗事故技术鉴定工作的需要，可以组织医患双方在其他医学会建立的专家库中随机抽取相关专业的专家参加鉴定或者函件咨询。

符合本条例第二十三条规定条件的医疗卫生专业技术人员和法医有义务受聘进入专家库，并承担医疗事故技术鉴定工作。

第二十五条　专家鉴定组进行医疗事故技术鉴定，实行合议制。专家鉴定组人数为单数，涉及的主要学科的专家一般不得少于鉴定组成员的二分之一；涉及死因、伤残等级鉴定的，并应当从专家库中随机抽取法医参加专家鉴定组。

第二十六条 专家鉴定组成员有下列情形之一的，应当回避，当事人也可以以口头或者书面的方式申请其回避：

（一）是医疗事故争议当事人或者当事人的近亲属的；

（二）与医疗事故争议有利害关系的；

（三）与医疗事故争议当事人有其他关系，可能影响公正鉴定的。

第二十七条 专家鉴定组依照医疗卫生管理法律、行政法规、部门规章和诊疗护理规范、常规，运用医学科学原理和专业知识，独立进行医疗事故技术鉴定，对医疗事故进行鉴别和判定，为处理医疗事故争议提供医学依据。任何单位或者个人不得干扰医疗事故技术鉴定工作，不得威胁、利诱、辱骂、殴打专家鉴定组成员。专家鉴定组成员不得接受双方当事人的财物或者其他利益。

第二十八条 负责组织医疗事故技术鉴定工作的医学会应当自受理医疗事故技术鉴定之日起5日内通知医疗事故争议双方当事人提交进行医疗事故技术鉴定所需的材料。

当事人应当自收到医学会的通知之日起10日内提交有关医疗事故技术鉴定的材料、书面陈述及答辩。医疗机构提交的有关医疗事故技术鉴定的材料应当包括下列内容：

（一）住院患者的病程记录、死亡病例讨论记录、疑难病例讨论记录、会诊意见、上级医师查房记录等病历资料原件；

（二）住院患者的住院志、体温单、医嘱单、化验单（检验报告）、医学影像检查资料、特殊检查同意书、手术同意书、手术及麻醉记录单、病理资料、护理记录等病历资料原件；

（三）抢救急危患者，在规定时间内补记的病历资料原件；

（四）封存保留的输液、注射用物品和血液、药物等实物，或者依法具有检验资格的检验机构对这些物品、实物作出的检验报告；

（五）与医疗事故技术鉴定有关的其他材料。

在医疗机构建有病历档案的门诊、急诊患者，其病历资料由医疗机构提供；没有在医疗机构建立病历档案的，由患者提供。

医患双方应当依照本条例的规定提交相关材料。医疗机构无正当理由未依照本条例的规定如实提供相关材料，导致医疗事故技术鉴定不能进行的，应当承担责任。

第二十九条 负责组织医疗事故技术鉴定工作的医学会应当自接到当事人提交的有关医疗事故技术鉴定的材料、书面陈述及答辩之日起45日内组织鉴定并出具医疗事故技术鉴定书。

负责组织医疗事故技术鉴定工作的医学会可以向双方当事人调查取证。

第三十条 专家鉴定组应当认真审查双方当事人提交的材料，听取双方当事人的陈述及答辩并进行核实。

双方当事人应当按照本条例的规定如实提交进行医疗事故技术鉴定所需要的材料，并积极配合调查。当事人任何一方不予配合，影响医疗事故技术鉴定的，由不予配合的一方承担责任。

第三十一条 专家鉴定组应当在事实清楚、证据确凿的基础上，综合分析患者的病情和个体差异，作出鉴定结论，并制作医疗事故技术鉴定书。鉴定结论以专家鉴定组成员的过半数通过。鉴定过程应当如实记载。

医疗事故技术鉴定书应当包括下列主要内容：

（一）双方当事人的基本情况及要求；

（二）当事人提交的材料和负责组织医疗事故技术鉴定工作的医学会的调查材料；

（三）对鉴定过程的说明；

（四）医疗行为是否违反医疗卫生管理法律、行政法规、部门规章和诊疗护理规范、常规；

（五）医疗过失行为与人身损害后果之间是否存在因果关系；

（六）医疗过失行为在医疗事故损害后果中的责任程度；

（七）医疗事故等级；

（八）对医疗事故患者的医疗护理医学建议。

第三十二条 医疗事故技术鉴定办法由国务院卫生行政部门制定。

第三十三条 有下列情形之一的，不属于医疗事故：

（一）在紧急情况下为抢救垂危患者生命而采取紧急医学措施造成不良后果的；

（二）在医疗活动中由于患者病情异常或者患者体质特殊而发生医疗意外的；

（三）在现有医学科学技术条件下，发生无法预料或者不能防范的不良后果的；

（四）无过错输血感染造成不良后果的；

（五）因患方原因延误诊疗导致不良后果的；

（六）因不可抗力造成不良后果的。

第三十四条 医疗事故技术鉴定，可以收取鉴定费用。经鉴定，属于医疗事故的，鉴定费用由医疗机构支付；不属于医疗事故的，鉴定费用由提出医疗事故处理申请的一方支付。鉴定费用标准由省、自治区、直辖市人民政府价格主管部门会同同级财政部门、卫生行政部门规定。

第四章 医疗事故的行政处理与监督

第三十五条 卫生行政部门应当依照本条例和有关法律、行政法规、部门规章的规定，对发生医疗事故的医疗机构和医务人员作出行政处理。

第三十六条 卫生行政部门接到医疗机构关于重大医疗过失行为的报告后，除责令医疗机构及时采取必要的医疗救治措施，防止损害后果扩大外，应当组织调查，判定是否属于医疗事故；对不能判定是否属于医疗事故的，应当依照本条例的有关规定交由负责医疗事故技术鉴定工作的医学会组织鉴定。

第三十七条 发生医疗事故争议，当事人申请卫生行政部门处理的，应当提出书面申请。申请书应当载明申请人的基本情况、有关事实、具体请求及理由等。

当事人自知道或者应当知道其身体健康受到损害之日起1年内，可以向卫生行政部门提出医疗事故争议处理申请。

第三十八条 发生医疗事故争议，当事人申请卫生行政部门处理的，由医疗机构所在地的县级人民政府卫生行政部门受理。医疗机构所在地是直辖市的，由医疗机构所在地的区、县人民政府卫生行政部门受理。

有下列情形之一的，县级人民政府卫生行政部门应当自接到医疗机构的报告或者当事人提出医疗事故争议处理申请之日起7日内移送上一级人民政府卫生行政部门处理：

（一）患者死亡；

（二）可能为二级以上的医疗事故；

（三）国务院卫生行政部门和省、自治区、直辖市人民政府卫生行政部门规定的其他情形。

第三十九条 卫生行政部门应当自收到医疗事故争议处理申请之日起10日内进行审查，作出是否受理的决定。对符合本条例规定，予以受理，需要进行医疗事故技术鉴定的，应当自作出受理决定之日起5日内将有关材料交由负责医疗事故技术鉴定工作的医学会组织鉴定并书面通知申请人；对不符合本条例规定，不予受理的，应当书面通知申请人并说明理由。

当事人对首次医疗事故技术鉴定结论有异议，申请再次鉴定的，卫生行政部门应当自收到申请之日起7日内交由省、自治区、直辖市地方医学会组织再次鉴定。

第四十条 当事人既向卫生行政部门提出医疗事故争议处理申请，又向人民法院提起诉讼的，卫生行政部门不予受理；卫生行政部门已经受理的，应当终止处理。

第四十一条 卫生行政部门收到负责组织医疗事故技术鉴定工作的医学会出具的医疗事故技术鉴定书后，应当对参加鉴定的人员资格和专业类别、鉴定程序进行审核；必要时，可以组织调查，听取医疗事故争议双方当事人的意见。

第四十二条 卫生行政部门经审核，对符合本条例规定作出的医疗事故技术鉴定结论，应当作为对发生医疗事故的医疗机构和医务人员作出行政处理以及进行医疗事故赔偿调解的依据；经审核，发现医疗事故技术鉴定不符合本条例规定的，应当要求重新鉴定。

第四十三条 医疗事故争议由双方当事人自行协商解决的，医疗机构应当自协商解决之日起7日内向所在地卫生行政部门作出书面报告，并附具协议书。

第四十四条 医疗事故争议经人民法院调解或者判决解决的，医疗机构应当自收到生效的人民法院的调解书或者判决书之日起7日内向所在地卫生行政部门作出书面报告，并附具调解书或者判决书。

第四十五条 县级以上地方人民政府卫生行政部门应当按照规定逐级将当地发生的医疗事故以及依法对发生医疗事故的医疗机构和医务人员作出行政处理的情况，上报国务院卫生行政部门。

第五章　医疗事故的赔偿

第四十六条　发生医疗事故的赔偿等民事责任争议，医患双方可以协商解决；不愿意协商或者协商不成的，当事人可以向卫生行政部门提出调解申请，也可以直接向人民法院提起民事诉讼。

第四十七条　双方当事人协商解决医疗事故的赔偿等民事责任争议的，应当制作协议书。协议书应当载明双方当事人的基本情况和医疗事故的原因、双方当事人共同认定的医疗事故等级以及协商确定的赔偿数额等，并由双方当事人在协议书上签名。

第四十八条　已确定为医疗事故的，卫生行政部门应医疗事故争议双方当事人请求，可以进行医疗事故赔偿调解。调解时，应当遵循当事人双方自愿原则，并应当依据本条例的规定计算赔偿数额。

经调解，双方当事人就赔偿数额达成协议的，制作调解书，双方当事人应当履行；调解不成或者经调解达成协议后一方反悔的，卫生行政部门不再调解。

第四十九条　医疗事故赔偿，应当考虑下列因素，确定具体赔偿数额：

（一）医疗事故等级；

（二）医疗过失行为在医疗事故损害后果中的责任程度；

（三）医疗事故损害后果与患者原有疾病状况之间的关系。

不属于医疗事故的，医疗机构不承担赔偿责任。

第五十条　医疗事故赔偿，按照下列项目和标准计算：

（一）医疗费：按照医疗事故对患者造成的人身损害进行治疗所发生的医疗费用计算，凭据支付，但不包括原发病医疗费用。结案后确实需要继续治疗的，按照基本医疗费用支付。

（二）误工费：患者有固定收入的，按照本人因误工减少的固定收入计算，对收入高于医疗事故发生地上一年度职工年平均工资3倍以上的，按照3倍计算；无固定收入的，按照医疗事故发生地上一年度职工年平均工资计算。

（三）住院伙食补助费：按照医疗事故发生地国家机关一般工作人员的出差伙食补助标准计算。

（四）陪护费：患者住院期间需要专人陪护的，按照医疗事故发生地上一年度职工年平均工资计算。

（五）残疾生活补助费：根据伤残等级，按照医疗事故发生地居民年平均生活费计算，自定残之月起最长赔偿30年；但是，60周岁以上的，不超过15年；70周岁以上的，不超过5年。

（六）残疾用具费：因残疾需要配置补偿功能器具的，凭医疗机构证明，按照普及型器具的费用计算。

（七）丧葬费：按照医疗事故发生地规定的丧葬费补助标准计算。

（八）被扶养人生活费：以死者生前或者残疾者丧失劳动能力前实际扶养且没有劳动能力的人为限，按照其户籍所在地或者居所地居民最低生活保障标准计算。

对不满16周岁的,扶养到16周岁。对年满16周岁但无劳动能力的,扶养20年;但是,60周岁以上的,不超过15年;70周岁以上的,不超过5年。

(九)交通费:按照患者实际必需的交通费用计算,凭据支付。

(十)住宿费:按照医疗事故发生地国家机关一般工作人员的出差住宿补助标准计算,凭据支付。

(十一)精神损害抚慰金:按照医疗事故发生地居民年平均生活费计算。造成患者死亡的,赔偿年限最长不超过6年;造成患者残疾的,赔偿年限最长不超过3年。

第五十一条 参加医疗事故处理的患者近亲属所需交通费、误工费、住宿费,参照本条例第五十条的有关规定计算,计算费用的人数不超过2人。

医疗事故造成患者死亡的,参加丧葬活动的患者的配偶和直系亲属所需交通费、误工费、住宿费,参照本条例第五十条的有关规定计算,计算费用的人数不超过2人。

第五十二条 医疗事故赔偿费用,实行一次性结算,由承担医疗事故责任的医疗机构支付。

第六章 罚 则

第五十三条 卫生行政部门的工作人员在处理医疗事故过程中违反本条例的规定,利用职务上的便利收受他人财物或者其他利益,滥用职权,玩忽职守,或者发现违法行为不予查处,造成严重后果的,依照刑法关于受贿罪、滥用职权罪、玩忽职守罪或者其他有关罪的规定,依法追究刑事责任;尚不够刑事处罚的,依法给予降级或者撤职的行政处分。

第五十四条 卫生行政部门违反本条例的规定,有下列情形之一的,由上级卫生行政部门给予警告并责令限期改正;情节严重的,对负有责任的主管人员和其他直接责任人员依法给予行政处分:

(一)接到医疗机构关于重大医疗过失行为的报告后,未及时组织调查的;

(二)接到医疗事故争议处理申请后,未在规定时间内审查或者移送上一级人民政府卫生行政部门处理的;

(三)未将应当进行医疗事故技术鉴定的重大医疗过失行为或者医疗事故争议移交医学会组织鉴定的;

(四)未按照规定逐级将当地发生的医疗事故以及依法对发生医疗事故的医疗机构和医务人员的行政处理情况上报的;

(五)未依照本条例规定审核医疗事故技术鉴定书的。

第五十五条 医疗机构发生医疗事故的,由卫生行政部门根据医疗事故等级和情节,给予警告;情节严重的,责令限期停业整顿直至由原发证部门吊销执业许可证,对负有责任的医务人员依照刑法关于医疗事故罪的规定,依法追究刑事责任;尚不够刑事处罚的,依法给予行政处分或者纪律处分。

对发生医疗事故的有关医务人员,除依照前款处罚外,卫生行政部门并可以责令暂停6个月以上1年以下执业活动；情节严重的，吊销其执业证书。

第五十六条 医疗机构违反本条例的规定，有下列情形之一的，由卫生行政部门责令改正；情节严重的，对负有责任的主管人员和其他直接责任人员依法给予行政处分或者纪律处分：

（一）未如实告知患者病情、医疗措施和医疗风险的；

（二）没有正当理由，拒绝为患者提供复印或者复制病历资料服务的；

（三）未按照国务院卫生行政部门规定的要求书写和妥善保管病历资料的；

（四）未在规定时间内补记抢救工作病历内容的；

（五）未按照本条例的规定封存、保管和启封病历资料和实物的；

（六）未设置医疗服务质量监控部门或者配备专（兼）职人员的；

（七）未制定有关医疗事故防范和处理预案的；

（八）未在规定时间内向卫生行政部门报告重大医疗过失行为的；

（九）未按照本条例的规定向卫生行政部门报告医疗事故的；

（十）未按照规定进行尸检和保存、处理尸体的。

第五十七条 参加医疗事故技术鉴定工作的人员违反本条例的规定，接受申请鉴定双方或者一方当事人的财物或者其他利益，出具虚假医疗事故技术鉴定书，造成严重后果的，依照刑法关于受贿罪的规定，依法追究刑事责任；尚不够刑事处罚的，由原发证部门吊销其执业证书或者资格证书。

第五十八条 医疗机构或者其他有关机构违反本条例的规定，有下列情形之一的，由卫生行政部门责令改正，给予警告；对负有责任的主管人员和其他直接责任人员依法给予行政处分或者纪律处分；情节严重的，由原发证部门吊销其执业证书或者资格证书：

（一）承担尸检任务的机构没有正当理由，拒绝进行尸检的；

（二）涂改、伪造、隐匿、销毁病历资料的。

第五十九条 以医疗事故为由，寻衅滋事、抢夺病历资料，扰乱医疗机构正常医疗秩序和医疗事故技术鉴定工作，依照刑法关于扰乱社会秩序罪的规定，依法追究刑事责任；尚不够刑事处罚的，依法给予治安管理处罚。

第七章 附 则

第六十条 本条例所称医疗机构，是指依照《医疗机构管理条例》的规定取得《医疗机构执业许可证》的机构。

县级以上城市从事计划生育技术服务的机构依照《计划生育技术服务管理条例》的规定开展与计划生育有关的临床医疗服务，发生的计划生育技术服务事故，依照本条例的有关规定处理；但是，其中不属于医疗机构的县级以上城市从事计划生育技术服务的机构发生的计划生育技术服务事故，由计划生育行政部门行使依照本条例有关规定由卫生行政部门承担的受理、交由负责医疗事故技术鉴定工作的医学会组织鉴定和赔偿调解的职能；对发生计划生育技术服务事故的该机构及其有关责任人员，依法进行处理。

第六十一条 非法行医,造成患者人身损害,不属于医疗事故,触犯刑律的,依法追究刑事责任;有关赔偿,由受害人直接向人民法院提起诉讼。

第六十二条 军队医疗机构的医疗事故处理办法,由中国人民解放军卫生主管部门会同国务院卫生行政部门依据本条例制定。

第六十三条 本条例自2002年9月1日起施行。1987年6月29日国务院发布的《医疗事故处理办法》同时废止。本条例施行前已经处理结案的医疗事故争议,不再重新处理。

五、《医疗卫生机构医疗废物管理办法》

医疗卫生机构医疗废物管理办法
(2003年10月15日卫生部令第36号发布。自发布之日起施行)

第一章 总 则

第一条 为规范医疗卫生机构对医疗废物的管理,有效预防和控制医疗废物对人体健康和环境产生危害,根据《医疗废物管理条例》,制定本办法。

第二条 各级各类医疗卫生机构应当按照《医疗废物管理条例》和本办法的规定对医疗废物进行管理。

第三条 卫生部对全国医疗卫生机构的医疗废物管理工作实施监督。

县级以上地方人民政府卫生行政主管部门对本行政区域医疗卫生机构的医疗废物管理工作实施监督。

第二章 医疗卫生机构对医疗废物的管理职责

第四条 医疗卫生机构应当建立、健全医疗废物管理责任制,其法定代表人或者主要负责人为第一责任人,切实履行职责,确保医疗废物的安全管理。

第五条 医疗卫生机构应当依据国家有关法律、行政法规、部门规章和规范性文件的规定,制定并落实医疗废物管理的规章制度、工作流程和要求、有关人员的工作职责及发生医疗卫生机构内医疗废物流失、泄漏、扩散和意外事故的应急方案。内容包括:

(一)医疗卫生机构内医疗废物各产生地点对医疗废物分类收集方法和工作要求;

(二)医疗卫生机构内医疗废物的产生地点、暂时贮存地点的工作制度及从产生地点运送至暂时贮存地点的工作要求;

(三)医疗废物在医疗卫生机构内部运送及将医疗废物交由医疗废物处置单位的有关交接、登记的规定;

(四)医疗废物管理过程中的特殊操作程序及发生医疗废物流失、泄漏、扩散和意外事故的紧急处理措施;

（五）医疗废物分类收集、运送、暂时贮存过程中有关工作人员的职业卫生安全防护。

第六条 医疗卫生机构应当设置负责医疗废物管理的监控部门或者专（兼）职人员，履行以下职责：

（一）负责指导、检查医疗废物分类收集、运送、暂时贮存及机构内处置过程中各项工作的落实情况；

（二）负责指导、检查医疗废物分类收集、运送、暂时贮存及机构内处置过程中的职业卫生安全防护工作；

（三）负责组织医疗废物流失、泄漏、扩散和意外事故发生时的紧急处理工作；

（四）负责组织有关医疗废物管理的培训工作；

（五）负责有关医疗废物登记和档案资料的管理；

（六）负责及时分析和处理医疗废物管理中的其他问题。

第七条 医疗卫生机构发生医疗废物流失、泄漏、扩散和意外事故时，应当按照《医疗废物管理条例》和本办法的规定采取相应紧急处理措施，并在48小时内向所在地的县级人民政府卫生行政主管部门、环境保护行政主管部门报告。调查处理工作结束后，医疗卫生机构应当将调查处理结果向所在地的县级人民政府卫生行政主管部门、环境保护行政主管部门报告。

县级人民政府卫生行政主管部门每月汇总逐级上报至当地省级人民政府卫生行政主管部门。

省级人民政府卫生行政主管部门每半年汇总后报卫生部。

第八条 医疗卫生机构发生因医疗废物管理不当导致1人以上死亡或者3人以上健康损害，需要对致病人员提供医疗救护和现场救援的重大事故时，应当在12小时内向所在地的县级人民政府卫生行政主管部门报告，并按照《医疗废物管理条例》和本办法的规定，采取相应紧急处理措施。

县级人民政府卫生行政主管部门接到报告后，应当在12小时内逐级向省级人民政府卫生行政主管部门报告。

医疗卫生机构发生因医疗废物管理不当导致3人以上死亡或者10人以上健康损害，需要对致病人员提供医疗救护和现场救援的重大事故时，应当在2小时内向所在地的县级人民政府卫生行政主管部门报告，并按照《医疗废物管理条例》和本办法的规定，采取相应紧急处理措施。

县级人民政府卫生行政主管部门接到报告后，应当在6小时内逐级向省级人民政府卫生行政主管部门报告。

省级人民政府卫生行政主管部门接到报告后，应当在6小时内向卫生部报告。

发生因医疗废物管理不当导致传染病传播事故，或者有证据证明传染病传播的事故有可能发生时，应当按照《传染病防治法》及有关规定报告，并采取相应措施。

第九条 医疗卫生机构应当根据医疗废物分类收集、运送、暂时贮存及机构内处置过程中所需要的专业技术、职业卫生安全防护和紧急处理知识等，制订相关工作人员的培训计划并组织实施。

第三章 分类收集、运送与暂时贮存

第十条 医疗卫生机构应当根据《医疗废物分类目录》，对医疗废物实施分类管理。

第十一条 医疗卫生机构应当按照以下要求，及时分类收集医疗废物：

（一）根据医疗废物的类别，将医疗废物分置于符合《医疗废物专用包装物、容器的标准和警示标识的规定》的包装物或者容器内；

（二）在盛装医疗废物前，应当对医疗废物包装物或者容器进行认真检查，确保无破损、渗漏和其他缺陷；

（三）感染性废物、病理性废物、损伤性废物、药物性废物及化学性废物不能混合收集。少量的药物性废物可以混入感染性废物，但应当在标签上注明；

（四）废弃的麻醉、精神、放射性、毒性等药品及其相关的废物的管理，依照有关法律、行政法规和国家有关规定、标准执行；

（五）化学性废物中批量的废化学试剂、废消毒剂应当交由专门机构处置；

（六）批量的含有汞的体温计、血压计等医疗器具报废时，应当交由专门机构处置；

（七）医疗废物中病原体的培养基、标本和菌种、毒种保存液等高危险废物，应当首先在产生地点进行压力蒸汽灭菌或者化学消毒处理，然后按感染性废物收集处理；

（八）隔离的传染病病人或者疑似传染病病人产生的具有传染性的排泄物，应当按照国家规定严格消毒，达到国家规定的排放标准后方可排入污水处理系统；

（九）隔离的传染病病人或者疑似传染病病人产生的医疗废物应当使用双层包装物，并及时密封；

（十）放入包装物或者容器内的感染性废物、病理性废物、损伤性废物不得取出。

第十二条 医疗卫生机构内医疗废物产生地点应当有医疗废物分类收集方法的示意图或者文字说明。

第十三条 盛装的医疗废物达到包装物或者容器的3/4时，应当使用有效的封口方式，使包装物或者容器的封口紧实、严密。

第十四条 包装物或者容器的外表面被感染性废物污染时，应当对被污染处进行消毒处理或者增加一层包装。

第十五条 盛装医疗废物的每个包装物、容器外表面应当有警示标识，在每个包装物、容器上应当系中文标签，中文标签的内容应当包括：医疗废物产生单位、产生日期、类别及需要的特别说明等。

第十六条 运送人员每天从医疗废物产生地点将分类包装的医疗废物按照规定的时间和路线运送至内部指定的暂时贮存地点。

第十七条 运送人员在运送医疗废物前，应当检查包装物或者容器的标识、标签及封口是否符合要求，不得将不符合要求的医疗废物运送至暂时贮存地点。

第十八条　运送人员在运送医疗废物时，应当防止造成包装物或容器破损和医疗废物的流失、泄漏和扩散，并防止医疗废物直接接触身体。

第十九条　运送医疗废物应当使用防渗漏、防遗撒、无锐利边角、易于装卸和清洁的专用运送工具。

每天运送工作结束后，应当对运送工具及时进行清洁和消毒。

第二十条　医疗卫生机构应当建立医疗废物暂时贮存设施、设备，不得露天存放医疗废物；医疗废物暂时贮存的时间不得超过2天。

第二十一条　医疗卫生机构建立的医疗废物暂时贮存设施、设备应当达到以下要求：

（一）远离医疗区、食品加工区、人员活动区和生活垃圾存放场所，方便医疗废物运送人员及运送工具、车辆的出入；

（二）有严密的封闭措施，设专（兼）职人员管理，防止非工作人员接触医疗废物；

（三）有防鼠、防蚊蝇、防蟑螂的安全措施；

（四）防止渗漏和雨水冲刷；

（五）易于清洁和消毒；

（六）避免阳光直射；

（七）设有明显的医疗废物警示标识和"禁止吸烟、饮食"的警示标识。

第二十二条　暂时贮存病理性废物，应当具备低温贮存或者防腐条件。

第二十三条　医疗卫生机构应当将医疗废物交由取得县级以上人民政府环境保护行政主管部门许可的医疗废物集中处置单位处置，依照危险废物转移联单制度填写和保存转移联单。

第二十四条　医疗卫生机构应当对医疗废物进行登记，登记内容应当包括医疗废物的来源、种类、重量或者数量、交接时间、最终去向以及经办人签名等项目。登记资料至少保存3年。

第二十五条　医疗废物转交出去后，应当对暂时贮存地点、设施及时进行清洁和消毒处理。

第二十六条　禁止医疗卫生机构及其工作人员转让、买卖医疗废物。

禁止在非收集、非暂时贮存地点倾倒、堆放医疗废物，禁止将医疗废物混入其他废物和生活垃圾。

第二十七条　不具备集中处置医疗废物条件的农村地区，医疗卫生机构应当按照当地卫生行政主管部门和环境保护主管部门的要求，自行就地处置其产生的医疗废物。自行处置医疗废物的，应当符合以下基本要求：

（一）使用后的一次性医疗器具和容易致人损伤的医疗废物应当消毒并作毁形处理；

（二）能够焚烧的，应当及时焚烧；

（三）不能焚烧的，应当消毒后集中填埋。

第二十八条 医疗卫生机构发生医疗废物流失、泄漏、扩散和意外事故时，应当按照以下要求及时采取紧急处理措施：

（一）确定流失、泄漏、扩散的医疗废物的类别、数量、发生时间、影响范围及严重程度；

（二）组织有关人员尽快按照应急方案，对发生医疗废物泄漏、扩散的现场进行处理；

（三）对被医疗废物污染的区域进行处理时，应当尽可能减少对病人、医务人员、其他现场人员及环境的影响；

（四）采取适当的安全处置措施，对泄漏物及受污染的区域、物品进行消毒或者其他无害化处置，必要时封锁污染区域，以防扩大污染；

（五）对感染性废物污染区域进行消毒时，消毒工作从污染最轻区域向污染最严重区域进行，对可能被污染的所有使用过的工具也应当进行消毒；

（六）工作人员应当做好卫生安全防护后进行工作。

处理工作结束后，医疗卫生机构应当对事件的起因进行调查，并采取有效的防范措施预防类似事件的发生。

第四章 人员培训和职业安全防护

第二十九条 医疗卫生机构应当对本机构工作人员进行培训，提高全体工作人员对医疗废物管理工作的认识。对从事医疗废物分类收集、运送、暂时贮存、处置等工作的人员和管理人员，进行相关法律和专业技术、安全防护以及紧急处理等知识的培训。

第三十条 医疗废物相关工作人员和管理人员应当达到以下要求：

（一）掌握国家相关法律、法规、规章和有关规范性文件的规定，熟悉本机构制定的医疗废物管理的规章制度、工作流程和各项工作要求；

（二）掌握医疗废物分类收集、运送、暂时贮存的正确方法和操作程序；

（三）掌握医疗废物分类中的安全知识、专业技术、职业卫生安全防护等知识；

（四）掌握在医疗废物分类收集、运送、暂时贮存及处置过程中预防被医疗废物刺伤、擦伤等伤害的措施及发生后的处理措施；

（五）掌握发生医疗废物流失、泄漏、扩散和意外事故情况时的紧急处理措施。

第三十一条 医疗卫生机构应当根据接触医疗废物种类及风险大小的不同，采取适宜、有效的职业卫生防护措施，为机构内从事医疗废物分类收集、运送、暂时贮存和处置等工作的人员和管理人员配备必要的防护用品，定期进行健康检查，必要时，对有关人员进行免疫接种，防止其受到健康损害。

第三十二条 医疗卫生机构的工作人员在工作中发生被医疗废物刺伤、擦伤等伤害时，应当采取相应的处理措施，并及时报告机构内的相关部门。

第五章 监督管理

第三十三条 县级以上地方人民政府卫生行政主管部门应当依照《医疗废物管

理条例》和本办法的规定，对所辖区域的医疗卫生机构进行定期监督检查和不定期抽查。

第三十四条　对医疗卫生机构监督检查和抽查的主要内容是：

（一）医疗废物管理的规章制度及落实情况；

（二）医疗废物分类收集、运送、暂时贮存及机构内处置的工作状况；

（三）有关医疗废物管理的登记资料和记录；

（四）医疗废物管理工作中，相关人员的安全防护工作；

（五）发生医疗废物流失、泄漏、扩散和意外事故的上报及调查处理情况；

（六）进行现场卫生学监测。

第三十五条　卫生行政主管部门在监督检查或者抽查中发现医疗卫生机构存在隐患时，应当责令立即消除隐患。

第三十六条　县级以上卫生行政主管部门应当对医疗卫生机构发生违反《医疗废物管理条例》和本办法规定的行为依法进行查处。

第三十七条　发生因医疗废物管理不当导致传染病传播事故，或者有证据证明传染病传播的事故有可能发生时，卫生行政主管部门应当按照《医疗废物管理条例》第四十条的规定及时采取相应措施。

第三十八条　医疗卫生机构对卫生行政主管部门的检查、监测、调查取证等工作，应当予以配合，不得拒绝和阻碍，不得提供虚假材料。

第六章　罚　则

第三十九条　医疗卫生机构违反《医疗废物管理条例》及本办法规定，有下列情形之一的，由县级以上地方人民政府卫生行政主管部门责令限期改正、给予警告；逾期不改正的，处以2000元以上5000元以下的罚款：

（一）未建立、健全医疗废物管理制度，或者未设置监控部门或者专（兼）职人员的；

（二）未对有关人员进行相关法律和专业技术、安全防护以及紧急处理等知识的培训的；

（三）未对医疗废物进行登记或者未保存登记资料的；

（四）未对机构内从事医疗废物分类收集、运送、暂时贮存、处置等工作的人员和管理人员采取职业卫生防护措施的；

（五）未对使用后的医疗废物运送工具及时进行清洁和消毒的；

（六）自行建有医疗废物处置设施的医疗卫生机构，未定期对医疗废物处置设施的卫生学效果进行检测、评价，或者未将检测、评价效果存档、报告的。

第四十条　医疗卫生机构违反《医疗废物管理条例》及本办法规定，有下列情形之一的，由县级以上地方人民政府卫生行政主管部门责令限期改正、给予警告，可以并处5000元以下的罚款；逾期不改正的，处5000元以上3万元以下的罚款：

（一）医疗废物暂时贮存地点、设施或者设备不符合卫生要求的；

（二）未将医疗废物按类别分置于专用包装物或者容器的；

（三）使用的医疗废物运送工具不符合要求的。

第四十一条　医疗卫生机构违反《医疗废物管理条例》及本办法规定，有下列情形之一的，由县级以上地方人民政府卫生行政主管部门责令限期改正，给予警告，并处5000元以上1万元以下的罚款；逾期不改正的，处1万元以上3万元以下的罚款；造成传染病传播的，由原发证部门暂扣或者吊销医疗卫生机构执业许可证件；构成犯罪的，依法追究刑事责任：

（一）在医疗卫生机构内丢弃医疗废物和在非贮存地点倾倒、堆放医疗废物或者将医疗废物混入其他废物和生活垃圾的；

（二）将医疗废物交给未取得经营许可证的单位或者个人的；

（三）未按照条例及本办法的规定对污水、传染病病人和疑似传染病病人的排泄物进行严格消毒，或者未达到国家规定的排放标准，排入污水处理系统的；

（四）对收治的传染病病人或者疑似传染病病人产生的生活垃圾，未按照医疗废物进行管理和处置的。

第四十二条　医疗卫生机构转让、买卖医疗废物的，依照《医疗废物管理条例》第五十三条处罚。

第四十三条　医疗卫生机构发生医疗废物流失、泄漏、扩散时，未采取紧急处理措施，或者未及时向卫生行政主管部门报告的，由县级以上地方人民政府卫生行政主管部门责令改正，给予警告，并处1万元以上3万元以下的罚款；造成传染病传播的，由原发证部门暂扣或者吊销医疗卫生机构执业许可证件；构成犯罪的，依法追究刑事责任。

第四十四条　医疗卫生机构无正当理由，阻碍卫生行政主管部门执法人员执行职务，拒绝执法人员进入现场，或者不配合执法部门的检查、监测、调查取证的，由县级以上地方人民政府卫生行政主管部门责令改正，给予警告；拒不改正的，由原发证部门暂扣或者吊销医疗卫生机构执业许可证件；触犯《中华人民共和国治安管理处罚条例》，构成违反治安管理行为的，由公安机关依法予以处罚；构成犯罪的，依法追究刑事责任。

第四十五条　不具备集中处置医疗废物条件的农村，医疗卫生机构未按照《医疗废物管理条例》和本办法的要求处置医疗废物的，由县级以上地方人民政府卫生行政主管部门责令限期改正，给予警告；逾期不改的，处1000元以上5000元以下的罚款；造成传染病传播的，由原发证部门暂扣或者吊销医疗卫生机构执业许可证件；构成犯罪的，依法追究刑事责任。

第四十六条　医疗卫生机构违反《医疗废物管理条例》及本办法规定，导致传染病传播，给他人造成损害的，依法承担民事赔偿责任。

第七章　附　则

第四十七条　本办法所称医疗卫生机构指依照《医疗机构管理条例》的规定取得《医疗机构执业许可证》的机构及疾病预防控制机构、采供血机构。

第四十八条　本办法自公布之日起施行。

六、《医疗废物管理条例》(2011修订)

医疗废物管理条例

(2003年6月16日中华人民共和国国务院令第380号公布;根据2011年1月8日《国务院关于废止和修改部分行政法规的决定》修订)

第一章 总 则

第一条 为了加强医疗废物的安全管理,防止疾病传播,保护环境,保障人体健康,根据《中华人民共和国传染病防治法》和《中华人民共和国固体废物污染环境防治法》,制定本条例。

第二条 本条例所称医疗废物,是指医疗卫生机构在医疗、预防、保健以及其他相关活动中产生的具有直接或者间接感染性、毒性以及其他危害性的废物。

医疗废物分类目录,由国务院卫生行政主管部门和环境保护行政主管部门共同制定、公布。

第三条 本条例适用于医疗废物的收集、运送、贮存、处置以及监督管理等活动。

医疗卫生机构收治的传染病病人或者疑似传染病病人产生的生活垃圾,按照医疗废物进行管理和处置。

医疗卫生机构废弃的麻醉、精神、放射性、毒性等药品及其相关的废物的管理,依照有关法律、行政法规和国家有关规定、标准执行。

第四条 国家推行医疗废物集中无害化处置,鼓励有关医疗废物安全处置技术的研究与开发。县级以上地方人民政府负责组织建设医疗废物集中处置设施。国家对边远贫困地区建设医疗废物集中处置设施给予适当的支持。

第五条 县级以上各级人民政府卫生行政主管部门,对医疗废物收集、运送、贮存、处置活动中的疾病防治工作实施统一监督管理;环境保护行政主管部门,对医疗废物收集、运送、贮存、处置活动中的环境污染防治工作实施统一监督管理。

县级以上各级人民政府其他有关部门在各自的职责范围内负责与医疗废物处置有关的监督管理工作。

第六条 任何单位和个人有权对医疗卫生机构、医疗废物集中处置单位和监督管理部门及其工作人员的违法行为进行举报、投诉、检举和控告。

第二章 医疗废物管理的一般规定

第七条 医疗卫生机构和医疗废物集中处置单位,应当建立、健全医疗废物管理责任制,其法定代表人为第一责任人,切实履行职责,防止因医疗废物导致传染病传播和环境污染事故。

第八条 医疗卫生机构和医疗废物集中处置单位,应当制定与医疗废物安全处置有关的规章制度和在发生意外事故时的应急方案;设置监控部门或者专(兼)职人员,负责检查、督促、落实本单位医疗废物的管理工作,防止违反本条例的行为发生。

第九条 医疗卫生机构和医疗废物集中处置单位，应当对本单位从事医疗废物收集、运送、贮存、处置等工作的人员和管理人员，进行相关法律和专业技术、安全防护以及紧急处理等知识的培训。

第十条 医疗卫生机构和医疗废物集中处置单位，应当采取有效的职业卫生防护措施，为从事医疗废物收集、运送、贮存、处置等工作的人员和管理人员，配备必要的防护用品，定期进行健康检查；必要时，对有关人员进行免疫接种，防止其受到健康损害。

第十一条 医疗卫生机构和医疗废物集中处置单位，应当依照《中华人民共和国固体废物污染环境防治法》的规定，执行危险废物转移联单管理制度。

第十二条 医疗卫生机构和医疗废物集中处置单位，应当对医疗废物进行登记，登记内容应当包括医疗废物的来源、种类、重量或者数量、交接时间、处置方法、最终去向以及经办人签名等项目。登记资料至少保存3年。

第十三条 医疗卫生机构和医疗废物集中处置单位，应当采取有效措施，防止医疗废物流失、泄漏、扩散。

发生医疗废物流失、泄漏、扩散时，医疗卫生机构和医疗废物集中处置单位应当采取减少危害的紧急处理措施，对致病人员提供医疗救护和现场救援；同时向所在地的县级人民政府卫生行政主管部门、环境保护行政主管部门报告，并向可能受到危害的单位和居民通报。

第十四条 禁止任何单位和个人转让、买卖医疗废物。

禁止在运送过程中丢弃医疗废物；禁止在非贮存地点倾倒、堆放医疗废物或者将医疗废物混入其他废物和生活垃圾。

第十五条 禁止邮寄医疗废物。

禁止通过铁路、航空运输医疗废物。

有陆路通道的，禁止通过水路运输医疗废物；没有陆路通道必须经水路运输医疗废物的，应当经设区的市级以上人民政府环境保护行政主管部门批准，并采取严格的环境保护措施后，方可通过水路运输。

禁止将医疗废物与旅客在同一运输工具上载运。

禁止在饮用水源保护区的水体上运输医疗废物。

第三章 医疗卫生机构对医疗废物的管理

第十六条 医疗卫生机构应当及时收集本单位产生的医疗废物，并按照类别分置于防渗漏、防锐器穿透的专用包装物或者密闭的容器内。

医疗废物专用包装物、容器，应当有明显的警示标识和警示说明。

医疗废物专用包装物、容器的标准和警示标识的规定，由国务院卫生行政主管部门和环境保护行政主管部门共同制定。

第十七条 医疗卫生机构应当建立医疗废物的暂时贮存设施、设备，不得露天存放医疗废物；医疗废物暂时贮存的时间不得超过2天。

医疗废物的暂时贮存设施、设备，应当远离医疗区、食品加工区和人员活动区以及生活垃圾存放场所，并设置明显的警示标识和防渗漏、防鼠、防蚊蝇、防蟑螂、防盗以及预防儿童接触等安全措施。

医疗废物的暂时贮存设施、设备应当定期消毒和清洁。

第十八条　医疗卫生机构应当使用防渗漏、防遗撒的专用运送工具，按照本单位确定的内部医疗废物运送时间、路线，将医疗废物收集、运送至暂时贮存地点。

运送工具使用后应当在医疗卫生机构内指定的地点及时消毒和清洁。

第十九条　医疗卫生机构应当根据就近集中处置的原则，及时将医疗废物交由医疗废物集中处置单位处置。

医疗废物中病原体的培养基、标本和菌种、毒种保存液等高危险废物，在交医疗废物集中处置单位处置前应当就地消毒。

第二十条　医疗卫生机构产生的污水、传染病病人或者疑似传染病病人的排泄物，应当按照国家规定严格消毒；达到国家规定的排放标准后，方可排入污水处理系统。

第二十一条　不具备集中处置医疗废物条件的农村，医疗卫生机构应当按照县级人民政府卫生行政主管部门、环境保护行政主管部门的要求，自行就地处置其产生的医疗废物。自行处置医疗废物的，应当符合下列基本要求：

（一）使用后的一次性医疗器具和容易致人损伤的医疗废物，应当消毒并作毁形处理；

（二）能够焚烧的，应当及时焚烧；

（三）不能焚烧的，消毒后集中填埋。

第四章　医疗废物的集中处置

第二十二条　从事医疗废物集中处置活动的单位，应当向县级以上人民政府环境保护行政主管部门申请领取经营许可证；未取得经营许可证的单位，不得从事有关医疗废物集中处置的活动。

第二十三条　医疗废物集中处置单位，应当符合下列条件：

（一）具有符合环境保护和卫生要求的医疗废物贮存、处置设施或者设备；

（二）具有经过培训的技术人员以及相应的技术工人；

（三）具有负责医疗废物处置效果检测、评价工作的机构和人员；

（四）具有保证医疗废物安全处置的规章制度。

第二十四条　医疗废物集中处置单位的贮存、处置设施，应当远离居（村）民居住区、水源保护区和交通干道，与工厂、企业等工作场所有适当的安全防护距离，并符合国务院环境保护行政主管部门的规定。

第二十五条　医疗废物集中处置单位应当至少每2天到医疗卫生机构收集、运送一次医疗废物，并负责医疗废物的贮存、处置。

第二十六条　医疗废物集中处置单位运送医疗废物，应当遵守国家有关危险货物运输管理的规定，使用有明显医疗废物标识的专用车辆。医疗废物专用车辆应当达到防渗漏、防遗撒以及其他环境保护和卫生要求。

运送医疗废物的专用车辆使用后，应当在医疗废物集中处置场所内及时进行消毒和清洁。

运送医疗废物的专用车辆不得运送其他物品。

第二十七条 医疗废物集中处置单位在运送医疗废物过程中应当确保安全，不得丢弃、遗撒医疗废物。

第二十八条 医疗废物集中处置单位应当安装污染物排放在线监控装置，并确保监控装置经常处于正常运行状态。

第二十九条 医疗废物集中处置单位处置医疗废物，应当符合国家规定的环境保护、卫生标准、规范。

第三十条 医疗废物集中处置单位应当按照环境保护行政主管部门和卫生行政主管部门的规定，定期对医疗废物处置设施的环境污染防治和卫生学效果进行检测、评价。检测、评价结果存入医疗废物集中处置单位档案，每半年向所在地环境保护行政主管部门和卫生行政主管部门报告一次。

第三十一条 医疗废物集中处置单位处置医疗废物，按照国家有关规定向医疗卫生机构收取医疗废物处置费用。

医疗卫生机构按照规定支付的医疗废物处置费用，可以纳入医疗成本。

第三十二条 各地区应当利用和改造现有固体废物处置设施和其他设施，对医疗废物集中处置，并达到基本的环境保护和卫生要求。

第三十三条 尚无集中处置设施或者处置能力不足的城市，自本条例施行之日起，设区的市级以上城市应当在1年内建成医疗废物集中处置设施；县级市应当在2年内建成医疗废物集中处置设施。县（旗）医疗废物集中处置设施的建设，由省、自治区、直辖市人民政府规定。

在尚未建成医疗废物集中处置设施期间，有关地方人民政府应当组织制定符合环境保护和卫生要求的医疗废物过渡性处置方案，确定医疗废物收集、运送、处置方式和处置单位。

第五章 监督管理

第三十四条 县级以上地方人民政府卫生行政主管部门、环境保护行政主管部门，应当依照本条例的规定，按照职责分工，对医疗卫生机构和医疗废物集中处置单位进行监督检查。

第三十五条 县级以上地方人民政府卫生行政主管部门，应当对医疗卫生机构和医疗废物集中处置单位从事医疗废物的收集、运送、贮存、处置中的疾病防治工作，以及工作人员的卫生防护等情况进行定期监督检查或者不定期的抽查。

第三十六条 县级以上地方人民政府环境保护行政主管部门，应当对医疗卫生机构和医疗废物集中处置单位从事医疗废物收集、运送、贮存、处置中的环境污染防治工作进行定期监督检查或者不定期的抽查。

第三十七条 卫生行政主管部门、环境保护行政主管部门应当定期交换监督检查和抽查结果。在监督检查或者抽查中发现医疗卫生机构和医疗废物集中处置单位存在隐患时,应当责令立即消除隐患。

第三十八条　卫生行政主管部门、环境保护行政主管部门接到对医疗卫生机构、医疗废物集中处置单位和监督管理部门及其工作人员违反本条例行为的举报、投诉、检举和控告后,应当及时核实,依法作出处理,并将处理结果予以公布。

第三十九条　卫生行政主管部门、环境保护行政主管部门履行监督检查职责时,有权采取下列措施:

（一）对有关单位进行实地检查,了解情况,现场监测,调查取证;
（二）查阅或者复制医疗废物管理的有关资料,采集样品;
（三）责令违反本条例规定的单位和个人停止违法行为;
（四）查封或者暂扣涉嫌违反本条例规定的场所、设备、运输工具和物品;
（五）对违反本条例规定的行为进行查处。

第四十条　发生因医疗废物管理不当导致传染病传播或者环境污染事故,或者有证据证明传染病传播或者环境污染的事故有可能发生时,卫生行政主管部门、环境保护行政主管部门应当采取临时控制措施,疏散人员,控制现场,并根据需要责令暂停导致或者可能导致传染病传播或者环境污染事故的作业。

第四十一条　医疗卫生机构和医疗废物集中处置单位,对有关部门的检查、监测、调查取证,应当予以配合,不得拒绝和阻碍,不得提供虚假材料。

第六章　法律责任

第四十二条　县级以上地方人民政府未依照本条例的规定,组织建设医疗废物集中处置设施或者组织制定医疗废物过渡性处置方案的,由上级人民政府通报批评,责令限期建成医疗废物集中处置设施或者组织制定医疗废物过渡性处置方案;并可以对政府主要领导人、负有责任的主管人员,依法给予行政处分。

第四十三条　县级以上各级人民政府卫生行政主管部门、环境保护行政主管部门或者其他有关部门,未按照本条例的规定履行监督检查职责,发现医疗卫生机构和医疗废物集中处置单位的违法行为不及时处理,发生或者可能发生传染病传播或者环境污染事故时未及时采取减少危害措施,以及有其他玩忽职守、失职、渎职行为的,由本级人民政府或者上级人民政府有关部门责令改正,通报批评;造成传染病传播或者环境污染事故的,对主要负责人、负有责任的主管人员和其他直接责任人员依法给予降级、撤职、开除的行政处分;构成犯罪的,依法追究刑事责任。

第四十四条　县级以上人民政府环境保护行政主管部门,违反本条例的规定发给医疗废物集中处置单位经营许可证的,由本级人民政府或者上级人民政府环境保护行政主管部门通报批评,责令收回违法发给的证书;并可以对主要负责人、负有责任的主管人员和其他直接责任人员依法给予行政处分。

第四十五条　医疗卫生机构、医疗废物集中处置单位违反本条例规定,有下列情形之一的,由县级以上地方人民政府卫生行政主管部门或者环境保护行政主管部门按照各自的职责责令限期改正,给予警告;逾期不改正的,处2000元以上5000

元以下的罚款：

（一）未建立、健全医疗废物管理制度，或者未设置监控部门或者专（兼）职人员的；

（二）未对有关人员进行相关法律和专业技术、安全防护以及紧急处理等知识的培训的；

（三）未对从事医疗废物收集、运送、贮存、处置等工作的人员和管理人员采取职业卫生防护措施的；

（四）未对医疗废物进行登记或者未保存登记资料的；

（五）对使用后的医疗废物运送工具或者运送车辆未在指定地点及时进行消毒和清洁的；

（六）未及时收集、运送医疗废物的；

（七）未定期对医疗废物处置设施的环境污染防治和卫生学效果进行检测、评价，或者未将检测、评价效果存档、报告的。

第四十六条 医疗卫生机构、医疗废物集中处置单位违反本条例规定，有下列情形之一的，由县级以上地方人民政府卫生行政主管部门或者环境保护行政主管部门按照各自的职责责令限期改正，给予警告，可以并处5000元以下的罚款；逾期不改正的，处5000元以上3万元以下的罚款：

（一）贮存设施或者设备不符合环境保护、卫生要求的；

（二）未将医疗废物按照类别分置于专用包装物或者容器的；

（三）未使用符合标准的专用车辆运送医疗废物或者使用运送医疗废物的车辆运送其他物品的；

（四）未安装污染物排放在线监控装置或者监控装置未经常处于正常运行状态的。

第四十七条 医疗卫生机构、医疗废物集中处置单位有下列情形之一的，由县级以上地方人民政府卫生行政主管部门或者环境保护行政主管部门按照各自的职责责令限期改正，给予警告，并处5000元以上1万元以下的罚款；逾期不改正的，处1万元以上3万元以下的罚款；造成传染病传播或者环境污染事故的，由原发证部门暂扣或者吊销执业许可证件或者经营许可证件；构成犯罪的，依法追究刑事责任：

（一）在运送过程中丢弃医疗废物，在非贮存地点倾倒、堆放医疗废物或者将医疗废物混入其他废物和生活垃圾的；

（二）未执行危险废物转移联单管理制度的；

（三）将医疗废物交给未取得经营许可证的单位或者个人收集、运送、贮存、处置的；

（四）对医疗废物的处置不符合国家规定的环境保护、卫生标准、规范的；

（五）未按照本条例的规定对污水、传染病病人或者疑似传染病病人的排泄物进行严格消毒，或者未达到国家规定的排放标准，排入污水处理系统的；

（六）对收治的传染病病人或者疑似传染病病人产生的生活垃圾，未按照医疗废物进行管理和处置的。

第四十八条 医疗卫生机构违反本条例规定,将未达到国家规定标准的污水、传染病病人或者疑似传染病病人的排泄物排入城市排水管网的,由县级以上地方人民政府建设行政主管部门责令限期改正,给予警告,并处5000元以上1万元以下的罚款;逾期不改正的,处1万元以上3万元以下的罚款;造成传染病传播或者环境污染事故的,由原发证部门暂扣或者吊销执业许可证件;构成犯罪的,依法追究刑事责任。

第四十九条 医疗卫生机构、医疗废物集中处置单位发生医疗废物流失、泄漏、扩散时,未采取紧急处理措施,或者未及时向卫生行政主管部门和环境保护行政主管部门报告的,由县级以上地方人民政府卫生行政主管部门或者环境保护行政主管部门按照各自的职责责令改正,给予警告,并处1万元以上3万元以下的罚款;造成传染病传播或者环境污染事故的,由原发证部门暂扣或者吊销执业许可证件或者经营许可证件;构成犯罪的,依法追究刑事责任。

第五十条 医疗卫生机构、医疗废物集中处置单位,无正当理由,阻碍卫生行政主管部门或者环境保护行政主管部门执法人员执行职务,拒绝执法人员进入现场,或者不配合执法部门的检查、监测、调查取证的,由县级以上地方人民政府卫生行政主管部门或者环境保护行政主管部门按照各自的职责责令改正,给予警告;拒不改正的,由原发证部门暂扣或者吊销执业许可证件或者经营许可证件;触犯《中华人民共和国治安管理处罚法》,构成违反治安管理行为的,由公安机关依法予以处罚;构成犯罪的,依法追究刑事责任。

第五十一条 不具备集中处置医疗废物条件的农村,医疗卫生机构未按照本条例的要求处置医疗废物的,由县级人民政府卫生行政主管部门或者环境保护行政主管部门按照各自的职责责令限期改正,给予警告;逾期不改正的,处1000元以上5000元以下的罚款;造成传染病传播或者环境污染事故的,由原发证部门暂扣或者吊销执业许可证件;构成犯罪的,依法追究刑事责任。

第五十二条 未取得经营许可证从事医疗废物的收集、运送、贮存、处置等活动的,由县级以上地方人民政府环境保护行政主管部门责令立即停止违法行为,没收违法所得,可以并处违法所得1倍以下的罚款。

第五十三条 转让、买卖医疗废物,邮寄或者通过铁路、航空运输医疗废物,或者违反本条例规定通过水路运输医疗废物的,由县级以上地方人民政府环境保护行政主管部门责令转让、买卖双方、邮寄人、托运人立即停止违法行为,给予警告,没收违法所得;违法所得5000元以上的,并处违法所得2倍以上5倍以下的罚款;没有违法所得或者违法所得不足5000元的,并处5000元以上2万元以下的罚款。

承运人明知托运人违反本条例的规定运输医疗废物,仍予以运输的,或者承运人将医疗废物与旅客在同一工具上载运的,按照前款的规定予以处罚。

第五十四条 医疗卫生机构、医疗废物集中处置单位违反本条例规定,导致传染病传播或者发生环境污染事故,给他人造成损害的,依法承担民事赔偿责任。

第七章 附 则

第五十五条 计划生育技术服务、医学科研、教学、尸体检查和其他相关活动中产生的具有直接或者间接感染性、毒性以及其他危害性废物的管理，依照本条例执行。

第五十六条 军队医疗卫生机构医疗废物的管理由中国人民解放军卫生主管部门参照本条例制定管理办法。

第五十七条 本条例自公布之日起施行。

七、《医院感染管理办法》

医院感染管理办法

（2006年7月6日卫生部令第48号发布；自2006年9月1日起施行）

第一章 总 则

第一条 为加强医院感染管理，有效预防和控制医院感染，提高医疗质量，保证医疗安全，根据《传染病防治法》《医疗机构管理条例》和《突发公共卫生事件应急条例》等法律、行政法规的规定，制定本办法。

第二条 医院感染管理是各级卫生行政部门、医疗机构及医务人员针对诊疗活动中存在的医院感染、医源性感染及相关的危险因素进行的预防、诊断和控制活动。

第三条 各级各类医疗机构应当严格按照本办法的规定实施医院感染管理工作。

医务人员的职业卫生防护，按照《职业病防治法》及其配套规章和标准的有关规定执行。

第四条 卫生部负责全国医院感染管理的监督管理工作。

县级以上地方人民政府卫生行政部门负责本行政区域内医院感染管理的监督管理工作。

第二章 组织管理

第五条 各级各类医疗机构应当建立医院感染管理责任制，制定并落实医院感染管理的规章制度和工作规范，严格执行有关技术操作规范和工作标准，有效预防和控制医院感染，防止传染病病原体、耐药菌、条件致病菌及其他病原微生物的传播。

第六条 住院床位总数在100张以上的医院应当设立医院感染管理委员会和独立的医院感染管理部门。

住院床位总数在100张以下的医院应当指定分管医院感染管理工作的部门。

其他医疗机构应当有医院感染管理专（兼）职人员。

第七条 医院感染管理委员会由医院感染管理部门、医务部门、护理部门、临床科室、消毒供应室、手术室、临床检验部门、药事管理部门、设备管理部门、后勤管理部门及其他有关部门的主要负责人组成，主任委员由医院院长或者主管医疗工作的副院长担任。

医院感染管理委员会的职责是：

（一）认真贯彻医院感染管理方面的法律法规及技术规范、标准，制定本医院预防和控制医院感染的规章制度、医院感染诊断标准并监督实施；

（二）根据预防医院感染和卫生学要求，对本医院的建筑设计、重点科室建设的基本标准、基本设施和工作流程进行审查并提出意见；

（三）研究并确定本医院的医院感染管理工作计划，并对计划的实施进行考核和评价；

（四）研究并确定本医院的医院感染重点部门、重点环节、重点流程、危险因素以及采取的干预措施，明确各有关部门、人员在预防和控制医院感染工作中的责任；

（五）研究并制定本医院发生医院感染暴发及出现不明原因传染性疾病或者特殊病原体感染病例等事件时的控制预案；

（六）建立会议制度，定期研究、协调和解决有关医院感染管理方面的问题；

（七）根据本医院病原体特点和耐药现状，配合药事管理委员会提出合理使用抗菌药物的指导意见；

（八）其他有关医院感染管理的重要事宜。

第八条 医院感染管理部门、分管部门及医院感染管理专（兼）职人员具体负责医院感染预防与控制方面的管理和业务工作。主要职责是：

（一）对有关预防和控制医院感染管理规章制度的落实情况进行检查和指导；

（二）对医院感染及其相关危险因素进行监测、分析和反馈，针对问题提出控制措施并指导实施；

（三）对医院感染发生状况进行调查、统计分析，并向医院感染管理委员会或者医疗机构负责人报告；

（四）对医院的清洁、消毒灭菌与隔离、无菌操作技术、医疗废物管理等工作提供指导；

（五）对传染病的医院感染控制工作提供指导；

（六）对医务人员有关预防医院感染的职业卫生安全防护工作提供指导；

（七）对医院感染暴发事件进行报告和调查分析，提出控制措施并协调、组织有关部门进行处理；

（八）对医务人员进行预防和控制医院感染的培训工作；

（九）参与抗菌药物临床应用的管理工作；

（十）对消毒药械和一次性使用医疗器械、器具的相关证明进行审核；

（十一）组织开展医院感染预防与控制方面的科研工作；

（十二）完成医院感染管理委员会或者医疗机构负责人交办的其他工作。

第九条 卫生部成立医院感染预防与控制专家组，成员由医院感染管理、疾病控制、传染病学、临床检验、流行病学、消毒学、临床药学、护理学等专业的专家组成。主要职责是：

（一）研究起草有关医院感染预防与控制、医院感染诊断的技术性标准和规范；

（二）对全国医院感染预防与控制工作进行业务指导；

（三）对全国医院感染发生状况及危险因素进行调查、分析；

（四）对全国重大医院感染事件进行调查和业务指导；

（五）完成卫生部交办的其他工作。

第十条 省级人民政府卫生行政部门成立医院感染预防与控制专家组，负责指导本地区医院感染预防与控制的技术性工作。

第三章 预防与控制

第十一条 医疗机构应当按照有关医院感染管理的规章制度和技术规范，加强医院感染的预防与控制工作。

第十二条 医疗机构应当按照《消毒管理办法》，严格执行医疗器械、器具的消毒工作技术规范，并达到以下要求：

（一）进入人体组织、无菌器官的医疗器械、器具和物品必须达到灭菌水平；

（二）接触皮肤、黏膜的医疗器械、器具和物品必须达到消毒水平；

（三）各种用于注射、穿刺、采血等有创操作的医疗器具必须一用一灭菌。

医疗机构使用的消毒药械、一次性医疗器械和器具应当符合国家有关规定。一次性使用的医疗器械、器具不得重复使用。

第十三条 医疗机构应当制定具体措施，保证医务人员的手卫生、诊疗环境条件、无菌操作技术和职业卫生防护工作符合规定要求，对医院感染的危险因素进行控制。

第十四条 医疗机构应当严格执行隔离技术规范，根据病原体传播途径，采取相应的隔离措施。

第十五条 医疗机构应当制定医务人员职业卫生防护工作的具体措施，提供必要的防护物品，保障医务人员的职业健康。

第十六条 医疗机构应当严格按照《抗菌药物临床应用指导原则》，加强抗菌药物临床使用和耐药菌监测管理。

第十七条 医疗机构应当按照医院感染诊断标准及时诊断医院感染病例，建立有效的医院感染监测制度，分析医院感染的危险因素，并针对导致医院感染的危险因素，实施预防与控制措施。

医疗机构应当及时发现医院感染病例和医院感染的暴发，分析感染源、感染途径，采取有效的处理和控制措施，积极救治患者。

第十八条 医疗机构经调查证实发生以下情形时，应当于12小时内向所在地的县级地方人民政府卫生行政部门报告，并同时向所在地疾病预防控制机构报告。所在地的县级地方人民政府卫生行政部门确认后，应当于24小时内逐级上报至省级人民政府卫生行政部门。省级人民政府卫生行政部门审核后，应当在24小时内上报至卫生部：

（一）5例以上医院感染暴发；

（二）由于医院感染暴发直接导致患者死亡；

（三）由于医院感染暴发导致3人以上人身损害后果。

第十九条　医疗机构发生以下情形时，应当按照《国家突发公共卫生事件相关信息报告管理工作规范（试行）》的要求进行报告：

（一）10例以上的医院感染暴发事件；

（二）发生特殊病原体或者新发病原体的医院感染；

（三）可能造成重大公共影响或者严重后果的医院感染。

第二十条　医疗机构发生的医院感染属于法定传染病的，应当按照《中华人民共和国传染病防治法》和《国家突发公共卫生事件应急预案》的规定进行报告和处理。

第二十一条　医疗机构发生医院感染暴发时，所在地的疾病预防控制机构应当及时进行流行病学调查，查找感染源、感染途径、感染因素，采取控制措施，防止感染源的传播和感染范围的扩大。

第二十二条　卫生行政部门接到报告，应当根据情况指导医疗机构进行医院感染的调查和控制工作，并可以组织提供相应的技术支持。

第四章　人员培训

第二十三条　各级卫生行政部门和医疗机构应当重视医院感染管理的学科建设，建立专业人才培养制度，充分发挥医院感染专业技术人员在预防和控制医院感染工作中的作用。

第二十四条　省级人民政府卫生行政部门应当建立医院感染专业人员岗位规范化培训和考核制度，加强继续教育，提高医院感染专业人员的业务技术水平。

第二十五条　医疗机构应当制定对本机构工作人员的培训计划，对全体工作人员进行医院感染相关法律法规、医院感染管理相关工作规范和标准、专业技术知识的培训。

第二十六条　医院感染专业人员应当具备医院感染预防与控制工作的专业知识，并能够承担医院感染管理和业务技术工作。

第二十七条　医务人员应当掌握与本职工作相关的医院感染预防与控制方面的知识，落实医院感染管理规章制度、工作规范和要求。工勤人员应当掌握有关预防和控制医院感染的基础卫生学和消毒隔离知识，并在工作中正确运用。

第五章　监督管理

第二十八条　县级以上地方人民政府卫生行政部门应当按照有关法律法规和本办法的规定，对所辖区域的医疗机构进行监督检查。

第二十九条 对医疗机构监督检查的主要内容是：

（一）医院感染管理的规章制度及落实情况；

（二）针对医院感染危险因素的各项工作和控制措施；

（三）消毒灭菌与隔离、医疗废物管理及医务人员职业卫生防护工作状况；

（四）医院感染病例和医院感染暴发的监测工作情况；

（五）现场检查。

第三十条 卫生行政部门在检查中发现医疗机构存在医院感染隐患时，应当责令限期整改或者暂时关闭相关科室或者暂停相关诊疗科目。

第三十一条 医疗机构对卫生行政部门的检查、调查取证等工作，应当予以配合，不得拒绝和阻碍，不得提供虚假材料。

第六章 罚 则

第三十二条 县级以上地方人民政府卫生行政部门未按照本办法的规定履行监督管理和对医院感染暴发事件的报告、调查处理职责，造成严重后果的，对卫生行政主管部门主要负责人、直接责任人和相关责任人予以降级或者撤职的行政处分。

第三十三条 医疗机构违反本办法，有下列行为之一的，由县级以上地方人民政府卫生行政部门责令改正，逾期不改的，给予警告并通报批评；情节严重的，对主要负责人和直接责任人给予降级或者撤职的行政处分：

（一）未建立或者未落实医院感染管理的规章制度、工作规范；

（二）未设立医院感染管理部门、分管部门以及指定专（兼）职人员负责医院感染预防与控制工作；

（三）违反对医疗器械、器具的消毒工作技术规范；

（四）违反无菌操作技术规范和隔离技术规范；

（五）未对消毒药械和一次性医疗器械、器具的相关证明进行审核；

（六）未对医务人员职业暴露提供职业卫生防护。

第三十四条 医疗机构违反本办法规定，未采取预防和控制措施或者发生医院感染未及时采取控制措施，造成医院感染暴发、传染病传播或者其他严重后果的，对负有责任的主管人员和直接责任人员给予降级、撤职、开除的行政处分；情节严重的，依照《传染病防治法》第六十九条规定，可以依法吊销有关责任人员的执业证书；构成犯罪的，依法追究刑事责任。

第三十五条 医疗机构发生医院感染暴发事件未按本办法规定报告的，由县级以上地方人民政府卫生行政部门通报批评；造成严重后果的，对负有责任的主管人员和其他直接责任人员给予降级、撤职、开除的处分。

第七章 附 则

第三十六条 本办法中下列用语的含义：

（一）医院感染：指住院病人在医院内获得的感染，包括在住院期间发生的感染和在医院内获得出院后发生的感染,但不包括入院前已开始或者入院时已处于潜伏期的感染。医院工作人员在医院内获得的感染也属医院感染。

(二)医源性感染:指在医学服务中,因病原体传播引起的感染。

(三)医院感染暴发:是指在医疗机构或其科室的患者中,短时间内发生3例以上同种同源感染病例的现象。

(四)消毒:指用化学、物理、生物的方法杀灭或者消除环境中的病原微生物。

(五)灭菌:杀灭或者消除传播媒介上的一切微生物,包括致病微生物和非致病微生物,也包括细菌芽孢和真菌孢子。

第三十七条　中国人民解放军医疗机构的医院感染管理工作,由中国人民解放军卫生部门归口管理。

第三十八条　采供血机构与疾病预防控制机构的医源性感染预防与控制管理参照本办法。

第三十九条　本办法自2006年9月1日起施行,原2000年11月30日颁布的《医院感染管理规范(试行)》同时废止。

八、《消毒管理办法》

消毒管理办法

(2002年3月28日卫生部令第27号公布　根据2016年1月19日《国家卫生计生委关于修改〈外国医师来华短期行医暂行管理办法〉等8件部门规章的决定》和2017年12月26日《国家卫生计生委关于修改〈新食品原料安全性审查管理办法〉等7件部门规章的决定》修订)

第一章　总　则

第一条　为了加强消毒管理,预防和控制感染性疾病的传播,保障人体健康,根据《中华人民共和国传染病防治法》及其实施办法的有关规定,制定本办法。

第二条　本办法适用于医疗卫生机构、消毒服务机构以及从事消毒产品生产、经营活动的单位和个人。

其他需要消毒的场所和物品管理也适用于本办法。

第三条　国家卫生计生委主管全国消毒监督管理工作。

铁路、交通卫生主管机构依照本办法负责本系统的消毒监督管理工作。

第二章　消毒的卫生要求

第四条　医疗卫生机构应当建立消毒管理组织,制定消毒管理制度,执行国家有关规范、标准和规定,定期开展消毒与灭菌效果检测工作。

第五条　医疗卫生机构工作人员应当接受消毒技术培训、掌握消毒知识,并按规定严格执行消毒隔离制度。

第六条 医疗卫生机构使用的进入人体组织或无菌器官的医疗用品必须达到灭菌要求。各种注射、穿刺、采血器具应当一人一用一灭菌。凡接触皮肤、黏膜的器械和用品必须达到消毒要求。

医疗卫生机构使用的一次性使用医疗用品用后应当及时进行无害化处理。

第七条 医疗卫生机构购进消毒产品必须建立并执行进货检查验收制度。

第八条 医疗卫生机构的环境、物品应当符合国家有关规范、标准和规定。排放废弃的污水、污物应当按照国家有关规定进行无害化处理。运送传染病病人及其污染物品的车辆、工具必须随时进行消毒处理。

第九条 医疗卫生机构发生感染性疾病暴发、流行时，应当及时报告当地卫生计生行政部门，并采取有效消毒措施。

第十条 加工、出售、运输被传染病病原体污染或者来自疫区可能被传染病病原体污染的皮毛，应当进行消毒处理。

第十一条 托幼机构应当健全和执行消毒管理制度，对室内空气、餐（饮）具、毛巾、玩具和其他幼儿活动的场所及接触的物品定期进行消毒。

第十二条 出租衣物及洗涤衣物的单位和个人，应当对相关物品及场所进行消毒。

第十三条 从事致病微生物实验的单位应当执行有关的管理制度、操作规程，对实验的器材、污染物品等按规定进行消毒，防止实验室感染和致病微生物的扩散。

第十四条 殡仪馆、火葬场内与遗体接触的物品及运送遗体的车辆应当及时消毒。

第十五条 招用流动人员200人以上的用工单位，应当对流动人员集中生活起居的场所及使用的物品定期进行消毒。

第十六条 疫源地的消毒应当执行国家有关规范、标准和规定。

第十七条 公共场所、食品、生活饮用水、血液制品的消毒管理，按有关法律、法规的规定执行。

第三章 消毒产品的生产经营

第十八条 消毒产品应当符合国家有关规范、标准和规定。

第十九条 消毒产品的生产应当符合国家有关规范、标准和规定，对生产的消毒产品应当进行检验，不合格者不得出厂。

第二十条 消毒剂、消毒器械和卫生用品生产企业取得工商行政管理部门颁发的营业执照后，还应当取得所在地省级卫生计生行政部门发放的卫生许可证，方可从事消毒产品的生产。

第二十一条 省级卫生计生行政部门应当自受理消毒产品生产企业的申请之日起二十日内作出是否批准的决定。对符合《消毒产品生产企业卫生规范》要求的，发给卫生许可证；对不符合的，不予批准，并说明理由。

第二十二条 消毒产品生产企业卫生许可证编号格式为：（省、自治区、直辖市简称）卫消证字（发证年份）第××××号。

消毒产品生产企业卫生许可证的生产项目分为消毒剂类、消毒器械类、卫生用品类。

第二十三条　消毒产品生产企业卫生许可证有效期为四年。

消毒产品生产企业卫生许可证有效期满三十日前，生产企业应当向原发证机关申请延续。经审查符合要求的，予以延续，换发新证。新证延用原卫生许可证编号。

第二十四条　消毒产品生产企业迁移厂址或者另设分厂（车间），应当按本办法规定向生产场所所在地的省级卫生计生行政部门申请消毒产品生产企业卫生许可证。

产品包装上标注的厂址、卫生许可证号应当是实际生产地地址和其卫生许可证号。

第二十五条　取得卫生许可证的消毒产品生产企业变更企业名称、法定代表人或者生产类别的，应当向原发证机关提出申请，经审查同意，换发新证。新证延用原卫生许可证编号。

第二十六条　生产、进口利用新材料、新工艺技术和新杀菌原理生产消毒剂和消毒器械（以下简称新消毒产品）应当按照本办法规定取得国家卫生计生委颁发的卫生许可批件。

生产、进口新消毒产品外的消毒剂、消毒器械和卫生用品中的抗（抑）菌制剂，生产、进口企业应当按照有关规定进行卫生安全评价，符合卫生标准和卫生规范要求。产品上市时要将卫生安全评价报告向省级卫生计生行政部门备案，备案应当按照规定要求提供材料。

第二十七条　生产企业申请新消毒产品卫生许可批件、在华责任单位申请进口新消毒产品卫生许可批件的，应当按照国家卫生计生委新消毒产品卫生行政许可管理规定的要求，向国家卫生计生委提出申请。国家卫生计生委应当按照有关法律法规和相关规定，作出是否批准的决定。

国家卫生计生委对批准的新消毒产品，发给卫生许可批件，批准文号格式为：卫消新准字（年份）第××××号。不予批准的，应当说明理由。

第二十八条　新消毒产品卫生许可批件的有效期为四年。

第二十九条　国家卫生计生委定期公告取得卫生行政许可的新消毒产品批准内容。公告发布之日起，列入公告的同类产品不再按新消毒产品进行卫生行政许可。

第三十条　经营者采购消毒产品时，应当索取下列有效证件：

（一）生产企业卫生许可证复印件；

（二）产品卫生安全评价报告或者新消毒产品卫生许可批件复印件。

有效证件的复印件应当加盖原件持有者的印章。

第三十一条　消毒产品的命名、标签（含说明书）应当符合国家卫生计生委的有关规定。

消毒产品的标签（含说明书）和宣传内容必须真实，不得出现或暗示对疾病的治疗效果。

第三十二条 禁止生产经营下列消毒产品：

（一）无生产企业卫生许可证或新消毒产品卫生许可批准文件的；

（二）产品卫生安全评价不合格或产品卫生质量不符合要求的。

第四章 消毒服务机

第三十三条 消毒服务机构应当符合以下要求：

（一）具备符合国家有关规范、标准和规定的消毒与灭菌设备；

（二）其消毒与灭菌工艺流程和工作环境必须符合卫生要求；

（三）具有能对消毒与灭菌效果进行检测的人员和条件，建立自检制度；

（四）用环氧乙烷和电离辐射的方法进行消毒与灭菌的，其安全与环境保护等方面的要求按国家有关规定执行；

第三十四条 消毒服务机构不得购置和使用不符合本办法规定的消毒产品。

第三十五条 消毒服务机构应当接受当地卫生计生行政部门的监督。

第五章 监 督

第三十六条 县级以上卫生计生行政部门对消毒工作行使下列监督管理职权：

（一）对有关机构、场所和物品的消毒工作进行监督检查；

（二）对消毒产品生产企业执行《消毒产品生产企业卫生规范》情况进行监督检查；

（三）对消毒产品的卫生质量进行监督检查；

（四）对消毒服务机构的消毒服务质量进行监督检查；

（五）对违反本办法的行为采取行政控制措施；

（六）对违反本办法的行为给予行政处罚。

第三十七条 有下列情形之一的，国家卫生计生委可以对已获得卫生许可批件的新消毒产品进行重新审查：

（一）产品原料、杀菌原理和生产工艺受到质疑的；

（二）产品安全性、消毒效果受到质疑的。

第三十八条 新消毒产品卫生许可批件的持有者应当在接到国家卫生计生委重新审查通知之日起30日内，按照通知的有关要求提交材料。超过期限未提交有关材料的，视为放弃重新审查，国家卫生计生委可以注销产品卫生许可批件。

第三十九条 国家卫生计生委自收到重新审查所需的全部材料之日起30日内，应当作出重新审查决定。有下列情形之一的，注销产品卫生许可批件：

（一）产品原料、杀菌原理和生产工艺不符合利用新材料、新工艺技术和新杀菌原理生产消毒剂和消毒器械的判定依据的；

（二）产品安全性、消毒效果达不到要求的。

第四十条 消毒产品生产企业应当按照国家卫生标准和卫生规范要求对消毒产品理化指标、微生物指标、杀灭微生物指标、毒理学指标等进行检验。不具备检验能力的，可以委托检验。

消毒产品的检验活动应当符合国家有关规定。检验报告应当客观、真实，符合有关法律、法规、标准、规范和规定。检验报告在全国范围内有效。

第六章 罚 则

第四十一条 医疗卫生机构违反本办法第四条、第五条、第六条、第七条、第八条、第九条规定的，由县级以上地方卫生计生行政部门责令限期改正，可以处5000元以下罚款；造成感染性疾病暴发的，可以处5000元以上20000元以下罚款。

第四十二条 加工、出售、运输被传染病病原体污染或者来自疫区可能被传染病病原体污染的皮毛，未按国家有关规定进行消毒处理的，应当按照《传染病防治法实施办法》第六十八条的有关规定给予处罚。

第四十三条 消毒产品生产经营单位违反本办法第三十一条、第三十二条规定的，由县级以上地方卫生计生行政部门责令其限期改正，可以处5000元以下罚款；造成感染性疾病暴发的，可以处5000元以上20000元以下的罚款。

第四十四条 消毒服务机构违反本办法规定，有下列情形之一的，由县级以上卫生计生行政部门责令其限期改正，可以处5000元以下的罚款；造成感染性疾病发生的，可以处5000元以上20000元以下的罚款：

消毒后的物品未达到卫生标准和要求的。

第七章 附 则

第四十五条 本办法下列用语的含义：

感染性疾病：由微生物引起的疾病。

消毒产品：包括消毒剂、消毒器械（含生物指示物、化学指示物和灭菌物品包装物）、卫生用品和一次性使用医疗用品。

消毒服务机构：指为社会提供可能被污染的物品及场所、卫生用品和一次性使用医疗用品等进行消毒与灭菌服务的单位。

医疗卫生机构：指医疗保健、疾病控制、采供血机构及与上述机构业务活动相同的单位。

第四十六条 本办法由国家卫生计生委负责解释。

第四十七条 本办法自2002年7月1日起施行。1992年8月31日卫生部发布的《消毒管理办法》同时废止。

九、《病历书写基本规范》

卫生部关于印发《病历书写基本规范》的通知

卫医政发〔2010〕11号

各省、自治区、直辖市卫生厅局，新疆生产建设兵团卫生局：

为规范我国医疗机构病历书写行为，提高病历质量，保障医疗质量和医疗安全，根据《医疗事故处理条例》有关规定，2002年我部印发了《病历书写基本规范（试行）》（以下简称《规范》）。《规范》实施7年多来，在各级卫生行政部门和医疗机构的共同努力下，我国医疗机构病历质量有了很大提高。

在总结各地《规范》实施情况的基础上，结合当前医疗机构管理和医疗质量管理面临的新形势和新特点，我部对《规范》进行了修订和完善，制定了《病历书写基本规范》。现印发给你们，请遵照执行。执行中遇到的情况及问题，及时报我部医政司。

二〇一〇年一月二十二日

病历书写基本规范

第一章 基本要求

第一条 病历是指医务人员在医疗活动过程中形成的文字、符号、图表、影像、切片等资料的总和，包括门（急）诊病历和住院病历。

第二条 病历书写是指医务人员通过问诊、查体、辅助检查、诊断、治疗、护理等医疗活动获得有关资料，并进行归纳、分析、整理形成医疗活动记录的行为。

第三条 病历书写应当客观、真实、准确、及时、完整、规范。

第四条 病历书写应当使用蓝黑墨水、碳素墨水，需复写的病历资料可以使用蓝或黑色油水的圆珠笔。计算机打印的病历应当符合病历保存的要求。

第五条 病历书写应当使用中文，通用的外文缩写和无正式中文译名的症状、体征、疾病名称等可以使用外文。

第六条 病历书写应规范使用医学术语，文字工整，字迹清晰，表述准确，语句通顺，标点正确。

第七条 病历书写过程中出现错字时，应当用双线画在错字上，保留原记录清楚、可辨，并注明修改时间，修改人签名。不得采用刮、粘、涂等方法掩盖或去除原来的字迹。

上级医务人员有审查修改下级医务人员书写的病历的责任。

第八条 病历应当按照规定的内容书写，并由相应医务人员签名。

实习医务人员、试用期医务人员书写的病历，应当经过本医疗机构注册的医务人员审阅、修改并签名。进修医务人员由医疗机构根据其胜任本专业工作实际情况认定后书写病历。

第九条 病历书写一律使用阿拉伯数字书写日期和时间，采用24小时制记录。

第十条 对需取得患者书面同意方可进行的医疗活动，应当由患者本人签署知情同意书。患者不具备完全民事行为能力时，应当由其法定代理人签字；患者因病无法签字时，应当由其授权的人员签字；为抢救患者，在法定代理人或被授权人无法及时签字的情况下，可由医疗机构负责人或者授权的负责人签字。

因实施保护性医疗措施不宜向患者说明情况的，应当将有关情况告知患者近亲属，由患者近亲属签署知情同意书，并及时记录。患者无近亲属的或者患者近亲属无法签署同意书的，由患者的法定代理人或者关系人签署同意书。

第二章 门（急）诊病历书写内容及要求

第十一条 门（急）诊病历内容包括门（急）诊病历首页［门（急）诊手册封面］、病历记录、化验单（检验报告）、医学影像检查资料等。

第十二条 门（急）诊病历首页内容应当包括患者姓名、性别、出生年月日、民族、婚姻状况、职业、工作单位、住址、药物过敏史等项目。

门诊手册封面内容应当包括患者姓名、性别、年龄、工作单位或住址、药物过敏史等项目。

第十三条 门（急）诊病历记录分为初诊病历记录和复诊病历记录。初诊病历记录书写内容应当包括就诊时间、科别、主诉、现病史、既往史，阳性体征、必要的阴性体征和辅助检查结果，诊断及治疗意见和医师签名等。

复诊病历记录书写内容应当包括就诊时间、科别、主诉、病史、必要的体格检查和辅助检查结果、诊断、治疗处理意见和医师签名等。

急诊病历书写就诊时间应当具体到分钟。

第十四条 门（急）诊病历记录应当由接诊医师在患者就诊时及时完成。

第十五条 急诊留观记录是急诊患者因病情需要留院观察期间的记录，重点记录观察期间病情变化和诊疗措施，记录简明扼要，并注明患者去向。抢救危重患者时，应当书写抢救记录。门（急）诊抢救记录书写内容及要求按照住院病历抢救记录书写内容及要求执行。

第三章 住院病历书写内容及要求

第十六条 住院病历内容包括住院病案首页、入院记录、病程记录、手术同意书、麻醉同意书、输血治疗知情同意书、特殊检查（特殊治疗）同意书、病危（重）通知书、医嘱单、辅助检查报告单、体温单、医学影像检查资料、病理资料等。

第十七条 入院记录是指患者入院后，由经治医师通过问诊、查体、辅助检查获得有关资料，并对这些资料归纳分析书写而成的记录。可分为入院记录、再次或多次入院记录、24小时内入出院记录、24小时内入院死亡记录。

入院记录、再次或多次入院记录应当于患者入院后24小时内完成；24小时内入出院记录应当于患者出院后24小时内完成，24小时内入院死亡记录应当于患者死亡后24小时内完成。

第十八条 入院记录的要求及内容。

（一）患者一般情况包括姓名、性别、年龄、民族、婚姻状况、出生地、职业、入院时间、记录时间、病史陈述者。

（二）主诉是指促使患者就诊的主要症状（或体征）及持续时间。

（三）现病史是指患者本次疾病的发生、演变、诊疗等方面的详细情况，应当按时间顺序书写。内容包括发病情况、主要症状特点及其发展变化情况、伴随症状、发病后诊疗经过及结果、睡眠和饮食等一般情况的变化，以及与鉴别诊断有关的阳性或阴性资料等。

1.发病情况：记录发病的时间、地点、起病缓急、前驱症状、可能的原因或诱因。

2.主要症状特点及其发展变化情况：按发生的先后顺序描述主要症状的部位、性质、持续时间、程度、缓解或加剧因素，以及演变发展情况。

3.伴随症状：记录伴随症状，描述伴随症状与主要症状之间的相互关系。

4.发病以来诊治经过及结果：记录患者发病后到入院前，在院内、外接受检查与治疗的详细经过及效果。对患者提供的药名、诊断和手术名称需加引号（""）以示区别。

5.发病以来一般情况：简要记录患者发病后的精神状态、睡眠、食欲、大小便、体重等情况。

与本次疾病虽无紧密关系、但仍需治疗的其他疾病情况，可在现病史后另起一段予以记录。

（四）既往史是指患者过去的健康和疾病情况。内容包括既往一般健康状况、疾病史、传染病史、预防接种史、手术外伤史、输血史、食物或药物过敏史等。

（五）个人史，婚育史、月经史，家族史。

1.个人史：记录出生地及长期居留地，生活习惯及有无烟、酒、药物等嗜好，职业与工作条件及有无工业毒物、粉尘、放射性物质接触史，有无冶游史。

2.婚育史、月经史：婚姻状况、结婚年龄、配偶健康状况、有无子女等。女性患者记录初潮年龄、行经期天数、间隔天数、末次月经时间（或闭经年龄），月经量、痛经及生育等情况。

3.家族史：父母、兄弟、姐妹健康状况，有无与患者类似疾病，有无家族遗传倾向的疾病。

（六）体格检查应当按照系统循序进行书写。内容包括体温、脉搏、呼吸、血压，一般情况，皮肤、黏膜，全身浅表淋巴结，头部及其器官，颈部，胸部（胸廓、肺部、心脏、血管），腹部（肝、脾等），直肠肛门，外生殖器，脊柱，四肢，神经系统等。

（七）专科情况应当根据专科需要记录专科特殊情况。

（八）辅助检查指入院前所作的与本次疾病相关的主要检查及其结果。应分类按检查时间顺序记录检查结果，如系在其他医疗机构所作检查，应当写明该机构名称及检查号。

（九）初步诊断是指经治医师根据患者入院时情况，综合分析所作出的诊断。如初步诊断为多项时，应当主次分明。对待查病例应列出可能性较大的诊断。

（十）书写入院记录的医师签名。

第十九条 再次或多次入院记录，是指患者因同一种疾病再次或多次住入同一医疗机构时书写的记录。要求及内容基本同入院记录。主诉是记录患者本次入院的主要症状（或体征）及持续时间；现病史中要求首先对本次住院前历次有关住院诊疗经过进行小结，然后再书写本次入院的现病史。

第二十条 患者入院不足24小时出院的，可以书写24小时内入出院记录。内容包括患者姓名、性别、年龄、职业、入院时间、出院时间、主诉、入院情况、入院诊断、诊疗经过、出院情况、出院诊断、出院医嘱，医师签名等。

第二十一条 患者入院不足24小时死亡的，可以书写24小时内入院死亡记录。内容包括患者姓名、性别、年龄、职业、入院时间、死亡时间、主诉、入院情况、入院诊断、诊疗经过（抢救经过）、死亡原因、死亡诊断，医师签名等。

第二十二条 病程记录是指继入院记录之后，对患者病情和诊疗过程所进行的连续性记录。内容包括患者的病情变化情况、重要的辅助检查结果及临床意义、上级医师查房意见、会诊意见、医师分析讨论意见、所采取的诊疗措施及效果、医嘱更改及理由、向患者及其近亲属告知的重要事项等。

病程记录的要求及内容：

（一）首次病程记录是指患者入院后由经治医师或值班医师书写的第一次病程记录，应当在患者入院8小时内完成。首次病程记录的内容包括病例特点、拟诊讨论（诊断依据及鉴别诊断）、诊疗计划等。

1.病例特点：应当在对病史、体格检查和辅助检查进行全面分析、归纳和整理后写出本病例特征，包括阳性发现和具有鉴别诊断意义的阴性症状和体征等。

2.拟诊讨论（诊断依据及鉴别诊断）：根据病例特点，提出初步诊断和诊断依据；对诊断不明的写出鉴别诊断并进行分析；并对下一步诊治措施进行分析。

3.诊疗计划：提出具体的检查及治疗措施安排。

（二）日常病程记录是指对患者住院期间诊疗过程的经常性、连续性记录。由经治医师书写，也可以由实习医务人员或试用期医务人员书写，但应有经治医师签名。书写日常病程记录时，首先标明记录时间，另起一行记录具体内容。对病危患者应当根据病情变化随时书写病程记录，每天至少1次，记录时间应当具体到分钟。对病重患者，至少2天记录一次病程记录。对病情稳定的患者，至少3天记录一次病程记录。

（三）上级医师查房记录是指上级医师查房时对患者病情、诊断、鉴别诊断、当前治疗措施疗效的分析及下一步诊疗意见等的记录。

主治医师首次查房记录应当于患者入院48小时内完成。内容包括查房医师的姓名、专业技术职务、补允的病史和体征、诊断依据与鉴别诊断的分析及诊疗计划等。

主治医师日常查房记录间隔时间视病情和诊疗情况确定，内容包括查房医师的姓名、专业技术职务、对病情的分析和诊疗意见等。

科主任或具有副主任医师以上专业技术职务任职资格医师查房的记录，内容包括查房医师的姓名、专业技术职务、对病情的分析和诊疗意见等。

（四）疑难病例讨论记录是指由科主任或具有副主任医师以上专业技术任职资格的医师主持、召集有关医务人员对确诊困难或疗效不确切病例讨论的记录。内容包括讨论日期、主持人、参加人员姓名及专业技术职务、具体讨论意见及主持人小结意见等。

（五）交（接）班记录是指患者经治医师发生变更之际，交班医师和接班医师分别对患者病情及诊疗情况进行简要总结的记录。交班记录应当在交班前由交班医师书写完成；接班记录应当由接班医师于接班后24小时内完成。交（接）班记录的内容包括入院日期、交班或接班日期、患者姓名、性别、年龄、主诉、入院情况、入院诊断、诊疗经过、目前情况、目前诊断、交班注意事项或接班诊疗计划、医师签名等。

（六）转科记录是指患者住院期间需要转科时，经转入科室医师会诊并同意接收后，由转出科室和转入科室医师分别书写的记录。包括转出记录和转入记录。转出记录由转出科室医师在患者转出科室前书写完成（紧急情况除外）；转入记录由转入科室医师于患者转入后24小时内完成。转科记录内容包括入院日期、转出或转入日期、转出、转入科室，患者姓名、性别、年龄、主诉、入院情况、入院诊断、诊疗经过、目前情况、目前诊断、转科目的及注意事项或转入诊疗计划、医师签名等。

（七）阶段小结是指患者住院时间较长，由经治医师每月所作病情及诊疗情况总结。阶段小结的内容包括入院日期、小结日期、患者姓名、性别、年龄、主诉、入院情况、入院诊断、诊疗经过、目前情况、目前诊断、诊疗计划、医师签名等。

交（接）班记录、转科记录可代替阶段小结。

（八）抢救记录是指患者病情危重，采取抢救措施时作的记录。因抢救急危患者，未能及时书写病历的，有关医务人员应当在抢救结束后6小时内据实补记，并加以注明。内容包括病情变化情况、抢救时间及措施、参加抢救的医务人员姓名及专业技术职称等。记录抢救时间应当具体到分钟。

（九）有创诊疗操作记录是指在临床诊疗活动过程中进行的各种诊断、治疗性操作（如胸腔穿刺、腹腔穿刺等）的记录。应当在操作完成后即刻书写。内容包括操作名称、操作时间、操作步骤、结果及患者一般情况，记录过程是否顺利、有无不良反应，术后注意事项及是否向患者说明，操作医师签名。

（十）会诊记录（含会诊意见）是指患者在住院期间需要其他科室或者其他医疗机构协助诊疗时，分别由申请医师和会诊医师书写的记录。会诊记录应另页书写。内容包括申请会诊记录和会诊意见记录。申请会诊记录应当简要载明患者病情及诊疗情况、申请会诊的理由和目的，申请会诊医师签名等。常规会诊意见记录应当由会诊医师在会诊申请发出后48小时内完成，急会诊时会诊医师应当在会诊申请发出后10分钟内到场，并在会诊结束后即刻完成会诊记录。会诊记录内容包括会诊意见、会诊医师所在的科别或者医疗机构名称、会诊时间及会诊医师签名等。申请会诊医师应在病程记录中记录会诊意见执行情况。

（十一）术前小结是指在患者手术前，由经治医师对患者病情所作的总结。内容包括简要病情、术前诊断、手术指征、拟施手术名称和方式、拟施麻醉方式、注意事项，并记录手术者术前查看患者相关情况等。

（十二）术前讨论记录是指因患者病情较重或手术难度较大，手术前在上级医师主持下，对拟实施手术方式和术中可能出现的问题及应对措施所作的讨论。讨论内容包括术前准备情况、手术指征、手术方案、可能出现的意外及防范措施、参加讨论者的姓名及专业技术职务、具体讨论意见及主持人小结意见、讨论日期、记录者的签名等。

（十三）麻醉术前访视记录是指在麻醉实施前，由麻醉医师对患者拟施麻醉进行风险评估的记录。麻醉术前访视可另立单页，也可在病程中记录。内容包括姓名、性别、年龄、科别、病案号，患者一般情况、简要病史、与麻醉相关的辅助检查结果、拟行手术方式、拟行麻醉方式、麻醉适应证及麻醉中需注意的问题、术前麻醉医嘱、麻醉医师签字并填写日期。

（十四）麻醉记录是指麻醉医师在麻醉实施中书写的麻醉经过及处理措施的记录。麻醉记录应当另页书写，内容包括患者一般情况、术前特殊情况、麻醉前用药、术前诊断、术中诊断、手术方式及日期、麻醉方式、麻醉诱导及各项操作开始及结束时间、麻醉期间用药名称、方式及剂量、麻醉期间特殊或突发情况及处理、手术起止时间、麻醉医师签名等。

（十五）手术记录是指手术者书写的反映手术一般情况、手术经过、术中发现及处理等情况的特殊记录，应当在术后24小时内完成。特殊情况下由第一助手书写时，应有手术者签名。手术记录应当另页书写，内容包括一般项目（患者姓名、性别、科别、病房、床位号、住院病历号或病案号）、手术日期、术前诊断、术中诊断、手术名称、手术者及助手姓名、麻醉方法、手术经过、术中出现的情况及处理等。

（十六）手术安全核查记录是指由手术医师、麻醉医师和巡回护士三方，在麻醉实施前、手术开始前和病人离室前，共同对病人身份、手术部位、手术方式、麻醉及手术风险、手术使用物品清点等内容进行核对的记录，输血的病人还应对血型、用血量进行核对。应有手术医师、麻醉医师和巡回护士三方核对、确认并签字。

（十七）手术清点记录是指巡回护士对手术患者术中所用血液、器械、敷料等的记录，应当在手术结束后即时完成。手术清点记录应当另页书写，内容包括患者姓名、住院病历号（或病案号）、手术日期、手术名称、术中所用各种器械和敷料数量的清点核对、巡回护士和手术器械护士签名等。

（十八）术后首次病程记录是指参加手术的医师在患者术后即时完成的病程记录。内容包括手术时间、术中诊断、麻醉方式、手术方式、手术简要经过、术后处理措施、术后应当特别注意观察的事项等。

（十九）麻醉术后访视记录是指麻醉实施后，由麻醉医师对术后患者麻醉恢复情况进行访视的记录。麻醉术后访视可另立单页，也可在病程中记录。内容包括姓名、性别、年龄、科别、病案号，患者一般情况、麻醉恢复情况、清醒时间、术后医嘱、是否拔除气管插管等，如有特殊情况应详细记录，麻醉医师签字并填写日期。

（二十）出院记录是指经治医师对患者此次住院期间诊疗情况的总结，应当在患者出院后24小时内完成。内容主要包括入院日期、出院日期、入院情况、入院诊断、诊疗经过、出院诊断、出院情况、出院医嘱、医师签名等。

（二十一）死亡记录是指经治医师对死亡患者住院期间诊疗和抢救经过的记录，应当在患者死亡后24小时内完成。内容包括入院日期、死亡时间、入院情况、入院诊断、诊疗经过（重点记录病情演变、抢救经过）、死亡原因、死亡诊断等。记录死亡时间应当具体到分钟。

（二十二）死亡病例讨论记录是指在患者死亡一周内，由科主任或具有副主任医师以上专业技术职务任职资格的医师主持，对死亡病例进行讨论、分析的记录。内容包括讨论日期、主持人及参加人员姓名、专业技术职务、具体讨论意见及主持人小结意见、记录者的签名等。

（二十三）病重（病危）患者护理记录是指护士根据医嘱和病情对病重（病危）患者住院期间护理过程的客观记录。病重（病危）患者护理记录应当根据相应专科的护理特点书写。内容包括患者姓名、科别、住院病历号（或病案号）、床位号、页码、记录日期和时间、出入液量、体温、脉搏、呼吸、血压等病情观察、护理措施和效果、护士签名等。记录时间应当具体到分钟。

第二十三条 手术同意书是指手术前，经治医师向患者告知拟施手术的相关情况，并由患者签署是否同意手术的医学文书。内容包括术前诊断、手术名称、术中或术后可能出现的并发症、手术风险、患者签署意见并签名、经治医师和术者签名等。

第二十四条 麻醉同意书是指麻醉前，麻醉医师向患者告知拟施麻醉的相关情况，并由患者签署是否同意麻醉意见的医学文书。内容包括患者姓名、性别、年龄、病案号、科别、术前诊断、拟行手术方式、拟行麻醉方式，患者基础疾病及可能对麻醉产生影响的特殊情况，麻醉中拟行的有创操作和监测，麻醉风险、可能发生的并发症及意外情况，患者签署意见并签名，麻醉医师签名并填写日期。

第二十五条 输血治疗知情同意书是指输血前，经治医师向患者告知输血的相关情况，并由患者签署是否同意输血的医学文书。输血治疗知情同意书内容包括患者姓名、性别、年龄、科别、病案号、诊断、输血指征、拟输血成分、输血前有关检查结果、输血风险及可能产生的不良后果、患者签署意见并签名、医师签名并填写日期。

第二十六条 特殊检查、特殊治疗同意书是指在实施特殊检查、特殊治疗前，经治医师向患者告知特殊检查、特殊治疗的相关情况，并由患者签署是否同意检查、治疗的医学文书。内容包括特殊检查、特殊治疗项目名称、目的、可能出现的并发症及风险、患者签名、医师签名等。

第二十七条 病危（重）通知书是指因患者病情危、重时，由经治医师或值班医师向患者家属告知病情，并由患方签名的医疗文书。内容包括患者姓名、性别、年龄、科别，目前诊断及病情危重情况，患方签名、医师签名并填写日期。一式两份，一份交患方保存，另一份归病历中保存。

第二十八条 医嘱是指医师在医疗活动中下达的医学指令。医嘱单分为长期医嘱单和临时医嘱单。

长期医嘱单内容包括患者姓名、科别、住院病历号（或病案号）、页码、起始日期和时间、长期医嘱内容、停止日期和时间、医师签名、执行时间、执行护士签名。临时医嘱单内容包括医嘱时间、临时医嘱内容、医师签名、执行时间、执行护士签名等。

医嘱内容及起始、停止时间应当由医师书写。医嘱内容应当准确、清楚，每项医嘱应当只包含一个内容，并注明下达时间，应当具体到分钟。医嘱不得涂改。需要取消时，应当使用红色墨水标注"取消"字样并签名。

一般情况下，医师不得下达口头医嘱。因抢救急危患者需要下达口头医嘱时，护士应当复诵一遍。抢救结束后，医师应当即刻据实补记医嘱。

第二十九条 辅助检查报告单是指患者住院期间所做各项检验、检查结果的记录。内容包括患者姓名、性别、年龄、住院病历号（或病案号）、检查项目、检查结果、报告日期、报告人员签名或者印章等。

第三十条 体温单为表格式，以护士填写为主。内容包括患者姓名、科室、床号、入院日期、住院病历号（或病案号）、日期、手术后天数、体温、脉搏、呼吸、血压、大便次数、出入液量、体重、住院周数等。

第四章 打印病历内容及要求

第三十一条 打印病历是指应用字处理软件编辑生成并打印的病历（如Word文档、WPS文档等）。打印病历应当按照本规定的内容录入并及时打印，由相应医务人员手写签名。

第三十二条 医疗机构打印病历应当统一纸张、字体、字号及排版格式。打印字迹应清楚易认，符合病历保存期限和复印的要求。

第三十三条 打印病历编辑过程中应当按照权限要求进行修改，已完成录入打印并签名的病历不得修改。

第五章 其 他

第三十四条 住院病案首页按照《卫生部关于修订下发住院病案首页的通知》（卫医发〔2001〕286号）的规定书写。

第三十五条 特殊检查、特殊治疗按照《医疗机构管理条例实施细则》（1994年卫生部令第35号）有关规定执行。

第三十六条 中医病历书写基本规范由国家中医药管理局另行制定。

第三十七条 电子病历基本规范由卫生部另行制定。

第三十八条 本规范自2010年3月1日起施行。我部于2002年颁布的《病历书写基本规范（试行）》（卫医发〔2002〕190号）同时废止。

十、《电子病历应用管理规范》（试行）

电子病历应用管理规范（试行）

第一章 总 则

第一条 为规范医疗机构电子病历（含中医电子病历，下同）应用管理，满足临床工作需要，保障医疗质量和医疗安全，保证医患双方合法权益，根据《中华人民共和国执业医师法》《中华人民共和国电子签名法》《医疗机构管理条例》等法律法规，制定本规范。

第二条 实施电子病历的医疗机构，其电子病历的建立、记录、修改、使用、保存和管理等适用本规范。

第三条 电子病历是指医务人员在医疗活动过程中，使用信息系统生成的文字、符号、图表、图形、数字、影像等数字化信息，并能实现存储、管理、传输和重现的医疗记录，是病历的一种记录形式，包括门（急）诊病历和住院病历。

第四条 电子病历系统是指医疗机构内部支持电子病历信息的采集、存储、访问和在线帮助，并围绕提高医疗质量、保障医疗安全、提高医疗效率而提供信息处理和智能化服务功能的计算机信息系统。

第五条 国家卫生计生委和国家中医药管理局负责指导全国电子病历应用管理工作。地方各级卫生计生行政部门（含中医药管理部门）负责本行政区域内的电子病历应用监督管理工作。

第二章 电子病历的基本要求

第六条 医疗机构应用电子病历应当具备以下条件：

（一）具有专门的技术支持部门和人员，负责电子病历相关信息系统建设、运行和维护等工作；具有专门的管理部门和人员，负责电子病历的业务监管等工作；

（二）建立、健全电子病历使用的相关制度和规程；

（三）具备电子病历的安全管理体系和安全保障机制；

（四）具备对电子病历创建、修改、归档等操作的追溯能力；

（五）其他有关法律、法规、规范性文件及省级卫生计生行政部门规定的条件。

第七条 《医疗机构病历管理规定（2013年版）》《病历书写基本规范》《中医病历书写基本规范》适用于电子病历管理。

第八条 电子病历使用的术语、编码、模板和数据应当符合相关行业标准和规范的要求，在保障信息安全的前提下，促进电子病历信息有效共享。

第九条 电子病历系统应当为操作人员提供专有的身份标识和识别手段，并设置相应权限。操作人员对本人身份标识的使用负责。

第十条 有条件的医疗机构电子病历系统可以使用电子签名进行身份认证，可靠的电子签名与手写签名或盖章具有同等的法律效力。

第十一条 电子病历系统应当采用权威可靠时间源。

第三章 电子病历的书写与存储

第十二条 医疗机构使用电子病历系统进行病历书写，应当遵循客观、真实、准确、及时、完整、规范的原则。

门（急）诊病历书写内容包括门（急）诊病历首页、病历记录、化验报告、医学影像检查资料等。

住院病历书写内容包括住院病案首页、入院记录、病程记录、手术同意书、麻醉同意书、输血治疗知情同意书、特殊检查（特殊治疗）同意书、病危（重）通知单、医嘱单、辅助检查报告单、体温单、医学影像检查报告、病理报告单等。

第十三条 医疗机构应当为患者电子病历赋予唯一患者身份标识，以确保患者基本信息及其医疗记录的真实性、一致性、连续性、完整性。

第十四条 电子病历系统应当对操作人员进行身份识别，并保存历次操作印痕，标记操作时间和操作人员信息，并保证历次操作印痕、标记操作时间和操作人员信息可查询、可追溯。

第十五条 医务人员采用身份标识登录电子病历系统完成书写、审阅、修改等操作并予以确认后，系统应当显示医务人员姓名及完成时间。

第十六条 电子病历系统应当设置医务人员书写、审阅、修改的权限和时限。实习医务人员、试用期医务人员记录的病历，应当由具有本医疗机构执业资格的上级医务人员审阅、修改并予确认。上级医务人员审阅、修改、确认电子病历内容时，电子病历系统应当进行身份识别、保存历次操作痕迹、标记准确的操作时间和操作人信息。

第十七条 电子病历应当设置归档状态，医疗机构应当按照病历管理相关规定，在患者门（急）诊就诊结束或出院后，适时将电子病历转为归档状态。电子病历归档后原则上不得修改，特殊情况下确需修改的，经医疗机构医务部门批准后进行修改并保留修改痕迹。

第十八条 医疗机构因存档等需要可以将电子病历打印后与非电子化的资料合并形成病案保存。具备条件的医疗机构可以对知情同意书、植入材料条形码等非电子化的资料进行数字化采集后纳入电子病历系统管理，原件另行妥善保存。

第十九条 门（急）诊电子病历由医疗机构保管的，保存时间自患者最后一次就诊之日起不少于15年；住院电子病历保存时间自患者最后一次出院之日起不少于30年。

第四章　电子病历的使用

第二十条　电子病历系统应当设置病历查阅权限，并保证医务人员查阅病历的需要，能够及时提供并完整呈现该患者的电子病历资料。呈现的电子病历应当显示患者个人信息、诊疗记录、记录时间及记录人员、上级审核人员的姓名等。

第二十一条　医疗机构应当为申请人提供电子病历的复制服务。医疗机构可以提供电子版或打印版病历。复制的电子病历文档应当可供独立读取，打印的电子病历纸质版应当加盖医疗机构病历管理专用章。

第二十二条　有条件的医疗机构可以为患者提供医学影像检查图像、手术录像、介入操作录像等电子资料复制服务。

第五章　电子病历的封存

第二十三条　依法需要封存电子病历时，应当在医疗机构或者其委托代理人、患者或者其代理人双方共同在场的情况下，对电子病历共同进行确认，并进行复制后封存。封存的电子病历复制件可以是电子版；也可以对打印的纸质版进行复印，并加盖病案管理章后进行封存。

第二十四条　封存的电子病历复制件应当满足以下技术条件及要求：

（一）储存于独立可靠的存储介质，并由医患双方或双方代理人共同签封；

（二）可在原系统内读取，但不可修改；

（三）操作痕迹、操作时间、操作人员信息可查询、可追溯；

（四）其他有关法律、法规、规范性文件和省级卫生计生行政部门规定的条件及要求。

第二十五条　封存后电子病历的原件可以继续使用。电子病历尚未完成，需要封存时，可以对已完成的电子病历先行封存，当医务人员按照规定完成后，再对新完成部分进行封存。

第六章　附则

第二十六条　本规范所称的电子签名，是指《电子签名法》第二条规定的数据电文中以电子形式所含、所附用于识别签名人身份并表明签名人认可其中内容的数据。"可靠的电子签名"是指符合《电子签名法》第十三条有关条件的电子签名。

第二十七条　本规范所称电子病历操作人员包括使用电子病历系统的医务人员、维护、管理电子病历信息系统的技术人员和实施电子病历质量监管的行政管理人员。

第二十八条　本规范所称电子病历书写是指医务人员使用电子病历系统，对通过问诊、查体、辅助检查、诊断、治疗、护理等医疗活动获得的有关资料进行归纳、分析、整理形成医疗活动记录的行为。

第二十九条 省级卫生计生行政部门可根据本规范制定实施细则。

第三十条 《电子病历基本规范（试行）》（卫医政发〔2010〕24号）、《中医电子病历基本规范（试行）》（国中医药发〔2010〕18号）同时废止。

第三十一条 本规范自2017年4月1日起施行。

附一 护理职业安全案例分析

案例一 实习生配药险发严重护理差错

某日,实习生小李根据医嘱(5%GS500mL+维佳林2支+胰岛素4单位)执行加药操作时,由于未认真核算胰岛素剂量,误将胰岛素1瓶(400单位)当成4单位全部抽吸,正欲加入药瓶内时,幸被带教老师及时发现并立即制止操作,从而避免了一起严重护理差错的发生。

请思考:
1. 小李犯了什么样的护理差错?请进行分析。
2. 针对此情况,病区应当如何制定整改措施?

(以下答案仅供参考)

1. 实习生小李违反了查对制度,其原因分析如下。

(1) 该实习生缺乏临床经验,理论知识不扎实。未认识到胰岛素药物的特殊性,未意识到由于加药剂量不正确会引发的严重后果。

(2) 护理安全意识薄弱。经了解小李曾在老师的指导下多次配制过胰岛素,也学会了胰岛素加药剂量的计算方法,此次失误纯属护理安全意识薄弱、加药时思想开小差所致(据小李事后回忆,当时她未意识到自己是在抽吸胰岛素,仍以为是在抽吸维佳林)。

2. 病区制定整改措施如下。

(1) 在全科护士会议上通报此事,加强对实习生的安全意识培训。

(2) 强调带教老师在带教过程中坚守"放手不放眼"的原则。要有严谨的教学态度,加强实习带教管理。

(3) 指导实习生在临床实习过程中,要养成认真负责、严谨求学、细心细致的工作态度,加强工作责任心。

案例二 西地兰取药量错误

某日,由于一病人心率快(145次/分),医生开出医嘱:5%GS20mL+西地兰

0.4mg静脉推注，低年资护士小王执行准备药物操作时取出了4支西地兰（西地兰剂量为0.4mg/支）欲加药。当时旁边有一资深护士刘某正在摆药（准备第二天长期输液），看到小王取4支西地兰，很疑惑，遂问小王为何取这么多药？得知理由后追问医嘱剂量到底多少？小王仔细查对医嘱后才发现多拿了3支西地兰！惊出一身冷汗。连忙感谢刘某，由此避免了一起严重护理差错的发生。

请思考：

1.请对小王错误取4支西地兰的原因进行分析。

2.针对上述情况病区制定哪些整改措施，预防类似事件再次发生？

（以下答案仅供参考）

1.原因分析如下：

（1）小王未认真执行医嘱双人查对制度，凭主观臆想行事（据小王事后回忆她当时脑海里就误以为西地兰是0.1mg/支，未加多想就以为应当是4支药）。

（2）小王临床护理经验不足。虽然认识到了西地兰药物的特殊性，但由于工作中很少使用该药物，故对该药剂量不熟悉。

（3）小王一贯工作麻利，习惯追求工作速度，故不能做到耐心细致查对。

2.病区制定的整改措施如下：

（1）全科护士会议上通报批评，认真执行查对制度，加强低年资护士对某些特殊药物的知识培训，并强调其重要性。

（2）教育护士工作中切不可凭主观臆想行事。

（3）在配药前要特别强调双人核对的重要性。

案例三　执行医嘱须谨慎严格把关防意外

某日上午10:20，外一科来一急诊病人，医生匆忙开好医嘱后即去手术室做手术（因手术室麻醉已经准备完毕，催得紧），当班护士小胡按医嘱为病人配药输液，至中午12:30该病人输液完毕，中班护士小蒋检查治疗台及巡视卡后发现无液体即准备拔针，被病区高年资护士邓某发现后当即制止拔针行为。邓某知道该病人为禁食病人，不可能这么快就输液完毕，随即翻阅病历，发现是医生开的液体量过少，立刻通知二线值班医生，经二线值班医生核实后补开了医嘱。避免了该病人可能因补液量不足而导致脱水情况的发生。

请思考：

1.分析事件原因。

2.应当制定哪些整改措施,避免类似事件再次发生?

(以下答案仅供参考)

1.事件原因分析如下:

(1)处理医嘱护士小胡及中班护士小蒋两人均对病人的病情了解不够细致全面,只会机械地执行医嘱,工作责任心不强。

(2)当班医生工作态度不够认真细致。

2.整改措施如下:

(1)全科会议上医护人员共同讨论此事,强调医生和护士均要加强责任心,认真细致地处理好每一个病人事宜,不可因为工作忙而出现疏忽,从而导致医疗护理差错事故发生。

(2)护理工作中强调护士有责任对医嘱严格把关。

(3)强调主管医生、责任护士务必全面了解病人病情,才能正确施行诊疗护理。

(4)加强护士专科知识的培训。

案例四 护士业务不熟险致患者空气栓塞

某日中午,一低年资护士接诊一手术后回病区的病人,发现该患者液体即将快滴,于是立即给该患者更换了一瓶液体。与她共班的一高年资护士马上就意识到这位新护士可能不知道手术室带下来的液体通常不用排气管。于是赶紧跟过去,果然不出所料,低年资护士接完液体刚离开,病人输液管内就进了一小段空气,高年资护士赶紧关掉输液,取7号针头作为排气管插进去并排出空气,重新调好滴速,由此避免了一起输液导致空气栓塞事件的发生。

请思考:

1.分析发生该事件的原因。

2.应当如何避免这样的情况再次发生?

(以下答案仅供参考)

1.事故发生的原因:低年资护士临床经验缺乏,粗心大意,对病人所用输液管道观察不细致或者认识不足。

2.避免再次发生的措施

(1)在全科护士会议上强调安全注射原则,并要求大家严格遵守。

(2)加强低年资护士专科理论知识和实践技能的培训,提高护理工作质量。

(3)强调低年资护士要加强工作责任心,遇到问题及时向高年资护士学习、请教。

案例五　护士粗心大意导致错误输液

患者，陈某，38岁。诊断：颅底骨折。于2007年1月31日入院。护士张某在准备输液时未认真执行查对制度，将29床患者李某的液体"复方氯化钠500mL+肌苷0.4g"的输液瓶贴，粘贴到"10.3%复方氨基酸注射液200mL"上，然后给病人接上。输液完毕后空瓶放在输液篮中，护理部夜查房时发现。

请思考：

1. 这件护理安全事故发生的原因是什么？如何处理？
2. 从该事件中吸取什么教训？制定哪些整改措施？

（以下答案仅供参考）

1. 事故原因及处理：这件护理事故发生的原因是护士张某工作责任心不强，不严格执行护理技术操作规程，操作前、中、后均未严格执行查对制度，护理职业安全意识淡薄。事后应当立刻严密观察患者的病情变化，及时告知值班医生，根据病情做出紧急处理，并按规定通知病区主任和护士长知晓事情经过。在全科护士会议上严厉批评，责成书面检讨，并按科室规定扣罚相应的绩效工资。

2. 吸取教训及整改措施

（1）开全科护士会议，通报此事，并上报护理部，记入技术档案。

（2）强调护士执行任何操作时，不能违反操作原则。

（3）强调护士工作中，切忌盲目自信，凭印象进行操作。

（4）严格实行用药前双人查对制度。

（5）强调交接班制度落实，要认真巡视病房，知悉病人输液情况。

（6）加强对护士专业技术培训，严防差错事故的发生。

案例六　护士反复插胃管致患者死亡

2013年4月22日，患者因吞咽困难，饮水呛咳，不能进食，出现严重的电解质紊乱、脱水、糖尿病酮症酸中毒，并有肺部感染、脑梗死。上午主管床位医生开医嘱给予留置胃管及鼻饲饮食，当班护士两次插胃管不成功，并向医生汇报，给予停插。但下午患者仍然不能饮水及口服药物，在征得家属同意后给予留置胃管，护士在给患者插胃管时，因刺激迷走神经引起患者心跳呼吸骤停，经抢救无效死亡，引起医疗纠纷。

请思考:

1. 请分析发生该事件的原因有哪些？
2. 请提出相应整改措施。

（以下答案仅供参考）

1. 事故原因分析：当班护士缺乏临床经验，护理安全意识较差，插胃管前没有充分评估病人病情，告知病人及家属发生意外的可能性并要求其签署知情同意书；特殊情况下危重病人插胃管时没有请医生在旁边协同操作。没有把握好病人病情的动态变化，盲目执行医嘱。

2. 整改措施如下：

（1）一旦发生护理安全事故，一定要按要求及时上报医院管理部门。

（2）召开全科护士会议，分析原因，吸取教训，要求护士操作前要先评估病人，不能盲目执行医嘱，必要时请专科护士进行护理会诊。

（3）病人病情变化时及时与医生沟通。

（4）危重病人操作时请医生在旁协助，备好急救药品与器材，意外发生时立即抢救。

（5）要求在操作过程中严格执行护理操作规程，随时观察病情变化，及时报告医生处理。

（6）操作前充分评估病人病情，把握安全原则。告知意外风险可能性，要求家属签署知情同意书。

案例七 "张冠李戴"护士误注胰岛素

2016年2月22日，值班护士小林错把10床李某的餐前胰岛素给11床张××注射了，发现错误后立即报告值班医生，并向护士长、科主任汇报了这件事。

请思考:

1. 请分析事故发生的原因和定性。
2. 制定哪些整改措施，避免类似事件再次发生？

（以下答案仅供参考）

1. 事故原因分析：当事人护士小林不认真履行职责，违反护理操作规程，专科护理业务不熟悉，未认真执行查对制度，凭主观印象行事。护理事故的定性应当根据10床李某未注射胰岛素、11床张××注射胰岛素导致的后果及病情变化来决定。可定为护理缺陷（一般护理差错或者严重护理差错）或护理事故。

2. 吸取教训及整改措施

（1）上报护理部，通报此事，记入技术档案。

（2）召开全科护士会议，学习查对制度，正视问题，从教训中吸取经验，鼓励大家讲真话，要认识到安全护理的重要性，一般护理差错后面往往隐藏着重大的安全隐患，要在第一时间、第一程序、第一步骤、第一次就把工作做好，做到零缺点、零缺陷。

（3）每位护士认真学习护理核心制度及操作规程，从严要求自己。

（4）查对制度要牢记在心中，不能流于形式。胰岛素注射要带治疗单至床前，每一环节都要做好查对工作。

案例八　抗生素引发过敏性休克致患者死亡

患者刘某因肺部感染入院，入院后值班护士小伍遵医嘱给予患者静脉注射0.9%NS20mL+头孢曲松钠（菌必治）1g，未按要求进行皮试。在执行医嘱输液时，由其所带实习生小刘单独进行操作，家属询问注射为何药，小刘给病人及家属介绍说这是"消炎药物"，输液15分钟后患者发生过敏性休克，经全力抢救无效死亡，引起医疗纠纷。

请思考：

1.分析事故发生的原因。

2.吸取的教训及整改措施有哪些？

（以下答案仅供参考）

1.事故发生的原因

（1）护士小伍工作责任心不强，护理安全意识极差，明显违反操作规程，既不按医嘱进行药物过敏试验，也不详细询问用药史。

（2）实习生小刘对自己的法律身份不明确，单独进行护理技能操作；因其缺乏临床经验，没有详细介绍药物的不良反应。其带教老师未尽带教职责，没有做到放手不放眼，存在极大的失职。

2.吸取教训及整改措施

（1）值班护士应当严格遵守操作规程，履行工作职责，加强责任心。

（2）严格执行医嘱，按要求进行药物过敏试验，特别是抗生素药物用药前详细询问三史，过敏试验结果阴性方可用药。用药后评估患者前次用药后的药效、副作用，并给予相应的用药指导。

（3）严格实习生带教，明确法律责任，做到放手不放眼，加强实习生的理论知识学习，强化护理职业安全意识养成。

（4）介绍药物应详细，具体说明该药药名。

（5）医嘱要求做过敏试验，切不可擅自妄为，输液速度宜慢，备好过敏急救药品、物品，发现病情变化及时处理。

（6）给药中、给药后严密观察病情变化，做好药物疗效和不良反应的观察和记录。一旦出现药物不良反应，立即停药，报告医生处理。

案例九　护士采错血液标本导致错误输血

2014年12月25日中午12时，值班护士方某为2床患者抽取血交叉配血标本配制"B"型浓缩红细胞时，错误地抽取了22床"O"型血患者的血标本送到化验室配血。而化验室值班人员又错误地把"O"型血患者的血标本与"B"型血的血标本做交叉配血试验，当配制的血液取回科室准备给患者输注时，该护士发现了自己的错误，立刻报告医生，及时停止输血。因2床患者为"B"型血，于是抽2床的血标本重新做交叉配血试验。此事件未造成严重的护理差错事故，也未对病人造成经济损失。

请思考：
1. 这起事件医院哪些环节出现了问题？违反了哪些医院核心制度？
2. 应当制定哪些措施，避免类似事件再次发生？

（以下答案仅供参考）

1. 院方出现问题的环节
（1）这起事件中值班护士抽取血液标本时查对不严格，错误抽了另一个病人的血液标本。
（2）化验室值班人员工作业务不熟悉，也不严格执行查对制度，错误地进行标本交叉配血试验。
（3）护士方某违反了输血操作规程。

2. 整改措施如下
（1）全院医务人员要加强学习输液输血安全管理制度，提高职业安全意识，认真履行岗位职责。
（2）执行临时医嘱，须经第二人查对无误后，方可执行。
（3）要求责任护士全面掌握分管病人的基本信息及病情。

案例十　错用阿托品的事故

2015年2月2日上午10时，当班护士奉某为1床患者加药时，错误地把阿托品5mg当作地塞米松5mg加入补液中静滴，导致患者出现阿托品化状态，幸好发现及时，处理及时，未造成严重后果。

请思考：

1. 事故发生的原因是什么？
2. 发生事故的病区如何处理此事？
3. 今后如何预防类似事件再次发生？

（以下答案仅供参考）

1. 原因分析：当班护士奉某工作不认真，责任心欠缺，不严格执行护理查对制度，对药品规格与剂量不熟悉，配药前未进行双人核对，配药后也没进行核对，直接导致事故发生，对病人产生不良后果。

2. 病区处理：病区召开全体护士会议，分析事情发生经过，对护士奉某进行批评教育，责成检讨，并扣发相应绩效工资。按要求上报护理部，护理部在护士长例会上通报事情经过，全院护士讨论学习。

3. 预防措施

（1）病区加强护士培训，增强护士责任心，提高护理安全意识，定期组织护士学习并考核护理核心制度。

（2）在治疗室、急救室等处悬挂"为了病人用药安全，请认真三查七对"警示牌，以时时提醒护士，不断强化安全护理工作无小事观念。

案例十一　莫把护士的工作交给家属做

2015年2月15日下午3时，当班护士小王为1床患者进行雾化吸入治疗后，护士为了节约时间，便吩咐家属去清洗一次性氧气雾化器，以便下次使用。随后遭受到家属的投诉，家属认为病人住院期间，治疗护理用品清洗消毒是护士的工作，家属有缴纳费用的义务，病人及家属无义务协助护士进行护理过程中的相关工作。

请思考：

1. 护士的行为是否妥当？家属的说法是否正确？
2. 从这件事情上你意识到什么执业安全问题？

（以下答案仅供参考）

1. 这件事情中护士小王对提供主动服务、优质服务的认识理解不够深刻，基础护理工作不够扎实。从严格意义上来讲一次性医疗用品应当用后弃去，集中销毁处理。让病人家属去清洗一次性氧气雾化器的行为不妥。而家属的说法也不正确，病人及家属在院接受治疗护理期间，有配合医护人员进行治疗护理相关工作的义务，不仅仅是承担医疗费用而已。

2.从这件事情上认识到的执业安全问题如下：

（1）提高主动服务意识，尽力提供优质护理服务。

（2）扎实做好各项基础护理工作。

（3）护理工作中强调沟通技巧，尽力取得家属的理解、信任和配合。

（4）学习护理职业相关法律条款，明确护士及病人的权利和义务。

（5）学习医疗废物管理条例，严格遵循一次性物品使用后的处理规定。

案例十二　转抄医嘱暗藏危机须谨慎

2018年7月10日上午10时，外二病区因2例危重病人病情变化而进行紧急抢救，护理工作量较大，护士甲在转抄12床患者的临时医嘱（5%GNS500mL+肌苷0.4g+10%氯化钾15mL静脉滴注）时，把12床错误地写成了10床。护士乙在查对时，没有查对床号、姓名，未发现异常。护士丙在接瓶时，只查对了床号，依然未发现异常。护士丙在输液卡上签名时发现错误，方予以停止输入，没有造成严重的后果。

请思考：

1.请对事故发生的原因进行分析。

2.请列出病区护理质量改进措施。

（以下答案仅供参考）

1.事故原因分析

（1）护士甲、乙、丙的责任心都不强，而且缺乏护理执业安全意识。未严格执行医嘱转抄制度、查对制度，违反了操作流程。

（2）因出现紧急抢救，护理工作繁忙而违反护理技术操作规程，不严格执行三查七对制度，导致转抄医嘱出现错误，出现接错输液瓶事件。

2.病区护理质量整改措施

（1）当事三位护士每人写出事情经过及书面检讨，上交护理部。

（2）组织全科护士分析讨论该差错，查找原因，总结经验，吸取教训。

（3）加强护理核心制度培训落实，提高护士的安全意识。

（4）结合绩效考评，对当事人进行适当的处罚。

（5）强调护士在护理工作繁忙时，要提高警惕，保持清醒，严防差错事故发生。

案例十三　更换药瓶引发的护理纠纷

2016年5月20日晚上，一位患儿输液巡视卡上共有4瓶液体，在每次接瓶后必须签上护士名字表示已执行。但其中一组接瓶后当班护士未及时签名，由于当时病人较多，加上在交接班时未向下一班护士交代说明。待输液完毕，患儿家属发现巡视卡上有一组液体的执行签名处空白，从而质疑护士未给患儿用过该组药，争诊后引起不满，次日家属投诉至护理部。

请思考：

1. 发生此事件的原因是什么？
2. 如何防止类似事件再次发生？

（以下答案仅供参考）

1. 原因分析

（1）当班护士工作责任心欠缺，违反了执行医嘱的制度、交接班管理制度。

（2）当班护士忽略了护理细节，沟通无效，未取得病人信任和谅解，导致病人家属不满。

2. 应当采取以下措施防止类似事件再次发生。

（1）护理工作中加强责任心，严格执行医嘱执行制度。

（2）定期学习护理核心制度，如医嘱执行制度、交接班制度等。

（3）当班护士一定要掌握输液病人的输液情况。

（4）要求护士交接班严格做到三清（口头交接班清楚、书面交接班清楚、床旁交接班清楚），特别是床旁交接班要清楚明白。

案例十四　小儿身份识别出意外致错误输液

2014年6月16日，门诊小儿输液区当班护士叫44号座位×××到小儿诊床行头皮穿刺，49号座位家属听成是自己小孩的名字（两位患儿名字同音不同字），遂抱着孩子走上前来，穿刺前护士再次问其家属："是×××吗？"患儿家属回答说："是。"穿刺完毕后巡回护士带回座位时发现她不是44号座位患儿，意识到患儿身份识别出了问题，巡回护士未做任何解释，立刻关闭输液管并更换成49号患儿的正确药物。引发病人家属疑问及不满进而投诉。

请思考：

1.当班护士违反了哪些护理制度？

2.今后的护理工作中，如何改进？

（以下答案仅供参考）

1.当班护士违反了查对制度及病人身份识别制度。一是没有认真仔细地核对患儿身份，直接导致事故发生；二是巡回护士缺乏护患沟通技巧，发现问题时意图采取隐瞒方式处理，不直面问题、解决问题，进一步导致患儿家属误会，产生纠纷。

2.改进措施如下：

（1）护士一定要严格执行护理查对制度。

（2）正确运用科学的核对方法，使用2种以上的方法识别病人的身份，确保准确无误。如应用反问式核对、手腕带核对等。

（3）加强护士沟通技巧培训，强调做好一切护理操作的沟通工作，取得病人信任与配合。发生护理差错纠纷后，采取正确的处理方式，及时上报，及时纠正，真诚道歉，尽量减小、减轻不良后果，取得病人及家属的理解与配合。

案例十五　化疗药物配置须规范

2015年5月11日上午9点左右，肿瘤病区某护士正准备在化疗配药间配药，因其一次性口罩挂绳断开无法佩戴，手套刚好用完，上一班未及时补充，而患者家属又催促其尽快输液，该护士便在未戴口罩、手套的情况下直接进行配药操作。

请思考：

1.护士的行为是否妥当？

2.病区管理是否有问题？容易发生哪些职业风险问题？

3.正确的做法是什么？

（以下答案仅供参考）

1.该护士的行为不妥当。

2.病区管理有问题。护士未严格执行交接班制度，上一班未为下一班做好物品的准备。护士不遵守化疗药物配置的要求，配置药物之前准备不充分，职业风险防范能力欠缺。不戴口罩和手套直接配药，会造成化疗药物对自身的皮肤刺激；也违反了无菌技术操作的原则。

3.正确的做法：护士严格执行交接班制度，强调上一班一定要为下一班做好物品和药品的准备工作，以免影响工作效率；护士要严格遵守化疗药物配置要求，配药前准备充分，出现上述情况时要和病人家属做好解释工作，取得理解，着装整齐后方可开始工作，必要时要寻求同事的帮助。

案例十六　口腔护理棉球遗留口腔内

有一昏迷病人，护士在为其进行口腔护理时，不慎将一个棉球遗留在病人口腔内。直到接班护士在为病人更换口咽通气管时才发现，遂将棉球取出，未给病人造成严重后果。

请思考：

1. 遗留棉球在病人口腔的事件属于什么性质事件？
2. 造成这种事件的原因是什么？
3. 如何预防这种事件的发生？

（以下答案仅供参考）

1. 护士遗留棉球在病人口腔内的事件属于一般护理差错。
2. 造成此差错的原因是操作护士工作责任心不强，未严格执行口腔护理操作规程，操作前后均未按要求核对清点棉球的数量；工作中疏忽大意造成失误，给患者带来不适，一定程度上增加了病人的痛苦。
3. 预防措施：护士在护理工作过程中，一定要认真履行职责，工作认真细致，严格按操作流程进行治疗护理，做到"三查八对一注意"，防止护理差错事故发生。

案例十七　留置尿管无尿即固定导致血尿

大夜班护士小李在凌晨为准备手术的一男性病人进行了留置尿管操作。病人到手术室后，手术过程中巡回护士发现集尿袋里出现新鲜血尿约500mL。经调查，原因为病区护士小李在留置尿管时并未见尿液流出，但感觉插管长度够了，且患者说在留置尿管前刚刚解过小便，所以就给尿管气囊充气进行固定，造成了气囊压迫病人尿道口，导致尿道口破裂而出现血尿。

请思考：

1. 护士小李的操作是否妥当？
2. 造成这种事故的原因是什么？
3. 今后如何预防这种事故的发生？

（以下答案仅供参考）

1. 护士小李的行为不妥当。

2. 造成此护理事故的原因：一是夜班护士小李护理安全意识淡薄，临床经验欠缺，护理业务水平较低，遇事不思考，工作中凭主观臆想行事。二是在和手术室护士交接病人时，双方都不够细心细致，未对管道进行详细交接班，进一步导致了事故发生。

3. 预防措施：护士在临床护理工作过程中，首先要加强业务知识的学习，丰富临床经验，遇到特殊情况多思考，或及时请教，不可想当然地为病人进行治疗护理操作。其次要认真细致做好交接班，尤其是各种管道情况。再次就是时刻加强护理职业安全意识养成，工作细心细致，时刻防止护理安全事故发生，避免给病人带来不可逆的严重后果。

案例十八　急诊救护氧气瓶内无氧气引发医疗纠纷

一救护车下乡接诊一癌症晚期患者，当患者被抬上救护车时，医生嘱护士给予吸氧，护士发现氧气瓶内无氧气，就大声说："医生，没氧气了，怎么办？"医生让护士用备用氧气袋给患者吸氧，患者送到医院后，抢救无效死亡，家属以医院没及时给病人吸上足量氧、抢救物资不齐全，从而耽误病人抢救，错失抢救时机而死亡为由，索求巨额赔偿。

请思考：

1. 造成纠纷的原因是什么？
2. 如何预防此类纠纷发生？

（以下答案仅供参考）

1. 造成此纠纷的原因之一是医院急救物品管理不到位，存在缺失问题，完好率没达到100%，导致紧急抢救时无法立刻使用；原因之二是接诊护士语言表达方式不妥，应与医生先沟通，而不应先大声喊叫，致使家属产生不信任甚至误解，引起纠纷。

2. 预防措施

（1）在急诊科，要严格执行护理核心管理制度，加强安全防范意识培养，出诊前检查清楚急救药品物品，保证完好率达100%，以免影响抢救。

（2）另外要加强医护沟通能力和沟通技巧的培养，遇事冷静，合理处理；急诊救护过程中，防止语言表达不妥当致使家属产生误解，从而引发矛盾与纠纷。

案例十九　艾滋病区护士被针刺伤

护士小王，26岁，因工作调动被安排到艾滋病病区。某日下班前，在处理病房污物的过程中，不慎被污物桶中隐藏的裸露穿刺针头刺破左手食指指尖，出血不止。

请思考：
1. 小王应立即采取怎样的紧急措施处理伤口？
2. 此病区的护士以后如何预防类似事件发生？

（以下答案仅供参考）

1. 紧急处理措施

（1）立刻从伤口近心端向远心端进行轻轻的挤压，避免在伤口局部来回挤压。

（2）用肥皂液和流动水清洗污染的皮肤及伤口，时间长达5分钟以上。

（3）受伤部位的伤口冲洗后，用消毒液（如75%乙醇或者0.5%碘伏）进行消毒，并包扎伤口。

（4）填写职业风险损伤评估单，报告病区主任及护士长、医院感染控制部门。

（5）由医院相关部门进行风险评估，确定暴露源类型及暴露级别，评估用药方案，进行下一步处理。

（6）定期进行HIV抗体检测。

2. 预防措施

（1）强调特殊病区的护士工作中一定要增强自我保护意识。接触患者血液、体液时一定要戴手套，甚至戴双层手套。

（2）严格医疗废物的管理。使用后的锐器应当直接放入防刺防渗漏的利器盒，防止刺伤。严格对医疗垃圾进行分类，锐器不可与其他医疗垃圾混放，须放置在指定场所。

（3）纠正可能造成损伤的危险行为

① 禁止双手回套针头。
② 禁止直接传递锐器。
③ 禁止用手折弯或弄直针头。
④ 禁止徒手携带裸露针头等锐器物。
⑤ 禁止用双手直接接触使用后的针头、刀片等锐器。
⑥ 禁止用双手分离污染的针头和注射器。
⑦ 禁止消毒液浸泡针头。
⑧ 禁止直接接触医疗垃圾。

（4）加强护士的健康管理，追踪职业损伤者的健康状况。

（5）全员培训锐器伤的紧急处理及风险防范措施，加强职业安全防护意识和提高防护技能水平。

案例二十　输液后未解止血带致病人局部皮肤缺血坏死

患者李奶奶脑出血术，后第二天早上8:30，护士A为患者进行静脉输液（甘露醇），完成操作后因李奶奶衣袖滑下把止血带盖住了，A忘记将其解开就离开了病区。8:35，病人反映："输液部位疼痛。"护士B观察后解释："药物刺激所致疼痛。"8:40，病人反映："输液太慢，疼痛加剧。"护士C去看后认为："回血挺好，不用紧张！"并实施了加压输液从而加快了输液速度。

9:00，病人输完250mL的液体，拔针护士D发现输液部位轻度肿胀，有少量液体外渗，仍未予处理。

9:30，病人诉局部皮肤呈青紫色，疼痛剧烈，伴烧灼感。护士D按医嘱为其进行热敷时发现止血带没解开……

请思考：
1. 事件中有几位护士要承担相应的责任？
2. 这是护理事故还是护理差错？发生的原因是什么？
3. 今后的工作中如何避免再次发生？

（以下答案仅供参考）

1. 事件中护士A、护士B、护士C、护士D四人都要承担相应的责任。
2. 这宗事件应当定性为严重护理差错。发生的原因是四位护士工作欠严谨细致，护士A未严格执行静脉输液操作流程，粗心大意；护士B、C、D观察病情不仔细，工作方式简单，流于形式，不认真履行岗位职责，导致严重护理差错发生。
3. 避免再次发生的措施：责任护士严格按操作流程进行护理操作，任何环节均不可粗心大意；工作过程中认真细致对待病人的不适主诉，充分考虑各种可能性，认真为病人进行体检，观察病情，不能仅仅用"可能是""一般是""应该是"这类主观判断来应付患者。

案例二十一　因捡呼叫器致老年病人坠床死亡

在某医院的心血管内科病房，有一位老年病人吴某，患有较重的心脏病。一天晚上，她想去卫生间，并希望得到护士的帮助，可是病人发现，原本在床头的呼叫器不见了。她喊了几声护士，没有人回应，在着急之际，她发现呼叫器在病床的底下，于是病人侧身俯向地面，用手去抓呼叫器。由于重心失衡，病人从病床上坠落下来，导致颅内出血。第二天，病人因病情加重抢救无效去世。家属立即起诉医院和当晚值班的护士。最后，经法院认定，医院和值班护士须承担患者因摔伤致死的主要责任。

请思考：

1.为什么法院认定医院和值班护士有过错？
2.如果你是值班护士，你该怎么做，才能避免类似的事情发生？

（以下答案仅供参考）

1.法院认定医院和值班护士有过错的理由如下：

（1）医院的呼吸设施应当始终保持在病人床头上方或枕头旁边，方便病人拿取。

（2）值班护士未及时巡视病房，没有及时发现病人的需求而予以解决（病人口头呼叫无回应）是导致病人出事的间接原因，所以判定医院和护士均有过错。

2.值班护士在护理工作中，首先要时刻保持安全意识，观察并检查病区设施的性能是否正常，如有损坏，及时报告申请维修；其次要按规定巡视病房，了解病区所有病人的病情和特点，了解患者需求并及时解决；最后，对于危重患者，一定要留陪护，以防意外情况发生。

案例二十二　左臂石膏固定致缺血性挛缩

患者何某，21岁，男性，工人。诊断为左尺骨上端骨纤维异常增殖症。于5月21日上午9时手术。臂丛神经阻滞麻醉，并在气囊止血带加压下进行手术，压力为400毫米汞柱，手术历时1小时。术毕松止血带，以绷带"8"字形加压包扎，并用前臂石膏托屈肘位固定。手术后遵医嘱抬高患肢，但未能高于心脏，当日下午4时手术医生李某发现病人指端轻度肿胀，嘱护士以枕垫高患肢。晚上8点，患者上肢疼痛剧烈，值班护士予以罗通定（颅痛定）90毫克内服，疼痛不减。同房病友再将情况告诉医生，医嘱给予杜冷丁50毫克肌内注射，次日0时45分病人自己走到护士站诉疼痛难忍，护士才给病人松了石膏托上的绷带。早上7时30分发现患者肢端冰冷，桡动脉搏动消失，感觉缺乏，运动功能丧失，紧急打开绷带行深筋膜切开减压。因为时已晚，未能恢复手臂功能而致残废。

请思考：

1.对事情发生的原因进行分析。
2.请提出相应的整改措施。

（以下答案仅供参考）

1.原因分析

（1）手术后抬高患肢应高于心脏，才有利于消除或减轻患肢的肿胀程度。

（2）晚上8点，患者上肢疼痛剧烈，值班护士应查明原因，而不是一味给予止痛药止痛。

（3）疼痛不减，医生应查明原因，不应机械地认为是手术所致疼痛，而又给予止痛药止疼。

（4）患者疼痛一直未减轻，护士及医生应高度警惕发生骨筋膜室综合征的可能，而医生、护士忽视了这一点，导致医疗事故的发生。

2.整改措施

（1）严密观察外周血循环和神经。包好石膏后，患肢抬高，以利于静脉回流，注意观察肢体远端颜色、温度、感觉和运动，如有疼痛、苍白、冰冷、发绀、麻木时，警惕石膏绷带包扎过紧，应及时通知医生处理，防止发生骨筋膜室综合征。

（2）两种原因可引起骨筋膜室综合征，一是绷带包扎过紧导致筋膜内肿胀，二是缺血或损伤后水肿导致压力增高，预防方法为石膏绷带包扎不要过紧，密切观察，及时发现，迅速减压。

（3）全体医务人员要加强执业安全意识，密切观察病人病情变化，提高专科理论和技能水平，预见病人存在的安全问题，警惕医疗护理事故的发生。

案例二十三　新生儿热水袋烫伤

新生儿，男性，重2300克，吸吮能力差，产后第3天，下午当班护士在下班前30分钟，按医生口头医嘱为婴儿用热水袋保温。从热水器中将开水倒入热水袋后，未测水温，也未检查有无漏水，用毛巾包好后即放在婴儿右侧腰部，交班时也未向下一班护士交代。前后夜班护士都曾为婴儿换尿布，查房时也曾发现婴儿哭闹不安，但未引起注意，次日上午8时为婴儿洗澡时才发现婴儿背后有一漏水热水袋，漏水导致胸背、左肘及腰部烫伤，占体表面积的3.5%（其中3度烫伤面积为2.5%，经植皮治愈）。

请思考：

1.事故发生的原因是什么？

2.如何避免再次发生类似事件？

（以下答案仅供参考）

1.发生此事故的原因：护士工作责任心差，不按操作流程执行治疗护理操作。热水袋中的热水未测水温，也未检查袋口是否拧紧。违反交接班制度，未做好交接班。护士观察病情不够细致，查房时发现婴儿哭闹不止，也未曾分析找出原因及引起高度重视。一系列存在的安全隐患，最后导致婴儿烫伤的严重后果，增加了病人身心两方面的痛苦。

2.避免事故再次发生的措施

（1）热水袋使用时袋内灌入60～70℃的热水，1/3～1/2满，排气后把栓拧紧，倒提检查无漏水后，装入布袋放入病人所需处。

（2）注意用热安全，严格进行交接班，防止意外。随时观察病人病情变化，注意局部及全身反应，对早产儿（婴幼儿）及全身衰竭的危重病人，用热时应高度重视。

案例二十四　剖宫产术后留置尿管未及时开放

产妇，28岁，工人。产妇剖宫产后保留导尿，手术台上医生放尿后夹管，转至病房，病房白班护士与小夜班护士书面交班时统计尿量是200mL，小夜班护士与大夜班护士书面交班时尿量是600mL。患者夜间时诉腹胀，不能入睡，未进行处理。早晨5:30时患者再诉腹胀难忍，辗转不安，护士检查，发现产妇膀胱极度充盈，而尿管被夹住不通，随问家属是否自行夹管，陪同家属说尿管从手术下台后一直是由夹子夹住的。护士立即松管放出小便，病人痛苦解除。

请思考：

1.该事件是什么原因导致的？
2.所在病区应当如何处理及防范？

（以下答案仅供参考）

1.原因分析

（1）手术后患者转至病房，病房护士未观察患者身上引流管（尿管）是否通畅，也未及时交代患者家属尿管的夹子开启方法，以及倾倒的方法、尿量的记录等。当班护士工作粗心大意，存在严重的失职，不严格进行交接班制度，观察病人病情不细致。

（2）两位护士书写护理记录不真实、不严谨，胡乱编造，违反了《医疗事故处理条例》第9条规定：严禁涂改、伪造、隐匿、销毁或抢夺病历资料。

2.处理方法及防范措施

（1）涉事护士应当全院通报批评，书写事情经过及检讨，向病人真诚道歉，接受适当的扣除绩效工资处罚。

（2）病区护士会、全院护理质量反馈会上讨论分析，查找原因，提出整改措施，加强护士安全意识培训及业务技能培训，强调工作态度，认真负责、严谨求实方是根本，时刻提高警惕，严防护理差错事故发生，保障护理质量与安全。

（3）手术后患者转至病房后，病房护士应观察患者身上各种引流管是否畅通，并及时交代患者家属尿管夹子开启方法，倾倒尿液的方法，尿量如何记录等病情观察要点。

（4）护士记录患者出入量应客观、真实，切不可胡编乱造。

（5）对手术患者，护士交接班时应重点观察各种引流管的畅通以及引流液的颜色以及形状等。

案例二十五　床档安装不妥致老年重症病人坠床骨折

患者，男性，77岁。诊断为：（1）脑血栓形成后遗症，左侧偏瘫；（2）库欣综合征；（3）高血压病。入院后，给予二级护理，留陪人。某日晚，陪人上好床档后离去。医护人员查房时，见病人安静卧床，并已上床档，未再检查床档安装是否稳妥，2小时后，护士再巡视病房时，发现病人已坠床。患者自诉右肩有压痛，经X线片检查为右肱骨外髁骨折。经骨科会诊，给予小夹板固定、消炎止痛等治疗，1月余治愈出院。

请思考：

1.分析哪些病房设施存在安全隐患，分析此事故原因。

2.如何避免此类事故再次发生？

（以下答案仅供参考）

1.病房存在安全隐患的设施：有用水、用电、床单元设施、呼叫设施、地面湿滑、中心负压管道装置等。本例事故就是由床单元设施未正确使用引发。患者为生活不能自理的老年人，应留家属或护工24小时陪护，住院时医生、护士未向患者及家属交代清楚要求。而医护人员安全意识淡薄，巡视病房时没检查床档是否安全稳妥，从而导致老人坠床事件发生。

2.采取下列措施避免此类事故再次发生。

（1）要求护士加强工作责任心，预测病区每位患者存在的安全隐患，每次查房时要检查床栏安装是否妥当。

（2）特别对于病危、昏迷、生活不能自理的患者，入院时医护人员应重点交代患者家属必须24小时陪护，学会正确安装床档的方法，用保护具的患者必须确保其安全。

（3）经常检查，确保病区各种设施及床单元的性能完好，避免发生意外事故。

案例二十六
实习生协助心肌炎患者下床如厕致心力衰竭死亡

患者陈某，男性，20岁，战士，因大叶性肺炎入院。住院后按常规治疗，夜间突然病情变化，出现中毒性休克、心肌炎等症状，改为专人护理，经抗感染等各种治疗数日后，病情逐渐稳定，改为一级护理。晚班约10:30，患者欲大便，请求实习护士小李（男护士）帮忙，小李未加思索，擅自扶患者如厕大便，如厕约5分钟时，病人突发心力衰竭，心跳、呼吸停止，经抢救无效死亡。

请思考：

1.请对导致病人死亡的原因进行分析。

2.病区就此事应当制定哪些整改措施？

（以下答案仅供参考）

1.实习护士小李未认识到患者病情的严重性，遇事欠缺思考，临床经验不足，在不请示带教老师的情况下便擅自扶患者如厕大便，用力大便加重了患者心脏负担，引发心力衰竭，导致死亡。

2.整改措施

（1）严格带教，对学生放手不放眼，强调学生护理执业安全意识养成，时刻保持警惕，遇事一定要及时向带教老师汇报，请示是否可行。

（2）一级护理适用于病情危重需绝对卧床休息的病人，如各种大手术后、瘫痪、昏迷、高热、出血、肝肾功能衰竭和早产儿等。应按分级护理标准认真细致做好各项基础护理，严防并发症，满足病人身心两方面的需求。应当教会此类病人使用便盆，强调床上大、小便的重要性，不可随意下床擅自活动。

案例二十七

护士误将胃管与吸氧管连接致昏迷病人胃膨胀破裂

患者，女，65岁，因风湿性心脏病并发心房纤颤、脑栓塞入院。昏迷，右侧偏瘫，病情危重。医嘱间断给氧，鼻饲流质饮食。某日，护士甲凌晨2时发现患者呼吸困难，即予吸氧。当时，患者双鼻腔插管，外露端未做明显标识，护士甲未仔细检查，即将氧气管与鼻饲管末端进行连接。约30分钟后，患者呕吐出暗红色胃内容物，总量约500毫升。约于凌晨3时30分，护士乙查看患者时，发现氧气管误接鼻饲管，立即停止输氧并报告医生。检查发现患者腹胀如鼓，心音弱，血压测不到，肝浊音界消失。考虑为胃破裂，紧急予以胃肠减压并手术治疗，术中发现胃小弯贲门下二横指处有一1.5厘米×1.5厘米裂口，给予行修补术治疗。

请思考：

1.对事故发生原因进行分析。

2.如何避免这类严重护理安全事故发生？

（以下答案仅供参考）

1.事故发生原因：该病区护理管理存在安全漏洞，病人双鼻腔留置管道未曾做管道标识；而当班护士工作责任心不强，给氧操作过程中注意力不集中，玩忽职守、粗心大意是造成护理事故发生的重要原因。

2.采取下列措施避免此类严重护理安全事故发生。

（1）加强病区管理，要求管道必须有清晰可见的标识。如患者双鼻腔插管，外露端应做明显标记，注明哪根是给氧管，哪根是鼻饲管，以防抢救病人时弄错。

（2）病人为危重患者，最少1小时巡视患者一次，而1小时25分钟后才被另一名护士发现，对于重症一级护理患者应30分钟巡视患者一次，做到早发现、早处理。

（3）在用氧过程中可根据病人脉搏、精神状态、皮肤颜色、湿度与呼吸方式等有无改善来衡量用氧效果，同时测动脉血气分析判断疗效。

案例二十八　护士违章接诊致患儿丧失救治时机

患儿，女，3岁，因吃西瓜时边笑边吃，发生呛咳，呼吸困难，急诊入院。值班护士陈某询问病史后，见患儿呼吸困难缓解，查看咽部无特殊发现，嘱其留观，30分钟后告诉患儿家属："现在孩子没有什么问题，如再有情况，明天上午来医院专科门诊就诊。"当晚患儿又出现呼吸困难，伴四肢抽搐，再次入院就诊，经值班医生检查，患儿呼吸心跳已经停止，抢救无效死亡。死亡诊断：支气管异物并窒息。尸检发现右支气管异物（西瓜子），医疗事故鉴定委员会鉴定为一级医疗事故，免除患者就诊所有费用，一次性赔偿人民币若干万元。当班护士陈某被医院予以行政严重警告、降低职务、开除党籍等处分，责成深刻书面检讨，全院医务人员总结经验教训，制定整改措施，提高服务质量。

请思考：

1.这起严重医疗事故发生的原因是什么？

2.按《中华人民共和国刑法》相关条款，如何处置严重违反诊疗常规的医护人员？

（以下答案仅供参考）

1.导致患儿死亡的主要原因是由于当班护士违反医疗规章制度，超越职权范围，不按规定对患儿进行预检分诊后再交由值班医生或专科医生处置，自行决定留观30分钟后便让患儿回家，致使延误救治时机，最后导致患儿因右侧支气管异物堵塞窒息死亡。

2.按《中华人民共和国刑法》第335条规定：医务人员由于严重不负责任，造成就诊人员死亡或者严重损害就诊人身体健康的，处3年以下有期徒刑或拘役。

案例二十九 患者误开紫外线灯引发不良反应

某日晚上约10时,一患儿因发热、皮疹被收入某医院传染科病房,入院后两名护士给予入院相关介绍,并特别告知患儿家属:"病房紫外线灯的开关不能随意打开。"早晨6时护士巡视病房,发现紫外线灯开着,赶紧关了,并问患儿家属:"什么时间打开的紫外线灯?"……事后,患儿和陪护人发生了不同程度的眼部不良反应,多次到医院要求赔偿。

请思考:
1. 这起纠纷发生的原因是什么?
2. 如何避免这类事件发生?

(以下答案仅供参考)

1. 导致纠纷的原因
(1) 医院病区紫外线灯的开关安装的位置不合适,导致患儿能够自行开灯。
(2) 护士巡视不到位。
(3) 病房管理安全意识有待加强,紫外线灯开关处无警示标志。
(4) 患儿家属监管不到位。

2. 避免同类事件发生的改进措施
(1) 调整原紫外线灯开关位置,远离照明灯开关,安装在患者及家属不易接触的隐蔽处。
(2) 若因病房建筑原因无法更改开关位置,要在紫外线灯开关处粘贴禁止病人和家属开关的醒目标志,入院介绍要充分强调随意开灯的后果,并要求家属加强对患儿的监管力度,并在入院宣教上签字确保告知到位。

案例三十 皮试阴性仍出现过敏性休克

老年男性病人,到职工医院住院。护士按医嘱配置了青霉素皮试液并做了皮试,结果"阴性"。按医嘱为病人进行青霉素静脉输注,不一会儿,病人感觉心慌、难受,呼吸困难,护士赶紧通知医生,医生先是考虑心脏问题,急做心电图、测量血压等,并立即给予药物治疗,患者病情进展迅速,上级医生到场,指导按过敏性休克抢救,但最终病人因抢救无效死亡。家属不能接受这一事实,申请医疗鉴定,专家讨论认定病人死于"青霉素迟发性过敏性休克"。

请思考:

1. 这个案例发生的原因是什么？
2. 这个案例对临床护理工作有什么警示作用？

（以下答案仅供参考）

1. 案例发生的原因

（1）在青霉素过敏试验结果阴性的人群当中，仍然有7%的人有发生迟发性过敏性休克的可能。

（2）值班医生对患者病情判断有误，一定程度上耽误了抢救最佳时机。护士处理无过错。但对病情认识也存在不足。

2. 警示作用：在临床护理工作中，青霉素这类易导致过敏的药物，在用药前护士要做好抢救物品、药品准备，并交代患者用药注意事项（即使皮试阴性也有迟发性过敏的可能）；用药过程中，护士应随时观察药物的不良反应，一旦出现不适，立即报告医生进行处理；医生及护士要充分评估病情，首先考虑过敏性休克的可能，严格按照青霉素过敏性休克抢救流程进行抢救。

案例三十一 给同事进行静脉输液引发意外谁负责？

2018年6月1日晚上9时，外科护士王某与男友分手后情绪极度低落，想不开，欲自杀。她到科室对值班同事李某说自己腹痛、腹泻，已经找内科值班医生看过，要输液（无处方），请李某帮忙注射。李娟正在接待手术后回病区的患者，工作比较忙，王某就说："你先去接待手术病人，我自己配置好药物，你晚一点帮我挂上就可以了！"随后，王某自己在治疗室配置好药物（250mL葡萄糖加入了30mL氯化钾）。约晚上9时30分李某处理好术后患者，便给王某进行静脉穿刺输液。约几分钟后，王某出现面色苍白，呼吸困难，继之心搏骤停，李某急忙报告值班医生进行紧急抢救，最终挽回性命。

请思考:

1. 此事故发生的原因是什么？
2. 此案例对临床护士有什么警示作用？

（以下答案仅供参考）

1. 事故原因分析：这起事故发生的原因是护士李某碍于同事情面，缺乏安全事故防范意识，过于相信同事王某，在没有医生处方的情况下，还为其输注了不是自己亲自配置的药物，完全没有执行查对制度，引发了安全事故。

2. 警示作用

（1）最好请同事按流程到急诊输液室输液。

(2) 给熟人注射药物同样要认真进行三查八对。
(3) 不是自己配制的药物或不清楚药物来源时不可随意进行注射。
(4) 此案例中如果王某抢救无效死亡，李某要负相关刑事法律责任。

案例三十二 凝血酶和血凝酶混淆致病人死亡

A医院急诊科收治了1名70多岁上消化道出血患者，入院时家属将带来的凝血酶交与护士保存。医嘱给予血凝酶1千单位肌内注射、1千单位静脉注射。主班护士核对医嘱后将执行卡交予责任护士小刘执行。护士小刘取出病人自带的凝血酶，注入溶剂，抽取药液至病房核对姓名后进行了肌内注射、静脉注射。一名家属突然大叫："你给我们打的什么药，是我们带的凝血酶吗？"护士小刘拿着注射后的空瓶对着家属晃了晃道："是啊！医嘱让肌内注射、静脉注射止血的呀！"家属（是医务工作者）甩开了小刘急忙奔向了医生办公室……患者最终没有抢救过来，医院为此走上了被告席，该科科主任、护士长及当事护士均受到了经济处罚和全院通报处理！

请思考：
1.此事故发生的原因是什么？
2.此案例对临床护士有什么警示作用？

（以下答案仅供参考）

1.事故原因分析
（1）事故发生的原因是护士小刘护理安全意识淡薄，未严格执行查对制度，对药物药理、用法不熟悉。
（2）凝血酶与血凝酶二者均能起到显著的止血作用，临床应用广泛。然而，虽二者名称相似，但用法迥异，临床使用中稍有不慎，就会造成严重的后果。凝血酶是局部止血药。可喷洒于创面，或口服、灌注用于消化道出血。严禁血管内、肌内或皮下注射，否则可能导致广泛性血栓形成而危及生命。血凝酶（又名立止血、巴曲酶）是一种速效、长效、安全的止血药，可静脉注射、肌内注射、皮下注射，也可局部用药。

2.警示作用
（1）护士要提高执业安全意识。按医院规定，不能使用外院或患者自带药物。
（2）护士要加强业务知识学习，熟知药物作用与用法，对临床药名高度相似，作用及用法不同的药物加强警惕，如利血生与利血平、他巴唑与地巴唑、优降糖与优降宁、安定与安坦等药物。

附二 配套复习题及参考答案

复习题（一）

单选题

1. 下列哪项不是运动性危害最常见的损害？（ ）
   A. 腰椎间盘突出症　　　　　B. 腰肌劳损
   C. 下肢静脉曲张　　　　　　D. 腿扭伤
   E. 腰痛

2. 下列哪条不是原卫生部颁布实施的《医院感染管理办法》第十五条中的规定？（ ）
   A. 医疗机构应当制定医务人员职业卫生防护工作的具体措施
   B. 提供必要的防护物品
   C. 为医务人员注射防护疫苗
   D. 保障医务人员的职业健康
   E. 进行医院感染相关法律法规、专业技术知识等的培训

3. 由锐器伤导致职业暴露，感染经血液传播疾病的"头号杀手"是（ ）
   A. 肝炎和艾滋病　　　　　　B. 梅毒
   C. 弓形虫病　　　　　　　　D. 疟疾
   E. 伤害

4. 2008年5月12日，国务院颁布实施了以下哪个条例？（ ）
   A. 中华人民共和国传染病防治法　　B. 中华人民共和国职业病防治法
   C. 护士条例　　　　　　　　　　　D. 医院感染管理办法
   E. 艾滋病防治条例

5. 佩戴口罩注意事项为（ ）
   A. 可一只手提鼻夹
   B. 医用外科口罩可不一次性使用
   C. 口罩污染后，四小时内可不更换
   D. 每次佩戴医用防护口罩前进应进行密合性检查
   E. 任何操作都要藏口罩

6. 戴手套时应注意（　）

　　A. 诊疗护理不同的患者时可不更换手套

　　B. 操作完成后脱去手套，应按规定程序与方法洗手

　　C. 戴手套能替代洗手

　　D. 操作时发现手套破损时，再戴上一副手套

　　E. 做任何操作都要戴手套

7. 隔离衣与防护服的使用原则是（　）

　　A. 根据诊疗工作的需要选用隔离衣或防护服

　　B. 医护人员自行决定是否要着防护服

　　C. 隔离衣应前开口

　　D. 一次性隔离衣或防护服可多次使用

　　E. 隔离衣和防护服一般要一起穿

8. 能阻止血液、体液和飞溅物传播的，在有创操作过程中佩戴（　）

　　A. 纱布口　　　B. 外科口罩　　　C. 医用防护口罩

　　D. 密合性口罩　　E. 纱布口罩

9. 防止患者的血液、体液等具有感染性物质溅入人体眼部的用品为（　）

　　A. 护目镜　　　　　　　　B. 防护面罩

　　C. 全面型防护面罩　　　　D. 一次性口罩

10. 患者，男性，30岁，经商，因"反复发热，伴消瘦、腹泻1个月余"入院。入院诊断为艾滋病。护士在护理这位病人过程中不慎被针头扎了一下，以下处理措施中正确的是（　）

　　A. 不用处理　　　　　　　B. 立即去检测HIV

　　C. 冲洗消毒后服用抗HIV药物　　D. 上报医院，等医院处理

　　E. 立即检测病人的病毒载量

11. 某护士在给HBeAg阳性的慢性肝炎患者采血时，不慎刺破左手拇指，此时急需采取的重要措施是（　）

　　A. 立即注射乙肝疫苗

　　B. 立即进行酒精消毒

　　C. 定期复查肝功能和HBV-IgM

　　D. 立即清洗消毒并注射高效价乙肝免疫球蛋白和查血HBsAg及HBsAb

　　E. 立即接种乙肝疫苗，1周内注射高效价乙肝免疫球蛋白

12. 患者女性，20岁。护士，近1周以来疲倦乏力，食欲不振，恶心。巩膜黄染。血ALT720U/L。追问2个月前工作中被污染的针头刺破手指。被污染的针头刺破手指时应采取的重要措施为（　）

　　A. 过氧乙酸泡手　　　　　B. 局部擦碘酒消毒

　　C. 肌内注射乙型肝炎疫苗　　D. 肌内注射乙型肝炎免疫球蛋白

　　E. 肌内注射丙种球蛋白

13. 护理人员预防流感最有效的措施是（　　）

　　A.穿戴防护用品　　　　　　　B.空气消毒

　　C.接种流感疫苗　　　　　　　D.注射高价免疫球蛋白

　　E.加强营养

14. 导致医务人员发生血源性传播疾病的最主要的职业因素是（　　）

　　A.接触血液标本　　　　　　　B.使用或清洗医疗器械

　　C.锐器伤　　　　　　　　　　D.为患者查体

　　E.与患者共餐

15. 通过锐器伤接触传播的病原体中，最常见的是（　　）

　　A.乙型肝炎病毒　　　　　　　B.丙型肝炎病毒

　　C.艾滋病病毒　　　　　　　　D.巨细胞病毒

　　E.弓形虫

16. 锐器伤集中发生最有可能的时间段是（　　）

　　A.上午6:00～8:00　　　　　　B.上午9:00～11:00

　　C.下午1:00～3:00　　　　　　D.下午3:00～5:00

　　E.下午6:00～8:00

17. 在下列护理职业防护措施中哪项不妥（　　）

　　A.视所有病人的血液、体液具有传染性，充分利用各种防护设备

　　B.养成操作后正确洗手的习惯

　　C.做好各类物品的保管工作

　　D.医疗废弃物应分类管理

　　E.血渍污染后应立即用抹布或拖把清理

18. 护理人员要懂得保护皮肤的完整性，职业暴露后及时采取措施处理，下列措施中错误的是（　　）

　　A.若手被血液或体液污染必须立即冲洗，换手套

　　B.戴手套的手被血液污染的锐器刺伤后须迅速脱去并更换手套

　　C.手被血液污染的锐器刺伤后应用健侧手从远心端向近心端挤压受伤部位

　　D.及时上报、登记、评估

　　E.加强暴露后心理咨询

19. 一旦发生锐器伤，应首先采取哪项措施来防止病原体经伤口传播？（　　）

　　A.从近心端向远心端挤压受伤部位

　　B.用流动水和消毒肥皂液反复冲洗

　　C.消毒伤口

　　D.向医院感染管理委员会报告

　　E.检测抗体

20. 对于HBV易感者受到HBV污染的锐器伤后，应在几个小时内注射乙肝免疫球蛋白？（ ）
   A. 半小时 B. 1小时
   C. 2小时 D. 12小时
   E. 24小时

21. 病原体是HIV，被刺伤者应在几小时内使用齐多夫定（叠氮胸苷），并定期追踪？（ ）
   A. 半小时 B. 1小时
   C. 2小时 D. 12小时
   E. 24小时

22. 引起重度听力损伤的噪声响度为（ ）
   A. 26～40dB B. 41～55dB
   C. 56～70dB D. 71～90dB
   E. >40dB

23. 下列哪个不是影响电离辐射危害的因素？（ ）
   A. 照射面积 B. 照射剂量
   C. 进行个人照射剂量检测 D. 照射剂量率
   E. 射线的物理特性

24. 腰椎间盘突出症的发病年龄多为（ ）
   A. 儿童 B. 少年
   C. 青壮年 D. 老年
   E. 中老年

25. 腰椎间盘突出症患者急性期应做到卧硬板床休息至少（ ）
   A. 3天～1周 B. 2～3周
   C. 3～4周 D. 45周
   E. 5～7周

26. 下列哪项不属于直接暴力引起的损伤？（ ）
   A. 钝性挫伤 B. 轧碾伤
   C. 撞击伤 D. 慢性腰肌劳损
   E. 棍棒打击

27. 下肢静脉曲张晚期的临床表现中，最主要的是（ ）
   A. 皮肤厚硬 B. 静脉严重曲张
   C. 色素沉着 D. 小腿下1/3内侧溃疡
   E. 局部瘙痒

28. 下肢静脉曲张术后早期活动的目的是（ ）
   A. 预防患肢僵硬 B. 预防患肢肿胀
   C. 预防深静脉血栓形成 D. 预防切口感染
   E. 预防血管痉挛

29. 某人下肢静脉重度曲张，工作中不慎碰破曲张的静脉，出血不止，紧急处理方法是（　　）

　　A.手指压迫止血　　　　　　B.止血带结扎止血
　　C.站立位加压包扎　　　　　D.平卧抬高患肢加压包扎
　　E.立即手术止血

30. 42岁男性，腰痛伴右下肢放射痛3月，反复发作，与劳累有关，咳嗽或排便时可加重疼痛。查体：右直腿抬高试验阳性，加强试验阳性。X线L4～L5椎间隙变窄。该患者最可能的诊断为（　　）

　　A.急性腰扭伤　　　　　　　B.腰3横突综合征
　　C.腰椎管狭窄症　　　　　　D.腰椎间盘突出症
　　E.梨状肌综合征

31. 心理社会性职业危害不同于其他类型的职业暴露损伤的特点是（　　）

　　A.容易发现也容易被重视
　　B.在发生的第一时间就能采取干预措施
　　C.缓慢发生的，不易被发现
　　D.远期影响很小
　　E.诱因明显

32. 有效应对压力，避免压力产生消极影响的措施不包括（　　）

　　A.对压力有正确的认识　　　B.准确评价自己
　　C.用积极有建设性的行动应对压力　　D.寻找社会支持
　　E.减少工作时间

33. 下列不属于侵犯患者隐私权的行为是（　　）

　　A.谈论患者的个人信息时有意识地避开其他无关人员
　　B.在公共场合随意散播患者的信息
　　C.将患者的个人信息与家人分享
　　D.在闲谈中无意泄露患者的个人隐私
　　E.在闲谈中故意泄露患者的个人隐私

34. 关于患者的权利，下述说法中正确的是（　　）

　　A.患者都享有稀有卫生资源分配的权利
　　B.患者都有要求开假休息的权利
　　C.护士在任何情况下都不能剥夺患者要求保密的权利
　　D.患者被免除社会责任的权利是随意的
　　E.知情同意是患者自主权的具体形式

35. 以下哪项不是患者的义务？（　　）

　　A.如实提供病情和与疾病相关的信息
　　B.尊重医师和他们的劳动
　　C.避免将疾病传播给他人

D.不可以拒绝医学科研试验

E.在医师指导下对治疗作出负责的决定,并与医生合作执行

36.患者的权利受到关注的社会背景是（　　）

A.人的权利意识、参与意识增强和对人的本质的进一步认识

B.医患间医学知识的差距逐渐缩小

C.对人的本质有了进一步认识

D.意识到医源性疾病的危害

E.世界性的医患关系冷漠化

37.患者李某,因消化性溃疡到某二级医院住院治疗,医生经检查后告知患者需手术治疗。李某不同意在该院手术,提出转院,到某三级医院治疗,医院经患者签名后同意其出院,该案例体现了患者的（　　）

A.知情同意权　　　　　　B.疾病认知权

C.医疗选择权　　　　　　D.平等医疗权

E.免除责任权

38.患者陈某,急性外伤致多脏器衰竭,需进入ICU进一步治疗,进入ICU前,医护人员告知家属有关患者的治疗目的、治疗方案、预后和费用,经家属同意后,患者被送入ICU治疗。此案例体现了患者的（　　）

A.知情同意权　　　　　　B.疾病认知权

C.隐私权　　　　　　　　D.平等医疗权

E.免除责任权

39.某病区护士长,为了促进护理工作中护患关系,充分尊重护患双方的权利与义务,提出了下列口号和做法,其中不可取的是（　　）

A.护理人员不是上帝

B.患者是上帝

C.把维护患者正当权利放在第一位

D.护理人员的正当权益必须得到保证

E.患者的权利往往意味着护理人员的义务

40.患者王某,因乳腺肿块,为进一步明确诊断和治疗入院,住院期间其不能拒绝的是（　　）

A.公开病情　　　　　　　B.治疗

C.手术　　　　　　　　　D.参与实验研究

E.遵守医院制度

41.某患者,因车祸重伤被送至某医院急救科,因没带押金,医护人员拒绝为患者办理住院手续,当患者家属拿钱赶到时,已错过了抢救的最佳时机,导致患者死亡。本案例医护人员违背了患者应该享有的（　　）

A.自主权　　　　　　　　B.知情同意权

C.保密和隐私权　　　　　D.基本的医疗权

E.参与治疗权

42. 某女性患者，25岁，未婚，因子宫出血过多住院。患者诉子宫出血与她月经有关，曾发生过多次，医生按其主诉施行相应的治疗。实习护士小红与患者十分投机，成为无话不谈的好朋友，在一次聊天中患者告诉小红其子宫出血是因为服用了流产药物而造成，并要求小红为其保密。实习护士小红正确的处理是（ ）

    A.遵守保密原则，不将患者真情告诉医生

    B.因不会威胁到患者生命，所以保密

    C.拒绝为患者保密的要求

    D.为了患者能得到正确的治疗，说服患者将真实情况告诉医生，并为患者保密

    E.了解病因、病史是医生的事，与护士无关，所以尊重患者的决定

43. 医嘱必须由在本医疗机构拥有（ ）开具方可执行。

    A.医师资格证和处方权的医师

    B.医师执业证和处方权的医师

    C.医师资格证、执业证和处方权的医师

    D.医师执业证和医师资格证的医师

44. 如发现医嘱中有疑问或不明确之处，应（ ）

    A.拒绝执行

    B.及时向医师提出，明确后方可执行

    C.及时找第二人核对医嘱无误后方可执行

    D.及时向上级护士提出，明确后方可执行

45. 临床科室医嘱处理护士负责打印医嘱执行单，并交由（ ）核对执行。

    A.早班护士

    B.治疗班护士

    C.管床责任护士

    D.高级责任护士

46. 以下说法正确的是（ ）

    A.护士准备执行医嘱前，在医嘱执行单上签署执行时间和姓名

    B.医生参与抢救或手术时，可在医生授权的前提下由护士代录入医嘱，事后医师需及时补签名

    C.临床科室医嘱执行单实施一人一日一单制

    D.执行医嘱时需严格执行床边双人查对制度，夜班除外

47. 以下说法不正确的是（ ）

    A.医师开出医嘱后护士应及时、准确、严格执行医嘱，不得擅自更改

    B.执行紧急医嘱有疑问时，应先执行医嘱再向医师提出

    C.执行医嘱时严格执行床边双人查对制度

    D.为避免错误，任何情况下护士不得代录入医嘱

48. 除（　）外，护士均不可执行。
    A. 具有本地执业证的进修医生开的医嘱
    B. 抢救时经护士复述确认无误的口头医嘱
    C. 实习医生手写，并经带教医师口头确认的医嘱
    D. 副主任医师以上人员的口头医嘱

49. 执行口头医嘱正确的做法是（　）
    A. 一般情况下护士不得执行口头医嘱
    B. 在紧急情况下，如抢救、手术过程中可直接执行
    C. 抢救结束后护士及时将医嘱补写在医嘱单上
    D. 护士在补录的医嘱后签上执行时间及核对者姓名

50. 医嘱必须由护士长与医嘱班护士（　）统一总核对一次。
    A. 每天　　　　　　　　　　B. 隔天
    C. 每周一次　　　　　　　　D. 每周2次

51. 每天对所有患者的医嘱必须在（　）的参与下统一总核对一次。
    A. 责任护士　　　　　　　　B. 高级责任护士
    C. 当值组长　　　　　　　　D. 护士长

52. 护嘱是（　）、组长或专科护士为帮助责任护士达到预期护理目标根据患者病情、护理需要下达的护理措施。
    A. 护士长　　　　　　　　　B. 主管护师以上护士
    C. 副主任护师以上护士　　　D. 高级责任护士

53. 护嘱要根据医嘱、患者病情和护理需要，（　）下达和调整。
    A. 每天上午　　　　　　　　B. 每天下午
    C. 每班　　　　　　　　　　D. 随时

54. 护嘱下达前护士要（　）
    A. 评估患者的病情和自理能力　　B. 评估患者的自理能力和需要
    C. 评估患者的病情和需要　　　　D. 评估患者的病情和医嘱

55. 护嘱是促进、维持和恢复患者（　）所需要采取的护理行为。
    A. 身体健康　　　　　　　　B. 生理健康
    C. 心理健康　　　　　　　　D. 身心健康

56. 以下说法正确的是（　）
    A. 护嘱要根据医嘱、患者病情和自理能力下达和调整
    B. 护嘱必须由初级责任护士以上人员下达或制定
    C. 高级责任护士将护嘱直接书写在护嘱执行单上
    D. 下级护士应及时、准确严格执行护嘱，如有特殊情况可适当更改

57. 护嘱由（　）执行。
    A. 初级责任护士、助理护士、实习生
    B. 高级责任护士、（初级）责任护士或助理护士
    C. 高级责任护士、（初级）责任护士

D.初级责任护士或助理护士

58.如发现护嘱中有疑问或不明确之处,应及时向( )提出,明确后方可执行。

　　A.护理组长　　　　　　　　B.上一级护士
　　C.专科护士　　　　　　　　D.高级责任护士

59.护嘱执行后由( )在护嘱执行单上签全名。

　　A.执行护嘱的责任护士　　　B.管床责任护士
　　C.护理组长　　　　　　　　D.高级责任护士

60.遇专科护理方面的护嘱与医嘱不一致时,护士应及时与医生沟通,( )

　　A.无须需调整护嘱　　　　　B.调整护嘱
　　C.调整医嘱　　　　　　　　D.调整医嘱或护嘱

61.护嘱应以( )为原则,以确保护理工作的统一性、同质性、连续性。

　　A.提高护理工作质量
　　B.提高患者满意度
　　C.指导低年资护士完成护理工作
　　D.协助高年资护士完成护理工作

62.护嘱执行制度中的上一级护士,包括专科护士、( )或专科组长。

　　A.高级责任护士　　　　　　B.日(晚、夜)班组长
　　C.护士长　　　　　　　　　D.副主任以上护师

63.上一级护士通过查房、( )等方式,评估护嘱执行情况和护理效果。

　　A.交接班、病例讨论　　　　B.会诊、病例讨论
　　C.会诊、交接班　　　　　　D.病例讨论、分级护理质控

64.以下说法正确的是( )

　　A.上级护士,每天下午评估护嘱、护嘱执行情况和护理效果,及时更改或调整护嘱
　　B.护嘱要与医疗工作保持连续性
　　C.护嘱执行后由管床责任护士在"护嘱执行单"上签全名
　　D.护嘱应以指导低年资护士完成护理工作为原则,任何情况下下级护士都应及时、准确、严格执行医嘱

65.下列不符合护理文件书写要求的是( )

　　A.文字生动、形象　　　　　B.记录及时、准确
　　C.内容简明扼要　　　　　　D.医学术语准确

66.下列有关医疗与护理文件管理要求的描述正确的是( )

　　A.患者不得复印医嘱单
　　B.未经护士同意,患者不得随意翻阅
　　C.患者出院后,特别记录单送病案室保存2年
　　D.医疗与护理文件按规定放置,用后必须放回原处
　　E.发生医疗事故纠纷时,封存的病历资料不可以是复印件

67.住院病历不包括（ ）
   A.病程记录　　　　　　　　　　B.护理记录
   C.交班报告　　　　　　　　　　D.会诊记录
68.住院期间排在病历首页的是（ ）
   A.住院病历首页　　　　　　　　B.长期医嘱单
   C.体温单　　　　　　　　　　　D.入院记录
69.下列属于临时医嘱的是（ ）
   A.病危　　　　　　　　　　　　B.转科
   C.一级护理　　　　　　　　　　D.半流质饮食
   E.氧气吸入prn
70.护士处理医嘱时，应先执行（ ）
   A.停止医嘱　　　　　　　　　　B.临时医嘱
   C.临时备用医嘱　　　　　　　　D.长期备用医嘱
71.特别护理记录单一般不需用于（ ）
   A.危重患者　　　　　　　　　　B.大手术后患者
   C.行特殊治疗的患者　　　　　　D.骨折生活不能自理患者
72.下列有关特别护理记录单的书写描述正确的一项是（ ）
   A.日间用红钢笔书写　　　　　　B.夜间用蓝钢笔书写
   C.用红钢笔填写眉栏各项　　　　D.总结24小时出入液量
73.出院后医疗护理文件应保管于（ ）
   A.出院处　　　B.病案室　　　C.医务科处　　　D.护理部
74.对于产妇的交班内容一般不包括（ ）
   A.自行排尿时间　　　　　　　　B.分娩前的准备
   C.新生儿性别及评分　　　　　　D.会阴切口及恶露情况
75.病室交班报告眉栏的书写顺序正确的是（ ）
   A.新入院—转入—出院—手术—危重
   B.手术—危重—新入院—转入—出院
   C.转入—新入院—出院—手术—危重
   D.出院—新入院—转入—手术—危重
76.患者刘某，肺炎，体温39.5℃，行物理降温，物理降温后将所测得的体温绘制在体温单上，下列选项中表述正确的是（ ）
   A.红圈，以红实线与降温前体温相连
   B.红圈，以红虚线与降温前体温相连
   C.红点，以红实线与降温前体温相连
   D.蓝圈，以红虚线与降温前体温相连
77.患者谢某，肠道术前行清洁灌肠，灌肠前自行排便1次，灌肠后排便5次，正确的记录方法是（ ）
   A.1/E　　　　B.5/E　　　　C.6/E　　　　D.1.5/E

78.下列哪种消毒剂能够适用于外科伤口、皮肤黏膜冲洗消毒、室内空气的消毒？（　　）

　　A.0.5%过氧乙酸　　　　　　　　B.3%过氧化氢

　　C.75%乙醇　　　　　　　　　　D.碘酊

79.下列描述不正确的是（　　）

　　A.耐热、耐湿的诊疗器械、器具和物品，首选压力蒸汽灭菌

　　B.开放式储槽不应用于灭菌物品的包装

　　C.不耐热、不耐湿的物品，宜采用低温灭菌方法消毒灭菌

　　D.非吸收缝线使用剩余的可再重新灭菌使用

80.艾滋病的医学全称为（　　）

　　A.免疫缺陷综合征　　　　　　　B.获得性免疫缺陷综合征

　　C.先天性免疫缺陷综合征　　　　D.继发性免疫缺陷综合征

81.日常换药护理操作及其他诊疗活动中产生的敷料、一次性弯盆、镊子、棉球、棉签、纱布、绷带等废物应投入以下哪种颜色垃圾袋中？（　　）

　　A.黄色垃圾袋　　　　　　　　　B.黑色垃圾袋

　　C.红色垃圾袋　　　　　　　　　D.以上都可投

　　E.以上都不可投

82.某患者进行术前检测特异性梅毒螺旋体血清试验为阳性，该患者无梅毒临床症状，应当（　　）

　　A.按实验室诊断报告隐性梅毒

　　B.按实验室诊断报告梅毒病原体携带者

　　C.按临床诊断报告隐性梅毒

　　D.暂不报告，进行非特异性血清试验检测

83.隔离病室应有隔离标志，其中黄色代表哪一种隔离？（　　）

　　A.空气隔离　　　　　　　　　　B.飞沫隔离

　　C.接触隔离　　　　　　　　　　D.昆虫隔离

84.各种伤口的治疗、护理及换药操作次序应为（　　）

　　A.清洁伤口-感染伤口-隔离伤口　　B.感染伤口-隔离伤口-清洁伤口

　　C.清洁伤口-隔离伤口-感染伤口　　D.隔离伤口-感染伤口-清洁伤口

85.手术器械、腹腔镜、膀胱镜、导尿管、口腔科牙钻、输液器械、输血器按医用物品的危险度应属于哪一类？（　　）

　　A.高度危险用品　　　　　　　　B.中度危险用品

　　C.低危险用品　　　　　　　　　D.无危险用品

　　E.极度危险物品

86.《护士条例》于2008年1月31日，由中华人民共和国国务院令第517号文件公布，自（　　）起施行。

　　A.2008年5月12日　　　　　　　B.2008年1月12日

　　C.2010年5月12日　　　　　　　D.2010年7月1日

87. 护士执业注册的有效期为（ ）
    A.2年　　　　　　B.5年　　　　　　C.8年　　　　　　D.10年
88. 护士申请延续注册的时间应为（ ）
    A.有效期届满前半年　　　　　　B.有效期届满前30日
    C.有效期届满后30日　　　　　　D.有效期届满后半年
89. 护士在紧急情况下为抢救患者生命实施必要的紧急救护，应该做到以下几点，但除外（ ）
    A.必须依照诊疗技术规范
    B.必须有医师在场指导
    C.根据患者的实际情况和自身能力水平进行力所能及的救护
    D.避免对患者造成伤害
90. 以下哪项不属于专科护士的职能？（ ）
    A.提供某一领域的临床护理服务
    B.开展专科领域的护理研究
    C.对同业的护理人员提供专科领域的信息和建议
    D.对专科疾病的诊断和治疗提供建议和指导
91. 我国（ ）开始执行《护士条例》。
    A.1999年　　　B.1994年　　　C.2004年　　　D.2008年
92. 申请注册的护理专业毕业生应在教学或综合医院完成临床实习，其时限至少为（ ）
    A.6个月　　　B.8个月　　　C.10个月　　　D.12个月
93. 护士发现医师医嘱可能存在错误，但仍然执行错误医嘱，对病人造成严重后果，该后果的法律责任承担者是（ ）
    A.开写医嘱的医师　　　　　　B.执行医嘱的护士
    C.医师和护士共同承担　　　　D.医师和护士无须承担责任
94. 可以组织护士专业培训的机构是（ ）
    A.护士所在的医疗卫生机构　　　B.卫生行政部门
    C.学术团体　　　　　　　　　　D.以上都是
95. 《护士条例》的根本宗旨是（ ）
    A.维护护士合法权益
    B.促进护理事业发展，保障医疗安全和人体健康
    C.规范护理行为
    D.保持护士队伍稳定
96. 健康医务人员患血源性传染病的原因最主要的是（ ）
    A.针刺伤　　　　　　　　　　B.对患者的侵袭性操作
    C.接触患者的污染体液　　　　D.为污染伤口换药
97. 关于申请护士执业注册，错误的是（ ）
    A.申请人向批准设立拟执业医疗机构或者为该医疗机构备案的卫生健康主管部门提出申请

B.护士执业注册的受理期限为20个工作日

C.护士执业注册证书包含有效期信息

D.护士执业注册证书不包含护士执业地点信息

98.以下属于护士权利的是（　　）

A.遵守法律、法规、规章和诊疗技术规范的规定

B.保护患者隐私

C.对医疗卫生机构和卫生主管部门的工作提出意见和建议

D.发现患者病情危急，立即通知医生

99.关于医疗废物的运输，错误的是（　　）

A.禁止邮寄医疗废物

B.禁止通过铁路运输医疗废物

C.有水路通道的，禁止通过陆路运输医疗废物

D.禁止航空运输医疗废物

100.患者有损害，因下列情形之一的，推定医疗机构没有过错。（　　）

A.违反法律、行政法规、规章以及其他有关诊疗规范的规定

B.隐匿或者拒绝提供与纠纷有关的病历资料

C.伪造、篡改或者销毁病历资料

D.患者或者其近亲属不配合医疗机构进行符合诊疗规范的诊疗

参考答案：

1D	2C	3A	4C	5D	6B	7A	8B	9A	10C
11D	12D	13C	14C	15A	16B	17E	18C	19A	20E
21C	22D	23C	24C	25C	26D	27D	28C	29D	30D
31C	32E	33A	34E	35D	36A	37C	38A	39B	40E
41D	42D	43C	44B	45C	46C	47B	48B	49A	50A
51D	52D	53D	54C	55C	56C	57D	58C	59A	60D
61C	62B	63C	64B	65A	66D	67C	68C	69B	70B
71D	72D	73B	74B	75B	76B	77D	78B	79D	80B
81A	82D	83A	84A	85B	86A	87B	88B	89B	90D
91D	92B	93C	94D	95A	96A	97D	98C	99C	100D

复习题（二）

单选题

1.《医院管理评价指南》规定的重症监护病房护士与床位比为（　　）

A.（1～2）：1　　　　　　　　B.（2～2.5）：1

C.（2.5～3）：1　　　　　　　D.（3～3.5）：1

2.以下不属于医疗废物的是（　　）
　　A.使用过的注射器针头　　　　　　B.传染病人的生活垃圾
　　C.包扎伤口拆下的敷料　　　　　　D.骨折病人的饮料瓶
3.持有者具有护士执业资格并可以从事护理专业技术活动的证书是（　　）
　　A.护士执业证书　　　　　　　　　B.高等学校护理学专业毕业证书
　　C.专科护士培训合格证书　　　　　D.护理员资格证书
4.护士执业注册被吊销，是指（　　）
　　A.是基于特定事实的出现，由卫生行政部依据法定程序收回护士执业注册证书
　　B.不具备取得护士执业注册的条件而取得护士执业注册的，由有关行政机关予以吊销
　　C.具备取得护士执业注册的条件，但因执业注册所依据的法律、法规、规章修改或废止，或客观情况发生重大变化，基于公共利益的需要，由有关行政机关予以吊销
　　D.护士取得执业注册后从事违法活动，行政机关依法予以吊销执业注册
5.《传染病防治法》规定，传染病暴发、流行时，县级以上地方人民政府报经上一级政府决定后，可采取下列哪项紧急措施？（　　）
　　A.坚决禁止集市、集会
　　B.停工、停业、停课
　　C.严密监测被传染病病原体污染的公共饮用水源
　　D.限制或不允许离开自家家门
6.医疗机构及其卫生技术人员在（　　）时，必须服从县级以上人民政府卫生健康主管部门的调遣。
　　A.医疗扶贫
　　B.发生重大灾害、事故、疾病流行或者其他意外情况
　　C.开展学术活动
　　D.全民健身运动
7.某县从事母婴保健工作的医师胡某违反《母婴保健法》规定出具有关虚假医学证明而且情节严重，该县健康主管部门应依法给予胡某的处理是（　　）
　　A.订款　　　　　　　　　　　　　B.警告
　　C.取消执业资格　　　　　　　　　D.降职降薪
8.按照《中华人民共和国母婴保健法》规定必须经本人同意并签字，本人无行为能力的，应当经其监护人同意并签字的手术或治疗项目是（　　）
　　A.产前检查、产前诊断　　　　　　B.产前检查、终止妊娠
　　C.终止妊娠、结扎　　　　　　　　D.产前诊断、终止妊娠
9.医疗机构施行特殊治疗，无法取得患者意见又无家属或者关系人在场，或者遇到其他特殊情况时，经治医师应当提出医疗处置方案，在取得（　　）

A.病房负责人同意后实施

B.科室负责人同意后实施

C.科室全体医师讨论通过后实施

D.医疗机构负责人或者被授权负责人员批准后实行

10.《传染病防治法》规定，以下属于须在卫生防疫机构指导监督下严密消毒后处理的是（　　）

A.被甲类传染病病原体污染的污水

B.被可疑乙类传染病人用过的物品

C.被可疑丙类传染病人用过的物品

D.被乙类传染病病原携带者用过的物品

11.针刺伤可以传播多种血源性传染病，被刺伤的医务人员中，护士占（　　）

A.50%　　　　B.60%　　　　C.80%　　　　D.90%

12.医疗事故是指（　　）

A.虽有诊疗护理错误，但未造成病员死亡、残废，功能障碍的

B.由于病情或病员体质特殊而发生难以预料和防范的不良后果的

C.在诊疗护理工作中，因医务人员诊疗护理过失，直接造成病员死亡、残废、组织器官损伤导致功能障碍的

D.发生难以避免的并发症的

13.按照《护士执业注册管理办法》规定，下列哪种情形不予注册？（　　）

A.连续一个月不从事护理工作的

B.视力在0.1以下者

C.因健康原因不能或不宜执行护理活动者

D.年龄超过40岁者

14.以下哪项不属于专科护士的职能？（　　）

A.提供某一领域的临床护理服务

B.开展专科领域的护理研究

C.对同业的护理人员提供专科领域的信息和建议

D.对专科疾病的诊断和治疗提供建议和指导

15.医疗事故的违法性是指行为人在诊疗护理中违反（　　）

A.法律　　　　　　　　　　B.行政法规

C.技术操作规程　　　　　　D.和院方的约定

16.护士注册的有效期为（　　），延续执业注册有效期为（　　）

A.1年、2年　　　　　　　　B.5年、5年

C.3年、2年　　　　　　　　D.4年、5年

17.医疗事故技术鉴定费用的支付原则为（　　）

A.医疗机构支付

B.患方支付

C.提出医疗事故处理申请的一方支付

D.属于医疗事故的，鉴定费由医疗机构支付；不属于医疗事故的，由提出医疗事故处理申请的一方支付

18. 下列属于医疗事故的是（ ）
    A.手术开错部位造成较大创伤的
    B.诊疗护理中违反了规章制度，尚未给病人造成不良影响和损害的
    C.因体质特殊发生难以预料的
    D.由于一种疾病合并发生另一种疾病的

19. 隐匿、伪造或者擅自销毁医学文书，构成犯罪的（ ）
    A.给予刑事处罚   B.开除
    C.注销注册，收回医师执业证书   D.责令暂停执业活动3～6个月

20. 下列属于法定乙类传染病的是（ ）
    A.鼠疫   B.艾滋病
    C.急性出血性结膜炎   D.流行性感冒

21. 对甲类传染病，向当地疾病控制中心报告的时间为（ ）
    A.城镇最迟不得超过2小时，农村最迟不得超过6小时
    B.城镇应在12小时以内，农村应在24小时以内
    C.城镇和农村最迟不得超过12小时
    D.城镇和农村最迟不得超过24小时

22. 发生医疗纠纷，对鉴定结论或卫生行政部门处理不服的（ ）
    A.只能申请上一级鉴定委员会重新鉴定
    B.只能向人民法院起诉
    C.可提出重新鉴定或行政复议申请，也可以起诉
    D.不能进行任何申请或起诉

23. 血液发出后，受血者和供血者的血样在2～6℃冰箱中至少应保存（ ）
    A.4天   B.5天   C.6天   D.7天

24. 发生医疗纠纷需进行尸检的，尸检时间应在死后（ ）
    A.12小时内   B.24小时内
    C.36小时内   D.48小时内

25. 必须由病人及其家属或者关系人签字同意的诊疗行为包括（ ）
    A.手术、特殊检查、特殊治疗
    B.除门诊手术以外的手术、特殊检查、特殊治疗
    C.除表皮手术以外的手术、特殊检查、特殊治疗
    D.手术、创伤性检查、试验性治疗

26. 最新的《医疗事故处理条例》颁布并实施于（ ）
    A.1999年   B.2000年
    C.2001年   D.2002年
    E.2003年

27. 对护理立法的叙述不正确的是（ ）
   A.护理立法对护理工作有约束、监督和指导作用
   B.每个护理人员必须在护理法所规定的范围内发挥作用
   C.护生在熟练掌握操作技能时，可独立对病人实施护理
   D.护生如发生护理差错或事故，其所在的医院也要负法律责任

28. 医疗事故的责任主体是依法取得执业许可证的医疗机构及其依法取得（ ）
   A.入学毕业证书的医学院校毕业生
   B.医学教育资格的机构
   C.执业证书的卫生技术人员
   D.考试合格取得资格的考生

29. 导致发生医疗事故的直接原因是行为主体（ ）
   A.无法预料或防范　　　　　　　B.临床诊疗中患者病情异常
   C.在现有科技条件下无法预料　　D.违反医疗卫生管理法律、法规

30. 发生重大医疗过失行为的医疗机构向当地卫生行政部门报告的时限要求是（ ）
   A.12小时内　　　B.15小时　　　C.24小时　　　D.20小时

31. 对医疗事故所作首次鉴定结论不服的，当事人申请再次鉴定的时限应是（ ）
   A.收到首次鉴定结论之日起20日后　B.收到首次鉴定结论之日起15日内
   C.收到首次鉴定结论之日起30日后　D.收到首次鉴定结论之日起10日内
   E.收到首次鉴定结论之日起15日后

32. 医疗事故的责任主体是依法取得（ ）
   A.考试合格取得资格的考生　　　B.医学临床研究资格的机构
   C.执业许可证的医疗机构　　　　D.医学教育资格的机构

33. 发生重大医疗过失行为，医疗机构应当在规定的时限向当地卫生行政部门报告，重大医疗过失行为是指下列哪种情形？（ ）
   A.导致3人以上人身损害后果
   B.造成患者轻度残疾
   C.造成患者组织损伤导致一般功能障碍
   D.造成患者明显人身损害的其他后果

34. 进行医疗事故赔偿调解的依据是（ ）
   A.卫生行政部门作出的医疗事故技术鉴定结论
   B.卫生行政部门审核的依照条例规定作出的医疗事故鉴定技术结论
   C.双方当事人自行协商解决的医疗事故技术鉴定报告结论
   D.双方有争议的医疗事故鉴定结论

35. 发生重大医疗过失行为，医疗机构应当在规定的时限向当地卫生行政部门报告，重大医疗过失行为是指下列哪种情形？（ ）
   A.造成患者死亡或者可能为二级以上医疗事故

B.造成患者中度伤残

C.造成患者轻度残疾

D.造成患者明显人身损害的其他后果

36.《医疗事故处理办法》所指医疗责任事故是指医务人员（　　）

A.无过错输血感染造成不良后果的

B.在诊疗中因患方原因延误诊疗导致不良后果的

C.行为人有过失，但因病员病情严重等偶然因素所致的

D.违反规章制度、诊疗护理常规失职行为所致的

37.依照《医疗事故处理条例》，患者要求复印或者复制病历等资料时应（　　）

A.经医疗事故鉴定委员会批准

B.由患者拿走自行复印

C.医疗机构提供复印或复制，患者应在场

D.由医疗机构整理复印后交给患者

38.发生医疗事故争议情况，封存和启封病历等资料时应（　　）

A.有医患双方在场　　　　　　B.有关三方公证人在场

C.有医疗事故鉴定委员会专家在场　　D.有卫生行政部门有关人员在场

39.《医疗事故处理条例》将医疗事故分为四级，它们是根据（　　）进行分级的。

A.对患者人身造成的损害程度　　B.医疗事故的责任

C.患者病情严重程度　　　　　　D.医疗事故的定性

40.因抢救危急患者，未能及时书写病历的有关医务人员应当在抢救结束后规定的时限内据实补记病历，该时限要求是（　　）

A.6小时内　　B.6小时　　C.8小时

D.10小时　　E.12小时

41.调整医疗活动中医患双方权利和义务，保障医患双方合法权益得以实现的具体卫生行政法规是（　　）

A.《中华人民共和国食品卫生法》　　B.《医疗事故处理办法》

C.《麻醉药品管理办法》　　　　　　D.《中华人民共和国传染病防治法》

E.《中华人民共和国药品管理法》

42.根据国务院2002年9月1日施行的《医疗事故处理条例》的规定，不属于医疗事故的情况是（　　）

A.医护人员在护理中违反诊疗护理规范造成患者人身损害后果

B.医疗过程中病员及其家属不配合诊疗导致不良后果

C.医务人员因技术过失造成的医疗技术事故

D.医务人员缺乏经验，在诊疗中违反规章造成患者一般性功能障碍

43.下列内容患者有权复印或者复制，但不包括（　　）

A.医嘱单　　　　　　　　B.化验单

C.上级医师查房记录　　　D.住院志

44.当事人对首次医疗事故技术鉴定不服的,可以自收到首次医疗事故技术鉴定结论之日起(　　)内向所在地卫生行政部门提出再次鉴定的申请。
　　A.5日　　　　　　B.10日　　　　　　C.15日　　　　　　D.20日

45.医疗事故赔偿的项目有(　　)
　　A.八项　　　　　　B.九项　　　　　　C.十项　　　　　　D.十一项

46.医疗事故赔偿应当考虑下列因素,确定具体赔偿数额,但不包括(　　)
　　A.医疗事故等级
　　B.医疗过失行为在医疗事故损害中责任程度
　　C.医疗事故损害后果与患者原有疾病状况之间的关系
　　D.患者家庭的经济状况

47.当事人对首次医疗事故技术鉴定结论有异议,申请再次鉴定的,卫生行政部门应当自收到之日起7日内,交由(　　)组织再次鉴定。
　　A.市级地方医学会　　　　　　B.省、自治区、直辖市地方医学会
　　C.中华医学会　　　　　　　　D.人民法院

48.死者尸体存放在医院太平间的时间一般不超过(　　)周。
　　A.1周　　　　　　B.2周　　　　　　C.3周　　　　　　D.4周

49.日常病程记录是指对患者住院期间诊疗过程的经常性、连续性记录,由(　　)书写。
　　A.经治医师　　　　　　B.实习医师
　　C.试用期医师　　　　　D.以上均可

50.书写日常病程记录时,对病情稳定的患者,至少(　　)天记录一次病程记录。
　　A.1　　　　　　B.2　　　　　　C.3　　　　　　D.5

51.主治医师首次查房记录应当于患者入院(　　)小时内完成。
　　A.24　　　　　　B.48　　　　　　C.36　　　　　　D.72

52.抢救记录是指患者病情危重,采取抢救措施时做的记录。因抢救急危患者,未能及时书写病历的,有关医务人员应当在抢救结束后(　　)小时内据实补记,并加以注明。
　　A.5　　　　　　B.6　　　　　　C.7　　　　　　D.8

53.新的《病历书写基本规范》自2010年(　　)起施行。
　　A.7月1日　　　　B.5月1日　　　　C.4月1日　　　　D.3月1日

54.死亡病例讨论记录是指在患者死亡(　　)周内,由科主任或具有副主任医师以上专业技术职务任职资格的医师主持,对死亡病例进行讨论、分析的记录。
　　A.1　　　　　　B.2　　　　　　C.3　　　　　　D.4

55.常规会诊意见记录应当由会诊医师在会诊申请发出后48小时内完成,急会诊时会诊医师应当在会诊申请发出后(　　)内到场,并在会诊结束后即刻完成会诊记录。
　　A.5分钟　　　　B.10分钟　　　　C.15分钟　　　　D.20分钟

56.主诉是患者感受最主要的症状（或体征）及持续时间,一般不超过（   ）个字。
　　A.12　　　　　　B.20　　　　　　C.24　　　　　　D.25

57.非手术病人入院当天后的（   ）小时内,经管医师务必与患者进行一次病情、诊疗措施的知情同意谈话。
　　A.24　　　　　　B.48　　　　　　C.72　　　　　　D.12

58.病历书写应按照规定的格式,卫医政发[2010]11号规定,新的《病历书写基本规范》自2010年（   ）起施行。
　　A.1月1日　　　　B.2月1日　　　　C.3月1日　　　　D.4月1日

59.下列问诊正确的是（   ）
　　A.您心前区痛放射到左肩区吗　　　B.你右上腹痛反射到右肩痛吗
　　C.解大便有里急后重吗　　　　　　D.你觉得主要是哪里不适

60.根据主诉的书写要求,下列哪项不正确?（   ）
　　A.提示疾病主要属何系统　　　　　B.提示疾病的急性或慢性
　　C.指出发生并发症的可能　　　　　D.指出疾病发生、发展及预后

61.下列哪项不是手术同意书中包含的资料?（   ）
　　A.术前诊断、手术名称
　　B.上级医师查房记录
　　C.术中或术后可能出现的并发症、手术风险
　　D.患者签署意见并签名

62.现病史资料不包括（   ）
　　A.发病状况主要症状特点及其发展变化状况
　　B.伴随症状
　　C.性别、年龄、职业
　　D.与鉴别诊断有关联的阳性或阴性结果

63.患者对青霉素、磺胺过敏应记录于（   ）
　　A.家族史　　　　B.现病史　　　　C.既往史　　　　D.个人史

64.病历书写不正确的是（   ）
　　A.入院记录需在24小时内完成　　　B.手术记录凡是手术者均可书写
　　C.记录要真实完整　　　　　　　　D.转科记录由原住院科室医师书写

65.有关病历书写不正确的是（   ）
　　A.首次病程由经管的住院医师书写
　　B.病程记录一般可2～3天记录一次
　　C.危重病人的病程需每一天或随时记录
　　D.会诊意见应记录在病历中

66.交班记录本应记录哪类病人的病情及诊疗?（   ）
　　A.一级护理的病人　　　　　　　　B.危重病人
　　C.病情可能变化的病人　　　　　　D.以上都是

67.首次病程记录是指对患者入院后由（　　）或值班医师书写的第一次病程记录。
　　A.经治医师　　　B.实习医师　　　C.试用期医师　　D.以上均可
68.首次病程记录应当于患者入院（　　）小时内完成。
　　A.4　　　　　　B.8　　　　　　C.6　　　　　　D.7
69.首页手术操作填写时，下列手术参与者哪位不在填写范围？（　　）
　　A.手术者　　　　B.第一助手　　　C.巡回护士　　　D.麻醉医师
70.首次病程记录的时间要精确到（　　）
　　A.小时　　　　　B.分钟　　　　　C.秒钟　　　　　D.不必记录时刻
71.转入记录由转入科室医师于患者转入后（　　）内完成。
　　A.转入前　　　　B.24小时　　　　C.48小时　　　　D.72小时
72.下列哪类资料无须另立专页书写？（　　）
　　A.会诊记录　　　B.麻醉记录　　　C.术前讨论记　　D.阶段小结
73.下列哪类手术应具有术前讨论记录？（　　）
　　A.胃大部切除　　B.胃癌手术　　　C.食管癌手术　　D.以上都对
74.关于消毒产品的生产，下列描述错误的是（　　）
　　A.生产企业应当取得所在地省级卫生行政部门发放的卫生许可证后方可从事消毒产品的生产
　　B.消毒产品生产企业卫生许可证有效期为4年，每2年复核一次
　　C.卫生用品和一次性使用医疗用品在投放市场前应当向省级卫生行政部门备案
　　D.生产的消毒器械应取得卫生健康委颁发的消毒器械卫生许可批件
75.床位总数在（　　）的医院应当设立医院感染管理委员会和独立的医院感染管理部门。
　　A.50张以上　　　B.100张以上　　C.150张以上　　D.200张以上
76.住院床位总数在（　　）的医院，应当指定分管医院感染管理工作的部门。
　　A.50张以下　　　B.100张以下　　C.150张以下　　D.200张以下
77.发生5例以上医院感染暴发，应当（　　）内向所在地的县级地方人民政府卫生行政部门报告，并同时向所在地疾病预防控制机报告。
　　A.12小时　　　　B.24小时　　　　C.48小时　　　　D.立即
78.（　　）以上的医院感染暴发事件，应当按照《国家突发公共卫生事件相关信息报告管理工作规范（试行）》的要求进行报告。
　　A.5例　　　　　B.10例　　　　　C.15例　　　　　D.20例
79.以下说法不正确的是？（　　）
　　A.凡进入人体组织、无菌器官的医疗器械、器具和物品必须达到灭菌水平
　　B.凡进入人体消化道、呼吸道的内镜必须达到高水平消毒
　　C.各种用于注射、穿刺、采血等有创操作的医疗器具必须一用一消毒
　　D.接触皮肤、黏膜的医疗器械、器具和物品必须达到消毒水平

80. 医院感染不包括（ ）
    A. 在住院48小时后发生的感染
    B. 在医院内获得出院后发生的感染
    C. 医院工作人员在医院内获得的感染
    D. 入院时已处于潜伏期住院期间发病的感染

81. 发现医院感染暴发事件时，以下哪些措施是不恰当的？（ ）
    A. 隐瞒患者及其家属   B. 分析感染源、感染途径
    C. 采取有效的控制措施   D. 及时上报相关部门

82. 医疗机构发生的医院感染属于法定传染病的，应当按照什么规定进行报告和处理（ ）
    A.《中华人民共和国传染病防治法》 B.《医院感染管理办法》
    C.《艾滋病防治条例》   D.《清毒管理办法》

83. 医院感染暴发是指在医疗机构或其科室的患者中，短时间内发生（ ）以上同种同源感染病倒的现象。
    A. 2例   B. 3例   C. 4例   D. 5例

84. 病房管理由（ ）负责，（ ）积极协助，全体医护人员参与。
    A. 护士长、科主任   B. 科主任、护士长
    C. 护士长、护理组长   D. 科主任、医疗组长

85. 保持病房整洁、舒适、安静、安全，避免噪音，做到（ ）
    A. 开门轻、关门轻、走路轻、操作轻   B. 开门轻、说话轻、走路轻、操作轻
    C. 走路轻、关门轻、操作轻、说话轻   D. 开窗通风、动作轻稳

86. 每日核对抢救物品，班班交接，做到账物相符。各种急救药品、器材及物品应做到定数量品种、定点放置、（ ）
    A. 定期清点、定期维护、定专人管理
    B. 定期更换、定期登记、定期检查
    C. 定专人管理、定期消毒和灭菌、定期检查维修
    D. 定专人检查、定期管理和灭菌、定期维护

87. 分级护理分为（ ）四个级别
    A. 一级、二级、三级、四级   B. 特级、一级、二级、三级
    C. 特级、高级、中级、低级   D. 高级、中级、低级、普通

88. 二级护理要求每（ ）小时巡视患者。
    A. 2   B. 3   C. 5   D. 6

89. 下列哪项不属于输血查对内容？（ ）
    A. 床号   B. 性别   C. 血型
    D. 血袋号   E. 交叉配血试验结果

90. 下列哪项不是一级护理的护理要点？（ ）
    A. 每小时巡视患者，观察患者病情变化
    B. 根据患者病情，测量生命体征

C.提供护理相关的健康指导

D.保持患者的舒适和功能体位

91.在进行各种诊疗护理操作前认真查对腕带,不包括( )

A.科室 B.住院号 C.护理级别

D.姓名、年龄 E.性别

92.一级护理的护理对象不包括( )

A.严重创伤或大面积烧伤的患者

B.病情趋向稳定的重症患者

C.生活完全不能自理且病情不稳定的患者

D.生活部分自理,病情随时可能发生变化的患者

93.一般不良事件发生后要求( )小时内报告。

A.24 B.8 C.10 D.12

94.每天晨会集体交接班,全体医护人员参加,一般不超过( )分钟。

A.5 B.10 C.12 D.15

95.对服用镇静、催眠药的患者,在其未完全清醒时,患者( )

A.不要下床活动 B.可以在协助下下床活动

C.可以自行活动 D.必须约束肢体,防止坠床

E.可以坐起

96.交接班必须认真负责,接班者应( )着装整齐上班进行交接。

A.按时到达 B.提前15分钟

C.提前10分钟 D.提前5分钟

E.提前20分钟

97.特级护理基础服务项目的床上洗头频率是( )

A.1次/周 B.需要时 C.1次/日 D.1次/2周

98.抢救车未用,每( )也需进行清理,必须保证抢救物品处于完好备用状态。

A.一周 B.半个月 C.一个月

D.1次/三周 E.必要时

99.凡实习、进修人员发生的护理缺陷或安排护理员、卫生员、陪人进行其职责范围以外的工作而发生的缺陷,均由( )承担责任。

A.实习生 B.进修人员 C.护士长 D.带教者及安排者

100.下列符合环境安全管理的是( )

A.病区物品放置过多,影响行走,走道保持地面清洁干燥

B.拖地时、拖地后无须放置防滑标志

C.使用的物品合理放置,便于患者拿取

D.病房光线昏暗

参考答案：

1C	2D	3A	4D	5B	6B	7C	8C	9D	10A
11B	12C	13C	14D	15C	16B	17D	18A	19A	20B
21C	22C	23D	24D	25A	26D	27C	28C	29D	30A
31B	32C	33A	34B	35A	36D	37C	38A	39A	40A
41B	42B	43C	44C	45D	46D	47B	48B	49D	50C
51B	52B	53D	54A	55B	56B	57C	58C	59D	60D
61B	62C	63C	64B	65A	66D	67A	68B	69C	70B
71B	72D	73D	74B	75B	76B	77A	78B	79C	80B
81A	82A	83B	84A	85C	86C	87B	88A	89B	90D
91C	92A	93A	94D	95A	96B	97A	98A	99D	100C

复习题（三）

一、单选题

1. 床刷消毒（　　），患者出院或死亡后按要求做好床单元的终末消毒。
   A. 1次/周　　　B. 1次/日　　　C. 每班　　　D. 2次/周

2. 首问负责是指第一位接受询问的（　　）对所提出问题，应负责详细耐心解答，或介绍到相关部门或指点到相关地点。
   A. 护士　　　B. 药剂师　　　C. 医生　　　D. 医务人员

3. 在进行各种诊疗护理操作前认真查对腕带，不包括（　　）
   A. 科室　　　B. 住院号　　　C. 护理级别　　　D. 姓名、年龄

4. 用药后出现不良反应时，处理不对的是（　　）。
   A. 应及时报告当班医生　　　B. 隐瞒，自行处理
   C. 安抚病人　　　D. 马上报告护士长

5. 凡血袋有下列情形的，一律不得发出（　　）。
   A. 标签破损、字迹不清　　　B. 血袋无破损
   C. 血液中无凝块　　　D. 血浆中无絮状物

6. 什么时候可以执行口头医嘱？（　　）
   A. 平时　　　B. 抢救病人时　　　C. 病人多时　　　D. 医生要求时

7. 输血前，需经（　　）查对无误后，方可输入。
   A. 三人　　　B. 两人　　　C. 四人　　　D. 一人

8. 一级护理患者的护理要点不包括（　　）
   A. 每小时巡视患者　　　B. 实施床旁交接班
   C. 正确实施治疗　　　D. 正确实施给药措施

9. 服药、注射、输液查对制度不包括（ ）
   A.严格进行三查八对　　　　　　B.认真查对后方可执行
   C.注射前也应查对　　　　　　　D.观察用药后的反应

10. 关于交接班，下列说法错误的是（ ）
    A.接班时发现问题，由交班者负责
    B.接班后发现问题，由接班者负责
    C.接班者未到岗，交班人无事可提前离岗
    D.对所有患者进行床旁交接

11. 下列哪类病人不需要重点床旁交接班？（ ）
    A.术后第一天患者　　　　　　　B.分娩20分钟后产妇
    C.危重患者　　　　　　　　　　D.一般的三级护理患者

12. 下列哪项不属输血时查对内容？（ ）
    A.床号　　　B.护理级别　　　C.血型　　　D.血袋号

13. 手术切除的活检标本应由谁核对？（ ）
    A.洗手护士与手术医生　　　　　B.洗手护士与巡回护士
    C.手术医生与巡回护士　　　　　D.洗手护士与麻醉医师

14. 下列哪项不是备药前要检查药品的质量内容？（ ）
    A.检查瓶口有无松动　　　　　　B.检查患者过敏史
    C.检查药液有无浑浊　　　　　　D.检查输液袋有无漏水

15. 输血前后、连续输不同供血者的血液时冲管液体是（ ）
    A.10%氯化钠　　　　　　　　　B.0.9%氯化钠
    C.复方氯化钠　　　　　　　　　D.5%盐水

16. 一切抢救物品、器材及药品必须完备，不是"五定"的是（ ）
    A.定期更换　　　　　　　　　　B.定人保管
    C.定位放置　　　　　　　　　　D.定量存放

17. 一般不良事件，当事人及时报告护士长，采取有效措施将损害减至最低程度。护士长（ ）内报告护理部。
    A.24小时　　　B.36小时　　　C.48小时　　　D.72小时

18. 抢救患者时处理正确的是（ ）
    A.医生下达的口头医嘱，执行者须大声复述方可执行
    B.医生下达的口头医嘱，执行者须大声复述一遍，经复核无误后可执行
    C.抢救完毕，医师无须开医嘱
    D.安瓿用后马上丢弃
    E.抢救完毕，医师补开医嘱可不签名

19. 抽血时对化验单与患者身份有疑问时，应（ ）
    A.与实习同学重新核对　　　　　B.确认无误后，方可执行
    C.立即执行
    D.如发现错误，不需重新填写化验单和条形码
    E.在错误条形码上直接修改

20. 输血后处置不对的是（　　）

　　A. 完成输血操作后，再次核对医嘱　　B. 再次核对患者床号、姓名

　　C. 将血袋置于医用垃圾桶内　　D. 将交叉配血报告单粘贴在病历中

21. 值班护士下列做法哪项不对？（　　）

　　A. 认真执行查对制度

　　B. 夜班患者诉睡不着，护士马上予以安定口服

　　C. 密切观察、记录危重病人病情变化

　　D. 做好抢救准备和抢救配合

22. 不属于晚间护理的内容是（　　）

　　A. 整理床单元　　B. 口腔护理

　　C. 为患者梳头　　D. 会阴护理

23. 实习、进修人员发生的护理缺陷或安排卫生员、护理员、陪人进行其职责范围以外的工作而发生的缺陷，由（　　）承担责任。

　　A. 实习、进修人员　　B. 卫生员、护理员、陪人

　　C. 实习、进修人员和带教者　　D. 卫生员、护理员、陪人及安排者

24. 查血型、合血的病人必须执行（　　）的原则。

　　A. 一人多管　　B. 多人一采

　　C. 一人一采一管　　D. 多人多采

25. 严重不良事件发生后，报告时限不超过（　　）

　　A. 15分钟　　B. 20分钟

　　C. 30分钟　　D. 1个小时

26. 护士长于一般不良事件发生（　　）内、严重不良事件发生（　　）内组织全科人员进行分析讨论。

　　A. 7日，1～3日　　B. 10日，3～5日

　　C. 15日，5～7日　　D. 20日，7～10日

27. 对发生护理不良事件后不按规定报告、有意隐瞒的科室与个人，事后主管部门或他人发现，按情节轻重及医院有关规定（　　）

　　A. 不予处罚　　B. 从轻处罚

　　C. 从重处罚　　D. 奖励

28. 手术当日，病房护士与手术室护士进行患者交接时，应（　　）

　　A. 只查对患者腕带标识的各项内容

　　B. 只交接患者手术部位的标识情况

　　C. 不但应查对患者腕带标识的各项内容，还应交接患者手术部位的标识情况

　　D. 不要交接以上内容

二、多选题

1. 在诊疗护理操作过程中，有可能发生艾滋病人的血液、体液飞溅到医务人员的面部，医务人员以下做法正确的是（　　）

   A. 戴手套
   B. 戴具有防渗透性能的口罩
   C. 戴防护眼镜
   D. 不用戴手套

2. 为防针刺伤，正确的做法是（　　）

   A. 使用后的锐器直接放入耐刺、防渗漏的利器盒
   B. 利用针头处理设备进行安全处置
   C. 使用具有安全性能的注射器、输液器等医用锐器，以防刺伤
   D. 将针套套回针头，以防扎伤别人

3. 医务人员发生艾滋病病毒职业暴露后，以下做法正确的是（　　）

   A. 立即用肥皂液和流动水清洗污染的皮肤
   B. 用生理盐水冲洗黏膜
   C. 进行伤口局部的来回挤压
   D. 如有伤口，在伤口旁轻轻挤压，再用肥皂液和流动水进行冲洗
   E. 以上都正确

4. 下列哪些情况下应戴手套，脱去手套后应认真洗手？（　　）

   A. 接触患者血液、体液、分泌物及其他污染物品
   B. 清理传染性患者用过的物品及进行清洁消毒时
   C. 无菌操作时，接触患者破损黏膜、皮肤时
   D. 接触不同的病人时

5. 医嘱查对制度查对内容包括（　　）

   A. 医嘱单　　　B. 执行卡　　　C. 隔离标识　　　D. 护理级别

6. 完成输血操作后，需再次核对（　　）

   A. 医嘱
   B. 患者床号、姓名、血型
   C. 配血报告单
   D. 血袋标签的血型、编号

7. 下列符合值班制度"十不"内容的是（　　）

   A. 不擅自离岗外出、不违反护士仪表规范
   B. 不在工作区吃东西
   C. 不接待私人会客和打私人电话
   D. 不接受患者礼物、不利用工作之便谋私利

8. 下列属于特级护理的是（　　）

   A. 病情危重，随时可能发生病情变化需要进行抢救的患者
   B. 重症监护患者
   C. 生活完全不能自理且病情不稳定的患者
   D. 各种复杂或大手术后的患者

9. 当患者出现生命危险，医师未赶到现场前，护士应根据病情实施力所能及的抢救措施，如（　）
   A.吸氧吸痰　　　　　　　　　　B.量血压
   C.建立静脉通道　　　　　　　　D.CPR

10. 护理不良事件是指在护理工作中，不在计划中、未预计到或通常不希望发生的事件，包括患者在住院期间发生的一切与治疗目的无关的事件，如（　）
    A.护理缺陷　　　　　　　　　　B.药物不良反应
    C.仪器设施所致不良事件　　　　D.患者走失

11. 患者安全管理包括（　）
    A.防坠床　　　B.防烫伤　　　C.防跌倒　　　D.防误吸

12. 为保证患者饮食卫生应做好（　）的卫生管理及宣教工作。
    A.卫生员　　　B.配餐员　　　C.陪人　　　　D.探视人员

13. 下列符合首问负责制度的是（　）
    A.属于本人职责范围内的问题，立即给予答复
    B.属于本部门职责范围内的问题而当事人不能答复的，按领导指示答复。
    C.不属于本部门、本人职责范围内的问题，告诉病人这件事不归我管，我不知道
    D.对于不能马上回答的问题，记录首次接待时间，并按医院有关规定按时答复

14. 对（　）实施佩戴腕带标识。
    A.意识障碍、语言沟通障碍的患者
    B.120接诊的急诊患者
    C.输血患者、7岁以下儿童、无自主活动能力的重症患者
    D.进入ICU抢救的危重患者

15. 护士交接班时，交班者应向接班护士介绍病房内使用重点药物情况，以利于接班护士继续执行用药后的观察。重点药物包括（　）
    A.细胞毒性药物　　　　　　　　B.维生素类药物
    C.心血管药物　　　　　　　　　D.中枢性肌松药

16. 清点药品时和使用药品前要检查（　），符合要求方可使用。
    A.标签　　　　　　　　　　　　B.生产批号
    C.包装是否完整　　　　　　　　D.失效期

17. 三查是指（　）
    A.操作前查　　　　　　　　　　B.操作后进行三次查对
    C.操作中查　　　　　　　　　　D.操作后查

18. 八对是指对（　）
    A.床号、姓名　　　　　　　　　B.药名、剂量
    C.浓度、时间、用法　　　　　　D.药品有效期

19. 备药时要检查（ ）

　　A.药品是否在有效期内　　　　B.安瓿、注射液瓶有无裂痕

　　C.输液瓶（袋）有无漏水　　　D.药液有无浑浊和絮状物

20. 抽血（交叉配血）前须在盛装血标本的试管上，贴好写有（ ）等的条形码，条形码字迹必须清晰无误。

　　A.病区（科室）　　　　　　　B.床号

　　C.住院号　　　　　　　　　　D.患者姓名

21. 输血前血液及用物查对执行有误的是（ ）

　　A.输血器及针头不需检查　　　B.血液少许外渗立即用胶布粘贴好

　　C.血液外观清亮、无溶血可使用　D.血液无凝血、无变质后方可使用

22. 符合无菌物品管理的是（ ）

　　A.科室指定专人负责无菌物品的领取

　　B.专人保管

　　C.定期清点

　　D.分类保管

23. 患者术前准备正确的是（ ）

　　A.患者接入手术室前，手术室接患者人员与病区当班护士共同核查患者信息

　　B.核查患者手术名称与手术部位准确无误

　　C.手术患者佩戴腕带

　　D.贵重物品交由家属保管

24. 患者进入手术室后必须由具有执业资质的手术医师、麻醉医师和手术室护士三方，分别在（ ）共同对患者身份和手术部位等内容进行核对并签名。

　　A.关闭体腔时　　　　　　　　B.麻醉实施前

　　C.手术开始前　　　　　　　　D.患者离开手术室前

25. 关于值班护士工作下列哪项不对？（ ）

　　A.危重患者抢救时暂不交接班

　　B.中午班交代白班十分钟后看皮试结果

　　C.医嘱未处理可交接班

　　D.物品数目不清楚不交接

参考答案：

一、单选题

1B	2D	3C	4B	5A	6B	7B	8B	9B	10C
11D	12B	13A	14B	15B	16A	17A	18B	19B	20C
21B	22C	23C	24C	25A	26A	27C	28C		

二、多选题

| 1ABC | 2ABC | 3ABD | 4ABC | 5ABCD |

6ABCD	7ABCD	8ABD	9ABCD	10ABCD
11ABCD	12ABCD	13ABD	14ABCD	15ACD
16ABCD	17ACD	18ABCD	19ABCD	20ABCD
21AB	22ABCD	23ABCD	24BCD	25BC

参考文献

[1] 李顺见.卫生法律法规[M].北京：人民卫生出版社，2022.

[2] 冯开梅.护理管理基础[M].北京：人民卫生出版社，2022.

[3] 余剑珍.护理概论[M].北京：科学出版社，2021.

[4] 黄冠军.卫生法律法规[M].上海：同济大学出版社，2019.

[5] 周鸣鸣.卫生法律法规[M].北京：中国协和医科大学出版社，2021.

[6] 王惠珍.护理管理学[M].北京：中国协和医科大学出版社，2013.

[7] 傅桂芬.广西医疗机构护理工作制度与护理人员岗位职责，2022.

[8] 中华人民共和国医疗法律法规全书[M].北京：法律出版社，2023.